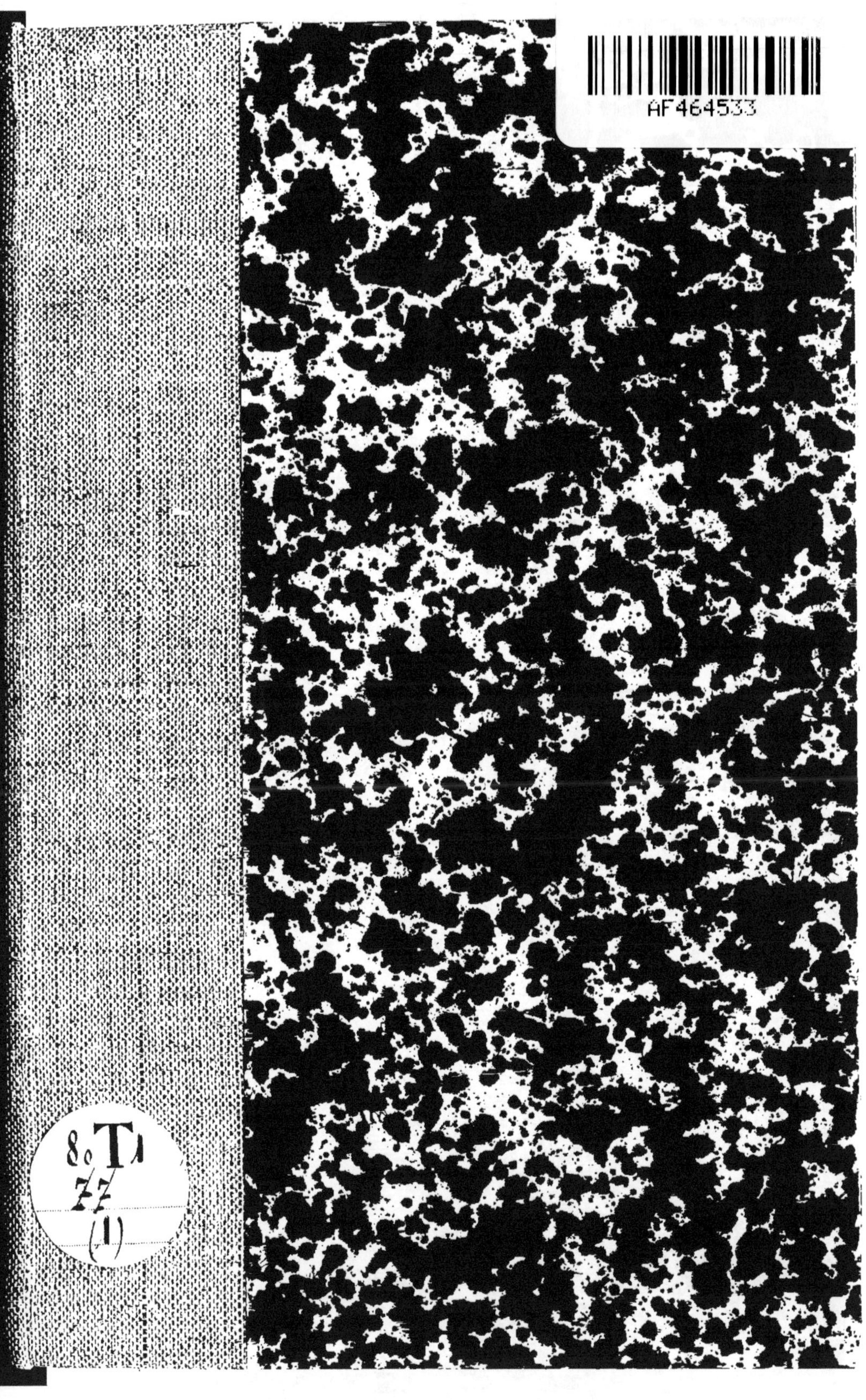

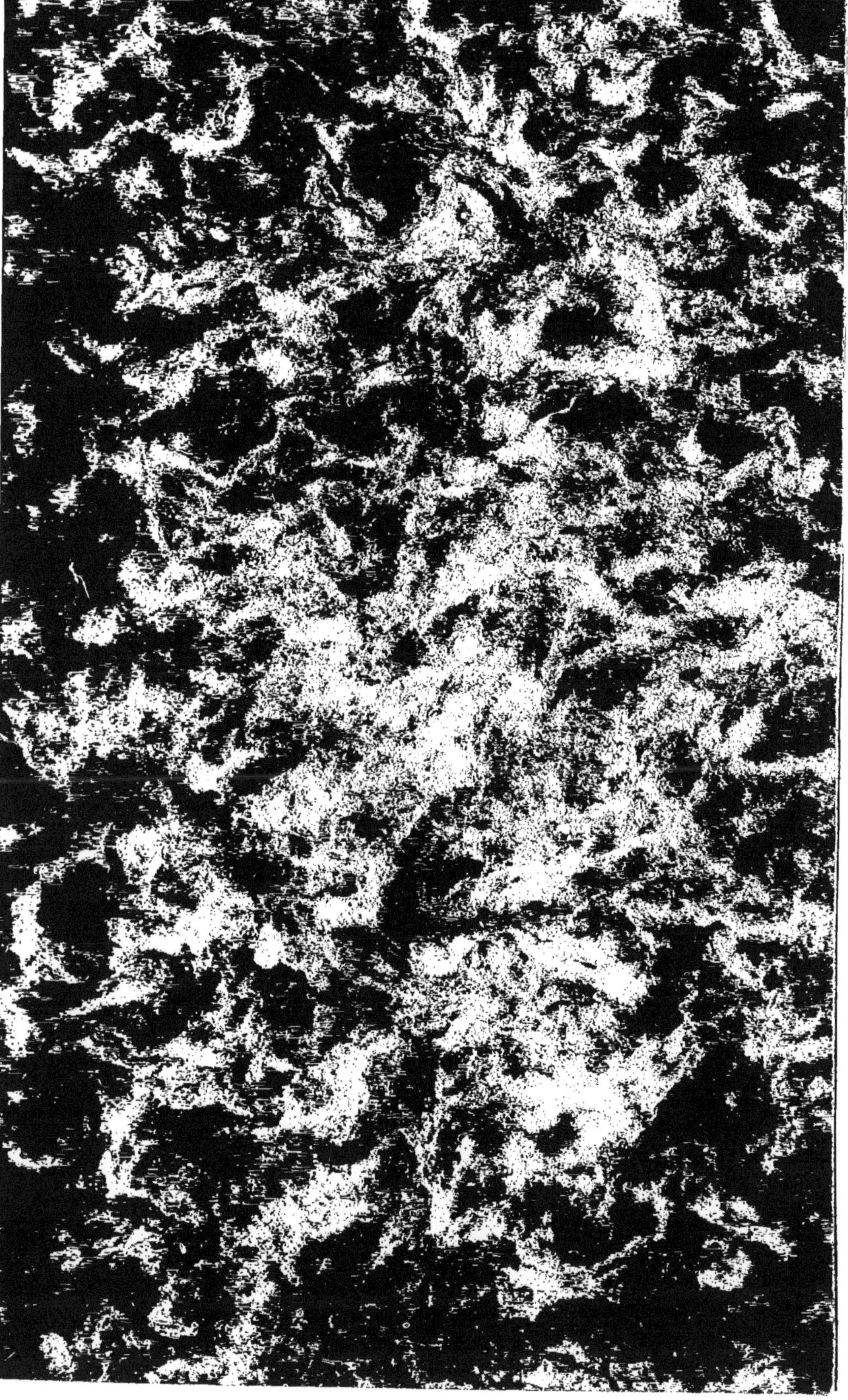

DE

# LA MÉDEC

ÉTUDE SUR NOS TRADITIONS

PAR

Le Dr F. FRÉDAULT

TOME PREMIER

PARIS

J. B. BAILLIÈRE ET FILS

LIBRAIRES DE L'ACADÉMIE DE

19, rue Hautefeuille, 19

1870

# HISTOIRE

DE

# LA MÉDECINE

ÉTUDE SUR NOS TRADITIONS.

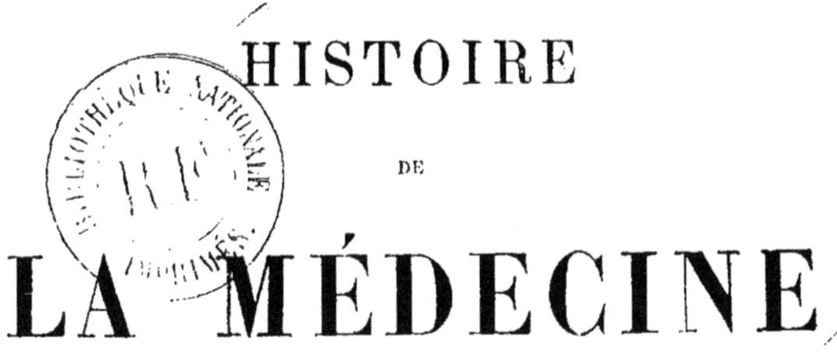

# HISTOIRE

DE

# LA MÉDECINE

ÉTUDE SUR NOS TRADITIONS

PAR

Le D^r^ F. FRÉDAULT

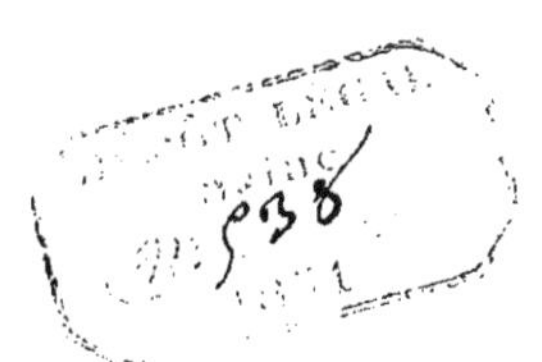

TOME PREMIER

PARIS

J.-B. BAILLIÈRE ET FILS

LIBRAIRES DE L'ACADÉMIE IMPÉRIALE DE MÉDECINE

19, rue Hautefeuille, 19

1870

# HISTOIRE

DE

# LA MÉDECINE

---

## ÉTUDE SUR NOS TRADITIONS.

---

Jamais, à une autre époque plus qu'à la nôtre, l'étude de nos traditions n'a été plus nécessaire. L'enseignement de la Faculté de Paris est comme pris de vertige ou comme une girouette affolée tournant à tous les vents, surtout aux mauvais, ne sachant où retrouver le terrain solide des principes qu'on a depuis longtemps abandonné. Et si quelques hommes, avec des aspirations que nous devons louer, comprennent encore vaguement qu'on ne retrouvera ce terrain des principes que chez nos maîtres de la tradition, ils manquent eux-mêmes des règles premières qu'il leur faudrait suivre pour réussir dans leurs recherches; car il faut bien le reconnaître : pour voir, il faut avoir été enseigné à voir.

L'étude que nous nous proposons d'entreprendre ne manque donc pas absolument d'actualité, encore qu'elle doive prendre pour but de remuer la cendre de nos vieux auteurs.

J'aurais pu lui donner le titre d'histoire de la médecine, si ce titre n'était trop prétentieux pour ce que je me suis proposé. En effet, une histoire suppose bien des détails dans lesquels je n'ai pas à entrer. En faire simplement le résumé nous empêcherait, d'un autre côté, d'aborder des détails que je voudrais prendre à tâche de relever. Ce n'est ni une histoire ni un abrégé d'histoire que nous avons en vue, c'est plutôt une sorte de guide pour l'étude de l'histoire, où on trouverait l'ensemble des idées, le mouvement et le progrès de la science, et des éclaircissements sur les doctrines capitales, chaque jour si mal interprétées.

Il y a quinze ans, j'avais entrepris, avec plus de témérité que de forces, sans doute, un grand travail sur les *Institutes de médecine*, et je dus à cette occasion revoir, la plume à la main, une grande partie de nos auteurs classiques. Les *Institutes* doivent comprendre cinq parties, selon la tradition : des prolégomènes historiques, la physiologie générale, la pathologie générale, la thérapeutique générale et la diététique. J'amassai pour chacune d'elles des notes fort nombreuses, j'esquissai la première partie et je fis beaucoup de plans. Enfin je me concentrai sur la physiologie générale, que j'ai publiée en 1863, et qui a emporté avec elle un peu de mon ardeur première, je l'avoue. J'ai reculé devant le travail qu'il m'aurait fallu, et dans le peu de temps dont je puis disposer, je me suis consolé lors de la publication de la *Médecine générale* de J.-P. Tessier, esquisse magistrale qui, bien que très-courte, suffit à marquer les principes.

Il m'a semblé cependant qu'en reprenant une étude générale de nos traditions, telle qu'on pourrait la mettre en tête des *Institutes*, la développant même et y faisant rentrer beaucoup des remarques que j'aurais voulu placer, soit dans la pathologie, soit dans la thérapeutique générale, je rendrais encore quelques services dans la mesure où je me dois tenir. Enfin, tant l'imagination a de puissance, je me suis dit que, peut-être même, présentées sous cette forme un peu historique, les doctrines de notre tradition auront encore une force qu'elles n'auraient pas eues autrement.

Que le lecteur veuille donc bien ne voir dans les pages qui suivront rien autre chose que ce que nous lui proposons : une suite d'études sur nos traditions, une sorte de guide dans l'examen de nos anciens auteurs, un tableau de la marche de notre science, des remarques sur les points qui ont une plus grande importance à propos de nos doctrines.

---

L'histoire de nos traditions peut être partagée en deux grandes périodes : l'une *ancienne*, hippocrato-galénique, comprenant toute l'antiquité jusqu'au XVI^e^ siècle, et dans laquelle régnèrent, sauf des divergences particulières, les doctrines promulguées par Hippocrate et Galien ; l'autre, *moderne*, pendant laquelle des réformes nombreuses furent introduites dans la science, où, tout en conservant les principaux dogmes posés par Hippocrate (et qu'on peut considérer comme immutables), on rejeta l'interprétation galénique sur la plupart des points, et on accrut le domaine scientifique d'un grand nombre de découvertes.

Chacune de ces deux périodes comprend elle-même plusieurs époques. La période ancienne comprend : 1° une époque d'origine et de fondation commençant avec toutes les traditions antiques, et se terminant dans Hippocrate, qui résume les connaissances acquises et constitue la science écrite ; 2° une époque d'interprétation, dans laquelle on cherche à expliquer les enseignement hippocratiques ou à les rectifier ; elle commence immédiatement après Hippocrate et finit à Galien, qui la résume ; 3° une époque de diffusion et de transition qui commence à Galien et finit au XVIe siècle de notre ère; elle embrasse la décadence de la science chez les Grecs et les Romains, sa diffusion chez les Arabes et en Occident, et se termine dans les écoles occidentales par la préparation à des réformes.

La période moderne commence assez régulièrement avec le XVIe siècle, bien qu'on dût la considérer comme inaugurée plus tôt, et se continue jusqu'à nos jours. Chacun des siècles écoulés depuis la partage assez justement en autant d'époques secondaires. Ainsi, le XVIe siècle est l'époque d'inauguration de la fondation iatro-chimique; le XVIIe siècle est celui de l'iatro-mécanique; le XVIIIe est celui du vitalisme dans son ensemble; le XIXe semble une époque de transition et de reconstitution éclectique.

En résumé, on peut partager notre histoire en sept époques principales :

1° Des origines jusqu'à Hippocrate.
2° Depuis Hippocrate jusqu'à Galien.
3° Depuis Galien jusqu'au XVIe siècle.
4° Le XVIe siècle.
5° Le XVIIe siècle.
6° Le XVIIIe siècle.
7° Le XIXe siècle.

C'est l'ordre que nous suivrons.

Parmi les ouvrages que l'on peut consulter pour éclairer l'histoire générale, nous citerons les principaux :

D. Leclerc. — *Histoire de la médecine*, plusieurs éditions; 1696, 1702, 1723, 1726, 1729. Les dernières éditions sont préférables, parce que l'auteur, qui s'était arrêté au temps de Galien environ, a donné un plan de continuation jusqu'aux temps modernes.

Freind. — *Histoire de la médecine*. Elle fait pour ainsi dire une suite à celle de D. Leclerc et s'arrête à la renaissance du XVIe siècle. Il a plusieurs éditions latines, et une traduction française de 1727.

MANGET. — *Bibliotheca scriptorum medicorum veterum et recentiorum;* 1731, in-folio, 4 vol.

HALLER. — *Bibliotheca anatomica*. 1774, in-4, 2 vol. — *Bibliotheca chirurgica*, 1774, in-4, 2 vol. — *Bibliotheca medicinæ practicæ*, 1776, in-4, 4 vol. — *Bibliotheca botanica*, 1771, in-4, 2 vol.

ÉLOY. — *Dictionnaire historique de la médecine*, 1755, 2 vol., in-8. — 1778, petit in-8, 4 vol.

ACKERMAN. — *Institutiones historiæ medicinæ*, 1792, in-8, très-estimé.

TOURTELLE. — *Histoire philosophique de la médecine*, 1804 (an XII).

K. SPRENGEL. — *Histoire de la médecine*, traduction de Jourdan, 1815-1820. C'est l'ouvrage le plus étendu et le plus complet pour ce qui regarde les temps qui se sont écoulés depuis Galien jusqu'à nos jours. Pour les premières époques il est inférieur à D. Leclerc. On peut lui reprocher un mauvais esprit.

DEZEIMERIS. — *Dictionnaire de l'histoire de la médecine*, 1828-1837, 7 vol. in-8. Ouvrage utile pour la bibliographie, mais incomplet sur beaucoup de points.

*Biographie médicale* sans nom d'auteur, 2 vol. in-8, 1840, faisant partie de l'*Encyclopédie des sciences médicales*, publiée sous les auspices de Bayle. C'est une compilation amplifiée du *Dictionnaire* de Éloy.

RENOUARD. — *Histoire de la médecine;* Paris, 1846, 2 vol. in-8.

DE BLAINVILLE et MAUPIED. — *Histoire des sciences de l'organisation;* Paris, 1847, 3 vol. in-8.

POUCHET. — *Histoire des sciences naturelles au moyen âge;* Paris, 1853, in-8.

Sur l'histoire de la médecine en France, on peut consulter :

NAUDÉ. — *De antiquitate et dignitate scholæ medicæ parisiensis;* Paris, 1628, in-8.

CHOMEL. — *Essai historique sur la médecine en France;* Paris, 1762.

ASTRUC. — *Mémoire pour servir à l'histoire de la Faculté de Montpellier;* Paris, 1767, in-8.

MOREAU (de la Sarthe). — *Mémoire sur l'histoire de l'école de médecine de Paris;* Paris, 1814, in-4.

BÉRARD. — *Doctrine médicale de Montpellier;* Montpellier, 1819, in-8. C'est l'apologie de cette école.

Buchez. — *De la Faculté de Médecine de Paris, depuis le* XII^e *siècle, jusqu'à la fin du* XVIII^e *siècle.* Dans le journal des progrès des sciences médicales, 1826, t. I.

Sabatier. — *Recherches historiques de la Faculté de Médecine de Paris, depuis son origine jusqu'à nos jours ;* Paris, 1835, in-8.

Il y a en outre un grand nombre de traités et de mémoires sur des époques ou des questions particulières de l'histoire. Nous aurons lieu d'en citer plusieurs. De même, nous citerons des textes pris dans les grands maîtres, dont nous aurons à parler. Mais le médecin vraiment soucieux de sa science et de son art, doit au moins parcourir quelques-unes des histoires particulières, et prendre une connaissance directe des principaux auteurs qui ont illustré notre tradition. Le seul but que nous voulons poursuivre, est de donner un guide qui aide à se retrouver dans les dédales de ce vaste enseignement historique, en fixant le mouvement de la science, les noms saillants et les principales doctrines. Il est clair que nous supposons ainsi au lecteur le désir d'étudier les maîtres eux-mêmes dont nous lui parlerons. Nous avons d'ailleurs résumé souvent nos devanciers, en cherchant à présenter leurs travaux sous un jour plus grand, souvent en les rectifiant ou même en les complétant, sur des points qu'ils nous ont paru avoir négligés.

---

## CHAPITRE PREMIER.

### DES ORIGINES.

On ne connaît guère plus les commencements de la médecine que ceux des autres sciences, et l'on en peut di  ce qu'on peut dire des autres : Dieu en donna les principes, qui ont été développés lentement et avec le temps.

Cependant on aime cette recherche des origines : c'est toujours pour l'homme une des plus intéressantes questions, et il semble qu'il s'inquiète plus sur chaque chose, de l'origine que de la fin. On veut percer les ténèbres qui nous dérobent l'antiquité ; on se plaît à méditer sur les premiers travaux de l'activité humaine, quelque imparfaits qu'ils fussent ; on veut voir le point de départ, ce qu'il a été, et s'il est loin.

Dieu et l'homme sont au début : c'est le sentiment qui nous a été conservé à travers les temps. « Toute l'antiquité payenne, dit D. Leclerc, a été dans la croyance que les dieux étaient les auteurs de la médecine. L'*art de la médecine*, dit Cicéron, *a été consacré à l'invention des dieux immortels*, c'est-à-dire qu'on a regardé cet art comme quelque chose d'assez sacré pour avoir été inventé par les dieux. L'auteur du livre intitulé l'*Introduction*, que l'on retrouve dans les œuvres de Galien, nous apprend sur le même sujet que *les Grecs attribuaient l'invention des arts aux fils des dieux ou à quelques-uns de leurs proches parents qui avaient été instruits par eux*. Et Hippocrate fait Dieu auteur de la médecine : *Ceux*, dit-il, *qui ont les premiers trouvé la manière de guérir les maladies ont jugé que c'était un art qui méritait qu'on en attribuât l'invention à Dieu, ce qui est le sentiment commun.* » (D. Leclerc, *Hist. de la Méd.*, 1re partie, livre 1er, chap. 2.)

Il est certain que c'est bien un art divin celui qui donne à l'homme les moyens de se soulager dans ses maladies; et Dieu seul peut le lui avoir enseigné. Mais faut-il entendre par là que Dieu ait révélé un corps de science médicale complet aux premiers hommes? On a dit que Dieu avait enseigné Adam, le remplissant de toute science et de science parfaite; que le péché originel lui avait fait perdre toutes ses connaissances, dont il n'a fait que léguer les germes à ses descendants, et que ceux-ci doivent, par leur travail, féconder ces germes et faire épanouir la science à nouveau. Mais d'autres auteurs pensent que Dieu n'avait donné à Adam que les principes sur lesquels toutes les sciences devaient être fondées; que, voyant ensuite les hommes sujets à la maladie, il a enseigné à quelques-uns des moyens de guérir leurs semblables pour entretenir l'amour du prochain, et qu'enfin, pour récompenser nos travaux, prenant en pitié nos misères, il enrichit chaque génération de nouvelles découvertes qu'il insinue et de nouveaux médicaments dont il nous donne l'idée de nous servir.

Quelle que soit l'opinion qu'on adopte dans ce point difficile, il est, en tout cas, certain que l'homme est un être enseigné, et qu'il ne peut arriver à rien s'il n'y est d'abord amené par une insinuation supérieure. Dieu seul a pu donner à l'homme cette insinuation supérieure; à lui seul peut être rapportée l'invention d'un art aussi divin que la médecine : tout homme sage rend grâces à la Providence créatrice du bien dont il jouit.

Mais, sur l'histoire même des temps primitifs, nous n'en pouvons savoir que ce que les traditions nous apprennent, et nous nous contenterons d'examiner quelles sont les traditions primitives sur l'origine de la médecine chez les différents peuples. En second lieu, nous étudierons comment l'art s'est constitué dans une science écrite avec Hippocrate.

## § I. — *Des traditions primitives chez les différents peuples.*

1° Traditions des Indes. — On sait que la civilisation des Indes est aujourd'hui considérée par la science historique comme moins ancienne qu'on ne le pensait naguère, et qu'en tout cas, ses périodes manquent absolument de chronologie.

Les renseignements sur la médecine de ce pays ne remontent guère qu'à Strabon, qui n'en connaissait lui-même que ce qui se faisait de son temps, cinquante ans avant l'ère chrétienne. A cette époque, il existait une classe de médecins que l'on nommait *hylobiens*, et qui était tout à fait distincte de celle des sorciers et des magiciens, lesquels rentraient dans la classe des gymnosophites.

Les hylobiens guérissaient surtout par le régime, les onguents et les applications externes, n'attribuant que peu d'efficacité aux médicaments internes. Leurs connaissances n'étaient pas écrites; elles ne se conservaient que par la tradition orale.

2° Traditions des Chinois.—Voici ce qu'en rapportent de Blainville et Maupied, qui les ont très-bien analysées : « A entendre les Chinois, ils auraient toujours été aussi avancés qu'ils le sont aujourd'hui. Si l'on prenait à la rigueur les termes de leurs anciennes chroniques, il faudrait rapporter aux premiers siècles de la monarchie la composition des ouvrages qui traitent de la médecine et des diverses branches de l'histoire naturelle. Un prince dont le nom désigne le souverain de la terre, *Hoang-ti* (1), passe pour avoir écrit un livre intitulé : *Simples questions* sur les maladies et les moyens d'y remédier; et un autre empereur, qui a conservé le nom de divin-laboureur (*Chin-noung*), est regardé comme l'auteur d'un petit Traité d'histoire naturelle qui a servi de modèle à tous les ouvrages du même genre. Suivant les anciennes traditions, ce livre était en trois parties, mais il n'a jamais été vu. Vers l'an 5 de J.-C., la cin-

(1) Il est remarquable que, selon le chevalier Paravey, ce nom *Hoang-ti*, comme celui d'*Adam*, veut dire *Terre-rouge*.

quième année Youan-chi du règne de Ping-ti, on fit ramasser dans les provinces et apporter dans de petits chars, à la capitale, tout ce qu'on put trouver de livres historiques et de traités sur les sciences et les arts. Il se trouva dans le nombre un Pen-thsao-fang-chou, c'est-à-dire un recueil d'observations sur les propriétés des plantes en plus de mille caractères. Sous les Chang (du VII<sup>e</sup> au IX<sup>e</sup> siècle de notre ère), Li-Chitsi et les autres naturalistes ses collaborateurs prirent pour base et placèrent à la tête de leur collection un Pen-thsao en trois livres, qui passait pour être celui du divin-laboureur, quoique la chose leur parût très-douteuse. Ils n'ont point été en cela imités par Tchang-ki, Hoa-tho et les autres médecins, leurs successeurs. Un philosophe chinois des premiers siècles de notre ère, Hoaï-man-tseu, dit que le divin laboureur avait fait l'essai des propriétés de cent espèces de plantes, et qu'en un jour il éprouva soixante-dix poisons. C'est de là, ajoute-t-il, qu'est née la médecine, qui demeura traditionnelle jusqu'aux deux dynasties des Han (200 ans avant et 200 ans après J.-C.), sous lesquels les médecins recueillirent les traditions que leur avaient léguées les anciens, y ajoutèrent les nouvelles observations et en composèrent les divers ouvrages que nous avons sous le titre *Pen-thsao*, qui renferme tout ce qui tient aux sciences naturelles et médicales. Ce Traité forme habituellement quarante à cinquante volumes chinois, répondant à neuf ou dix de nos volumes in-4° ordinaires. Il remplit à peu près autant d'espace que l'ouvrage de Buffon. Le mérite de cet ouvrage est incontestable, quoiqu'il soit loin d'approcher des traités de ce genre que l'Europe a produits. » (*Hist. des scienc. de l'org.*, tome II, page 101 et suiv.)

Dans l'état actuel, ils connaissent à peine l'anatomie. Leur médecine est mélangée d'astrologie et de superstitions. On a vanté leur empirisme dans la connaissance du pouls, la richesse de leur pharmacopée, leur habileté dans l'emploi des moxas et de l'acupuncture qu'ils ont inventée. Ils connaissent la circulation du sang depuis longtemps. Du reste, comme le rapporte Sprengel, d'après Staunton, « les personnes attachées à l'ambassade de lord Macartney assurent que les Chinois n'ont pas la plus légère idée de ce que nous appelons un système scientifique ou corps de doctrine. » C'est dire qu'ils en sont encore à l'empirisme, et que, pour eux, la médecine n'est pas encore constituée scientifiquement (1).

3° TRADITIONS DES SCYTHES. — Les Scythes ne furent connus des Grecs que peu de temps après la guerre de Troie. Alors leur médecine, unie à la magie et à la sorcellerie, était exercée par une sorte de jongleurs. Un nommé *Abasis*, l'*hyperboréen*, vécut dans un temps qu'il est très-difficile de préciser, après la guerre de Troie. Il vint en Grèce et y fit, dit-on, cesser une épidémie, ce qui explique comment on lui construisit un temple à Lacédémone. *Toxaris*, qui vint en Grèce avec Anacharsis, s'y fit recevoir au nombre des Asclépiades et devint célèbre; il arrêta une peste désastreuse, et les Athéniens lui élevèrent par reconnaissance un autel où l'on sacrifiait tous les ans un cheval blanc. *Zamolxis*, esclave scythe, devint disciple de Pythagore et s'adonna à la médecine; il disait *qu'on ne peut guérir les yeux sans guérir la tête, ni la tête sans tout le reste du corps, ni le corps sans l'âme*, ce qui attestait la doctrine de l'unité de l'homme.

4° TRADITIONS DES CHALDÉENS, ASSYRIENS ET PHÉNI-

(1) Nous sommes assez mal instruits des divers moyens qu'ils emploient journellement. Plusieurs des médicaments qui m'ont été envoyés sont inconnus ici, et d'autres nous sont habituels, comme la gomme-gutte, le sulfure d'arsenic, le mercure, l'étain. Un Père des Missions étrangères prépare en ce moment un livre qui doit renfermer sur ce sujet des renseignements fort intéressants.

CIENS. — On n'en sait que peu de choses. Diodore de Sicile rapporte que c'était l'usage en Assyrie d'exposer les malades à la vue des passants pour que chacun pût indiquer s'il connaissait des remèdes ayant guéri dans un cas semblable. Quand le malade guérissait, on suspendait dans le temple une table votive où l'on indiquait sommairement ce dont le malade avait été atteint et ce qu'il avait fait. Une coutume semblable exista depuis en Grèce et à Rome.

5° TRADITIONS DES ÉGYPTIENS. — La médecine fut en très-grand honneur chez ce peuple, et les premiers médecins paraissent avoir été les premiers rois. Malheureusement elle y était mêlée assez confusément à la magie et à la sorcellerie. Les noms les plus honorés furent ceux d'*Osiris*, appelé aussi *Apis* ou *Sérapis; Isis*, sa femme; *Orus*, son fils; *Thôth*, *Touth* ou *Thouth*, son ami et son confident, ou peut-être même aussi son fils, appelé *Hermès* par les Grecs, *Mercure* par les Latins, *Esmun* ou *Schemin*, que l'on nomme encore l'Esculape des Égyptiens, et qui était adoré à Chypre par une colonie égyptienne.

*Hermès*, le véritable grand médecin de l'Égypte, avait laissé ses connaissances inscrites sur des colonnes. On les rassembla aussitôt qu'on eut trouvé le moyen de faire du papier avec le papyrus, et on en forma le livre d'Hermès ou *Mercure trismégiste* (trois fois grand), qui fut appelé *Embre* ou *Scientia causalitatis*, et que les médecins devaient suivre avec exactitude. On ne sait au juste ce qu'il renfermait (1). Du reste, on a attribué une multitude de livres à cet Hermès, et il est prouvé que ceux qu'on possède actuellement ne sont pas antérieurs aux premiers siècles de notre ère. Jamblique rapporte

(1) Les livres qui nous restent aujourd'hui sous le nom d'*Hermès* sont des livres d'initiation spiritualiste, et ne contiennent aucun traité de science expérimentale. On les a réédités récemment.

que, de son temps, les prêtres égyptiens attribuaient à Hermès quarante-deux livres fort peu authentiques, dont trente-six contenaient l'histoire de toutes les connaissances humaines, et dont les six derniers traitaient de l'anatomie, des maladies, surtout de celles des femmes, des affections des yeux, des instruments de chirurgie et des médicaments. Ce n'étaient probablement que des compilations d'auteurs grecs faites à l'école d'Alexandrie, et dans lesquelles on avait dissimulé l'origine. L'historien doit toujours avoir présent à l'esprit, quand il s'occupe des Égyptiens, que ce fut un peuple menteur et vaniteux autant qu'habile et industrieux, ayant des prétentions outrées à une antiquité ridicule et à un savoir surfait. Saint Augustin a très-bien percé à jour ces défauts, dont les Grecs parurent dupes et furent peut-être complices par intérêt, ressemblant en cela à certaines familles qui allongent la liste de leurs aïeux.

« En Égypte, au rapport d'Hérodote, il y avait un médecin pour chaque maladie, ce qui pourrait faire croire que déjà la médecine se partageait en différentes branches. Le régime hygiénique des Égyptiens suppose chez eux l'art plus avancé que partout ailleurs; ils prévenaient les maladies, au rapport de Diodore, par les vomitifs, les purgatifs, les bains intérieurs et extérieurs et les diètes. Chaque mois, on usait de ces remèdes, fondés sur la croyance que toute nourriture contient un superflu dont s'engendrent les maladies, et, qu'en conséquence, tout ce qui tend à évacuer détruit le principe du mal. Les médecins étaient payés par l'État, et il y en avait à la suite des armées. Mais l'obligation de suivre dans l'exercice de leur art leurs devanciers et les règles tracées dans les livres sacrés, la peine de mort infligée, selon Diodore, au téméraire qui, en s'écartant de ces règles, voyait périr un malade entre ses mains, durent arrêter tout progrès. Néanmoins, l'art des embaumements, tels que les Égyptiens le pratiquaient, peut conduire à une connaissance au moins grossière de certaines parties du corps humain, aussi bien qu'à celle de la propriété des aromates et des simples. » (De Blainville et Maupied, *loc. cit.*, tome I, page 11.) Mais il n'y avait encore là qu'un empirisme plus ou moins élémentaire et se transmettant dans les temples par tradition orale.

6° Traditions des Hébreux. — Ce peuple, sorti d'Égypte, dut emporter avec lui la plupart des connaissances égyptiennes, et entre autres les connaissances médicales. Sprengel remarque, dans les livres mosaïques, une tendance à insister sur les conseils hygiéniques plutôt que sur les conseils thérapeutiques, et il opine que, pour tenir la nation sous la loi religieuse, il fallait la détourner des sciences naturelles, de sorte que les lévites devaient être seuls chargés de la médecine, et que le peuple ne cultivait aucune science. La première remarque est juste, et l'on comprend, de reste, que chez une nation sainte, les conseils hygiéniques durent tenir une grande place. Mais la seconde remarque est évidemment outrée, et, dans sa passion, Sprengel va trop loin pour être cru, surtout devant des témoignages historiques anciens tout contraires.

Il paraît que l'art de guérir se développa surtout à l'époque de la royauté. Vers ce temps, les relations avec l'étranger s'étendirent, la civilisation se corrompit, les maux durent devenir plus nombreux : la médecine s'accrut. *Salomon*, dont la réputation scientifique est indubitable, en raison des nombreux témoignages qui l'affirment, connaissait les productions de la nature, « depuis le cèdre du Liban jusqu'à l'hysope qui croît sur les murailles, et il avait écrit touchant les reptiles, les oiseaux et tous les autres animaux (*des Rois*, livre 1er, chapitre 4). Il assure lui-même « qu'il était instruit des différentes plantes et des propriétés de ces plantes » (*de la Sagesse*, chapitre 7). Suidas rapporte qu'on avait gravé, dans le vestibule du Temple de Jérusalem tout ce que contenait un livre de Salomon, intitulé : *Remèdes pour toutes les maladies*, et que ce livre fut détruit sur l'ordre d'Ézéchias, parce que le peuple cherchait dans les remèdes naturels l'oubli de Dieu. Mais Suidas ne pouvait s'appuyer que sur le récit d'Eusèbe, qui marque seulement que le monarque de Juda, dans son zèle pour la sainte doctrine, détruisit ou supprima plusieurs livres de Salomon, dont l'influence lui parut dangereuse pour les gens simples qui n'en comprenaient ni le sens ni la portée. D'un autre côté, Ézéchias fit détruire le serpent d'airain de Moïse, et les temples d'idoles élevés sur les hauteurs, où se trouvaient peut-être des tables votives; et c'est peut-être de là qu'on lui a attribué une opposition à la médecine naturelle. Il est certain, d'ailleurs, qu'il y avait déjà des médecins sous Moïse, comme cela est mentionné dans l'*Exode* (chapitre 21). Il y en avait aussi au temps de Salomon : il en est parlé au chapitre 38 de l'*Ecclésiaste*. L'historien Josèphe dit lui-même qu'il en existait alors, et il cite quatre noms qui sont rapportés au premier livre des *Rois : Athan*, *Héman*, *Chalcal*, *Dorda*.

On ne sait quelle fut cette science médicale des Hébreux, bien qu'on pense qu'elle dut être primitivement semblable à celle des Égyptiens, et qu'elle s'accrut beaucoup ensuite. Ce qui est certain, c'est qu'elle avait acquis un certain degré de perfectionnement, et l'on peut citer en témoignage ces paroles de Josèphe à Appien, paroles qui, bien que tirées d'une lettre apocryphe, indiquent un sens vrai : Quant aux hommes de notre nation qui ont excellé dans les arts et dans les sciences, on ne saurait lire nos anciennes histoires sans reconnaître qu'elle en a porté qui n'ont point été inférieurs aux Grecs. » (Cité par de Blainville et Maupied.)

7° Traditions des Grecs. — Ces traditions comprennent trois époques successives et très-différentes : une première, fabuleuse ou héroïque ; une seconde, religieuse et philosophique ; une troisième, qui embrasse le temps d'Hippocrate, et qu'on peut appeler scientifique.

1° Les premières traditions parlent de dieux, de demi-dieux, de héros, qui ont brillé avant la guerre de Troie ; les premiers noms cités sont aussi ceux de rois ou de pasteurs qui unissaient à la médecine la magie et l'incantation.

*Apollon*, fils du Soleil, est le premier dieu de la médecine ; on l'adorait à Delphes et à Milet. *Orphée*, son fils, médecin et magicien, aurait été chercher en Égypte les cérémonies religieuses qu'il introduisit dans le temple de son père. *Musée*, fils d'Anthiophème, médecin, poëte et devin, aurait été l'élève d'Orphée, selon les uns, son maître, selon les autres. Aristophane lui attribue l'invention de la médecine et de l'art divinatoire. Il est à croire que la médecine et la magie eurent, en Grèce, deux origines, l'une asiatique, l'autre égyptienne, venue après. *Bacchus*, qui était aussi adoré comme médecin, et que l'on donnait en Grèce comme ayant régné en Asie, paraît avoir été la base d'une des plus anciennes traditions pélasgiques ; et Apollon vint peut-être aussi de l'Orient. *Cybèle* indique des remèdes pour les enfants ; son culte paraît avoir été apporté de Phrygie. *Latone*, mère d'Apollon et de Diane ; *Diane*, déesse de la chasteté, à laquelle on rapporte l'usage de l'armoise. *Pallas* fit connaître, dit-on, l'usage de la matricaire. De Colchide sortirent trois sœurs adonnées à l'essai des poisons, des remèdes, de la magie, des incantations : *Médée*, *Angitia* et *Circé*, toutes trois filles du roi Aéta et de Persa. Ce dernier nom est à remarquer, comme indiquant une origine asiatique.

*Mélampe*, qui est peut-être encore d'origine asiatique, et auquel on attribue l'introduction du culte de Bacchus et de Cérès, était fils d'Amithaon et d'Aglaia. Il vivait chez les Argiens, au temps de Cadmus, était pasteur, magicien, devin et médecin. On raconte qu'il délivra Iphiclus de son impuissance virile par l'usage de l'oxyde de fer. On rapporte aussi qu'il rendit la raison aux deux filles de Prætus, roi d'Argos; mais les uns veulent que ce soit par l'usage du *veratrum album*, d'autres par des bains dans la source d'Anigrus, d'autres encore par des purifications mystérieuses et des offrandes expiatoires à *Diane*. *Bacis* fut presque aussi célèbre que Mélampe, comme devin et médecin ; les Béotiens, les Athéniens et les Arcadiens se disputaient la gloire de l'avoir produit. *Iphyclus*, l'un des Argonautes, eut aussi une grande réputation comme médecin.

Peu avant la guerre de Troie, le centaure *Chiron* acquit une grande réputation, aussi bien comme médecin que comme archer. On lui attribue l'usage de la centaurée, avec laquelle il tenta vainement de guérir la blessure que lui fit une des flèches d'Hercule, et dont il mourut. Il eut comme disciples *Esculape*, *Hercule*, *Machaon*, et *Podalire*.

*Esculape*, ou *Asclépias*, eut une immense réputation, a ce point qu'on lui a attribué la constitution de la médecine et le livre de *l'Introduction*, qui se trouve dans la collection hippocratique. « Avant Esculape, dit Galien, la médecine n'était qu'un aveugle empirisme et se bornait à l'application externe des plantes; mais ce héros sut la perfectionner et en faire un art divin. » On ne sait rien de particulier, cependant, sur ces perfectionnements qu'il aurait introduits. Nous reparlerons plus loin de sa famille. Il eut pour fils Machaon et Podalire.

*Hercule*, comme son maître Chiron, connaissait l'usage des poisons, et sans doute aussi celui d'un grand nombre de plantes. Ses flèches, empoisonnées avec le sang de l'hydre de Lerne, c'est-à-dire, peut-être avec un venin de serpent, ont eu assez de réputation. On se demande s'il ne fit pas aussi connaître quelques-uns de ses secrets à sa femme Déjanire, qui lui envoya ensuite ce manteau imprégné d'un caustique dont il mourut. Il laissa une famille dont une branche s'adonna à la médecine.

*Machaon* et *Podalire* brillèrent à la guerre de Troie. C'est à Podalire qu'on attribue le premier usage de la saignée.

Parmi les héros qui parurent à la guerre de Troie ou vécurent vers ce temps, l'histoire en cite un certain nombre réputés pour leurs connaissances médicales, et qui ont été regardés comme des disciples du centaure Chiron. Ce sont : *Céphale*, *Mélanion*, *Nestor*, *Amphiarius*, *Pélée*, *Télamon*, *Méléagre*, *Thésée*, *Hippolyte*, *Palamède*, *Ulysse*, *Menestrée*, *Diomède*, *Castor et Pollux*, *Eribate*, *Japhis*, *Énée*, *Achille*, *Aristée*, *Jason*.

Parmi les femmes qui s'occupèrent, vers le même temps, de médecine, de poisons, de magie, on cite : *Hélène*, la belle Grecque, qui apprit d'une Égyptienne également célèbre, nommée *Polydamna*, l'usage du nepenthes, sorte de soporifique semblable à l'opium : *Œnone*, sa rivale, qui, au témoignage d'Ovide, avait appris d'Apollon *tout ce qu'il y a d'herbes et de racines pour l'usage de la médecine*, et qui refusa de soigner son époux Pâris, quoiqu'elle fût la seule qui pût le guérir.

II. La médecine dans les temples. — Après la guerre de Troie, et jusqu'à la guerre du Péloponèse, depuis 1184 jusqu'à 450 environ, la médecine semble morte en Grèce. Pline en fait ainsi la remarque : *Sequentia ejus (medicinæ) a Trojanis temporibus, mirum dictu, in nocte dentissima latuere, usque ad Peloponesiacum bellum, tum eam in lucem revocavit Hippocrates* (lib. XXIX, cap. 1). Pendant ce temps, en effet, la médecine s'était réfugiée dans les temples et auprès des philosophes ; elle semblait se recueillir pour s'épanouir ensuite avec plus de force et de grandeur. Dans les temples, elle s'enrichissait de faits et d'observations que le maître saurait utiliser. Chez les philosophes se préparaient et s'éclaircissaient des questions dont elle avait besoin de connaître les solutions.

Voyons d'abord ce que fut la médecine dans les temples ; nous verrons ensuite ce qu'elle fut chez les philosophes.

Les temples où s'exerçait la médecine étaient surtout consacrés à *Hercule* ou à *Esculape*, qui laissèrent chacun de nombreux descendants occupés au culte de leurs aïeux et à la pratique médicale qu'ils avaient illustrée.

Hercule, suivant Plutarque, avait guéri d'une maladie grave la femme du roi Admète, avait fait cesser une peste affreuse à Mélite, dans l'Attique, et avait également arrêté une maladie pestilentielle qui ravageait l'Elide, en détournant l'Alphée dont les débordements couvraient les rives de marais empestés. C'étaient des titres à la reconnaissance publique. On le révérait à Mélite, à Ephèse, à Messine, en Sicile, à Cos où on le confondait avec Esculape. Il avait un temple dans la Trachinie. Les bains chauds lui étaient consacrés. Plusieurs plantes lui doivent leur nom, tels que le *teucrium chamæpetys* et l'*hyosciamus albus ;* la botanique lui a même consacré le genre *Heracleum*. Il paraît probable que, pendant qu'une branche de ses descendants continua sa tradition héroïque et se livra à la politique, une autre s'adonna à la médecine et se renferma dans les temples. Ce sont les deux lignéesdes Héraclides.

La famille d'*Esculape* ou *Asclepias* paraît s'être renfermée presque tout entière dans les temples, et consacrée à la médecine. Toutefois, il n'est pas certain que tous les temples dédiés à Esculape fussent desservis par des personnes de sa famille; et sous le nom d'*Asclepiades*, on désignait peut-être et les descendants du héros, et les étrangers admis dans la famille. D'après le *Serment* qui se trouve dans la collection Hippocratique, on doit penser que ces temples avaient des écoles, et que les étrangers y étaient admis sous le sceau du serment et du vœu. C'était d'ailleurs une tradition egyptienne. Toujours est-il qu'il y avait des temples d'Esculape à *Epidaure*, à *Titane* dans le Péloponèse, à *Tricca* en Thessalie, à *Thitorée* dans la Phocide, à *Mégalopolis* en Arcadie, à *Cyllène* dans l'Elide; à *Pergame* dans l'Asie-Mineure, à *Sycione* et à *Cyrène*. Les trois plus importants qui furent le siége de trois écoles médicales célèbres, étaient à *Rhodes*, à *Cos* et à *Cnide;* l'école de Rhodes ne subsista que peu de temps.

Dans chacun de ces temples où se faisait la pratique médicale, il y avait une statue du dieu vénéré que desservaient des prêtres d'une des lignées que nous venons d'indiquer. Il y avait souvent un ou plusieurs serpents apprivoisés qui venaient pendant la nuit manger les offrandes des malades. La cure consistait en promenades dans le temple et le bois sacré qui l'entourait, en services purificateurs, en sacrifices sanglants, en offrandes et quelquefois en soins médicaux, soit breuvages, soit applications externes. Dans quelques cas on faisait coucher le malade dans le temple : le silence de la nuit, le sifflement des serpents, devaient faire sur lui une impression de terreur dont les effets pouvaient être salutaires. Du reste, la communication par le toucher avec ces serpents pouvait avoir une action très-grande (1). Les conseils médicaux étaient donnés à la suite des cérémonies religieuses, et d'après des tables votives inscrites sur les parois et les portes du du temple. Ces tables votives indiquaient sommairement des faits de guérison, la maladie dont la personne avait été affectée, ce qui était arrivé d'heureux et de malheureux pendant la cure, les moyens qui avaient été employés. Gruter a déchiffré, dans le siècle dernier, quelques-unes de ces tables votives que l'on avait trouvées dans l'île du Tibre. En voici une qui peut donner une idée des autres : « Un soldat aveugle nommé Valérius « Aper ayant consulté l'oracle, a reçu pour réponse « qu'il devait mêler le sang d'un coq blanc avec du « miel, et en faire une pommade pour se frotter l'œil « pendant trois jours. Il recouvra la vue et vint remer- « cier le dieu devant tout le peuple. »

Avec le temps, il s'était amassé un grand nombre de ces tables votives, et leur étude devait donner aux desservants du temple un certain ensemble de connaissances médicales. On peut croire même que les prêtres en avaient fait des résumés, et comme il était pour eux d'une importance capitale de pouvoir juger si la maladie guérirait ou non, ils durent tourner leur application principalement vers la connaissance des signes dans les maladies. C'est ainsi qu'on a pensé du livre *les*

(1) On dit que les eaux de Schlangenbad, en Allemagne, doivent leur efficacité, dans les maladies de la peau et des voies urinaires, à une matière muqueuse qu'y laisseraient des serpents habitant des lieux voisins. C'est du moins là une tradition ancienne.

*Prénotions de Cos*, qui se trouve dans la collection hippocratique, que c'était un de ces résumés qu'Hippocrate lui-même aurait fait, ou qu'il aurait reçu de ses prédécesseurs.

La statue du dieu était accompagnée d'objets accessoires divers qu'on regardait comme des *symboles* de l'art de guérir et dont l'examen, au point de vue allégorique et historique, mérite un certain intérêt. Daniel Leclerc rapporte et interprète ainsi, d'après les anciens, ce qui existait dans le temple d'Epidaure : « On voyait dans le temple d'Epidaure (dédié à Esculape), qui était à 5 milles de la ville, la statue composée partie d'or, partie d'ivoire, de la main de Trasymède, fameux sculpteur. Cette statue était d'une grandeur extraordinaire, et elle représentait le dieu assis sur un trône, tenant d'une main un bâton, et s'appuyant de l'autre sur la tête d'un dragon, avec un chien à ses pieds. On représentait encore Esculape avec une longue barbe, habillé en médecin et assis, ayant sur ses genoux des boîtes d'onguent, avec les instruments nécessaires à sa profession. De la droite, il tenait sa barbe, et de sa gauche, un bâton où s'enroulait un serpent, afin de marquer, dit-on, que les malades ont besoin pour se guérir de faire un corps neuf ou de quitter leur vieille peau, comme le serpent se dépouille de la sienne. Pour le bâton, il signifiait que ceux qui sortent de maladie, ont besoin de beaucoup de ménagements pour ne pas retomber. D'autres ajoutent que le bâton d'Esculape est plein de nœuds pour marquer les difficultés qui se rencontrent dans l'étude et dans la pratique de la médecine. Festus, de qui l'on tire cette remarque, ajoute que le dieu portait une couronne de lauriers, parce que cette plante sert pour divers remèdes. On voit en quelques médailles d'Esculape, un coq à ses pieds, ce qui insinue que le médecin doit être vigilant, et aussi prêt de jour comme de nuit, pour secourir les malades. » (D. Leclerc, *Hist. de méd.*, 1re part. liv. I, chap. 20).

Beaucoup serait à dire sur cette question, qui renferme au complet toute l'interprétation des symboles de la médecine et de l'affabulation antique, à cet égard. On sait que beaucoup de ces fables anciennes, grecques surtout, cachent sous une forme imagée et impossible une tradition vraie. La difficulté est de bien interpréter ces fables, et la chose n'est pas facile, comme on le peut voir par Bacon dans son *Traité de la sagesse des anciens*.

Il y aurait d'abord à reconnaître quelle était la statue du dieu Esculape ou Hercule. Mais cette statue n'indiquait en réalité ni le héros Esculape, ni le héros Hercule : elle représentait le médecin révélateur antique de la médecine, cette divinité dont on poétisait la figure et l'ancienneté. Ainsi, comme tous les historiens l'ont remarqué, l'on faisait Esculape fils et disciple d'Apollon, ce qui est loin de pouvoir se rapporter au véritable Asclépias du temps de la guerre de Troie. On a tranché la question en supposant deux Esculape, l'un fils d'un dieu, l'autre simple mortel. On pourrait en dire autant d'Hercule. La vérité est que, tout en honorant les grands hommes, et les grands médecins comme les autres, le sentiment des peuples reportait à une antiquité plus reculée et à un personnage plus auguste, l'origine et la dispensation de la médecine. On ne peut croire que cette statue fut celle du héros, car rien dans ce qu'on rapporte de lui ne peut faire comprendre pourquoi il tient la main sur un dragon qu'il semble dominer, et le caducée où les serpents se jouent sous sa domination. Si quelque acte de sa vie s'était rapporté à quelque chose de ces attributs qu'on lui accorde, on n'eût pas manqué de le rapporter. On n'a pas manqué d'attibuer à Apollon la destruction du serpent Python.

Au reste, il faut remarquer que, chez tous les peuples, le serpent a été considéré comme le symbole du mal, et que partout où la médecine a eu son enfance elle fut confondue dans les mains des charmeurs de serpents. Le médecin charme ou domine le serpent, c'est-à dire charme ou domine le mal : c'est là le fond de toutes les traditions populaires, aussi bien chez les sauvages de l'Amérique, que dans les traditions de l'antiquité civilisée de la Grèce et de Rome, chez les Indiens, les anciens Gaulois ou les Africains modernes. Partout, le médecin domine le dragon d'une main, et tient de l'autre une canne où s'enroulent des serpents inoffensifs, charmés : c'est le symbole de sa double puissance sur le mal. Pausanias rapporte que « tous les dragons ou serpents sont consacrés à Esculape, mais principalement ceux d'une certaine espèce, qui sont de couleur brune, qui se laissent apprivoiser et qui ne se trouvent que sur le territoire d'Epidaure. » Le serpent sacré était également à Rome dans le temple d'Esculape; et selon Aurélius (Victor), il était venu seul du rivage de Troie. « Dans tous les temps, dit Sprengel, et chez presque toutes les nations, le serpent était honoré comme le symbole de la ruse, de la magie, et de plusieurs autres sciences supertitieuses, ou employées dans la pratique de différents arts. » (*Hist.*, t. I, p. 148). Le même auteur rapporte que de même que les Phéniciens, les Egyptiens enchantaient des serpents, et « regardaient cet animal comme d'une nature divine. » Les célèbres femmes de Colchide, Angitia, Médée et Circé, étaient représentées comme se jouant des serpents. Strabon rapporte que, chez les Indoux et les Psylles, les prêtres étaient très-renommés pour enchanter les serpents. Le dieu mystérieux des Cabires, très-répandus autrefois en Grèce et en Italie, et qu'on faisait descendre d'Esculape, était le serpent, comme il l'est encore dans quelques tribus africaines.

Il y avait là évidemment deux interprétations très-distinctes : l'une très-répandue, on peut dire universelle, indique simplement le serpent comme le représentant du mal que le médecin domine ou charme; l'autre plus restreinte et qui ne se voit que dans certaines sectes, regarde le serpent lui-même comme Dieu, et l'adore.

Chez les Hébreux, le serpent avait la première signification, non la seconde : c'était le symbole du mal, mais on le maudissait. C'est le serpent qui trompa Ève et entraîna la chute du genre humain; aussi est-il maudit : *Et ait Dominus Deus ad serpentem : quia fecisti hoc maledictus es inter omnia animantia et bestias terræ : super pectus tuum gradieris, et terram comedes cunctis diebus vitæ tuæ. Inimicitias ponam inter te et mulierem, et semen tuum et semen illius : ipsa conteret caput tuum, et tu insidiaberis calcaneo ejus.* (Genèse, III, 14.) Moïse change sa baguette en serpent pour montrer qu'il avait la puissance de faire le mal qu'il annonçait. Il est vrai que le même Moïse fait ensuite élever un serpent d'airain dans le désert, pour que ceux des Israélites qui le regarderaient fussent guéris : mais ce n'était évidemment là qu'un signe, *pro signo*, dont saint Jean nous donne ensuite la signification : *et sicut Moyses exaltavit serpentem in deserto, ita exaltari oportet filium hominis, ut omnis qui credit in ipsum, non pereat.* (Cap. III, 60.)

Le caducée semble le signe de la chute originelle. Le bâton noueux, c'est l'arbre du bien et du mal, avec les nœuds de la difficulté. La pomme de pin qui les surmonte, c'est la pomme fatale, le fruit défendu : les Grecs en faisaient l'attribut de Cybèle, la mère des

Dieux, qui n'est autre que Ève, la mère des premiers hommes.

Les animaux consacrés de la médecine étaient le coq, le chien, le hibou ou la chouette. Socrate, avant de mourir, faisait sacrifier un coq à Esculape, au témoignage de Platon. Or, il est remarquable que ces animaux sont les ennemis nés de toute bête rampante, des serpents en particulier. De même on sacrifiait une chèvre à Bacchus, parce que la chèvre mange la vigne. Quelques auteurs prétendent que le voisinage d'un poulailler fait fuir de leurs repaires les couleuves et les vipères. On sait que le coq est le symbole de la pénitence et de la vigilance; le chien, celui de la fidélité et de la justice; la chouette perchée sur les ruines au-dessus des couleuvres qu'elle détruit, c'est le repentir sur les ruines s'appliquant à détruire la cause du mal.

Chez les Hébreux, et plus tard chez les chrétiens, l'ange Raphaël, dont le nom veut dire *médecin divin*, fut et est encore l'ange de l'art de guérir, invoqué en souvenir de ce qu'il fit pour Tobie. On le représente avec le bâton du voyageur, les deux ampoules contenant le foie et le fiel du poisson, et le poisson dangereux expirant à ses pieds. Peut-être comme J.-P. Tessier en émettait l'avis, les traditions grecques ne sont-elles qu'une transformation des traditions hébraïques. L'Esculape grec avec ses boîtes d'onguent et son bâton, le dragon vaincu d'un côté, et le petit télesphore de l'autre, n'est-il pas autre chose que la tradition altérée de l'ange Raphaël avec son bâton de voyageur, le petit Tobie qu'il conduit, le poisson dangereux qu'il a aidé à dompter, et les fioles contenant le foie et le fiel du poisson? Ce n'est là sans doute qu'une interprétation, mais on ne peut disconvenir qu'elle est fort intéressante. Le temps dira peut-être ce qu'elle renferme d'exactitude. Elle mérite en tous cas, ce me semble, de fixer quelques instnats notre méditation, et de trouver plus tard un historien qui s'applique à l'éclairer du travail sérieux de l'histoire.

C'est nous être arrêtés assez de temps sur les attributs symboliques de la médecine à propos de ce que fut cet art dans les temples grecs ; occupons-nous maintenant des philosophes.

III. La médecine chez les philosophes. — Pendant qu'elle se pratiquait dans les temples, s'y enrichissait d'observations, et restait pour ainsi dire dans le silence de l'étude jusqu'au moment où elle serait assez avancée pour qu'Hippocrate pût la constituer scientifiquement, la médecine faisait aussi le sujet des méditations des philosophes, qui eux de leur côté devaient encore préparer le travail hippocratique. Ils s'occupèrent de rechercher les causes premières de l'ordre physique, et leurs rapports avec les causes morales, de rechercher et de coordonner les principaux phénomènes de la nature ; et plusieurs pratiquaient aussi la médecine, en même temps qu'ils en élucidaient la théorie.

*Thalès*, qui vécut dans le VII^e^ siècle avant notre ère, fonda l'école philosophique ionienne. Il était de Milet, fort adonné à la métaphysique, il ne laissa pas que de s'occuper de médecine, et, selon Pausanias, il expia ou purifia les Lacédémoniens. Pour lui, l'eau est le principe de toutes choses.

*Anaximandre* et *Anaximène* furent surtout des philosophes de l'école d'Élée, considérant le feu comme le principe premier de la nature. Leur doctrine était originaire de l'Asie.

*Phérécyde* de Scyros a été regardé, à tort selon plusieurs, comme l'auteur du livre *de la diète* qui se trouve dans la collection hippocratique.

*Epiménide* de Crète fit, dit-on, cesser une peste qui désolait la ville d'Athènes. On lui attribue d'avoir étendu l'usage des plantes, et de s'être beaucoup servi de l'ognon marin.

*Pythagore*, chef de l'école italique, florissait dans le VIe siècle avant notre ère, vers 560, un siècle environ avant Hippocrate. Celse prétend que ce fut le premier philosophe qui s'occupa de médecine : mais il faut sans doute entendre cette assertion, dans ce sens qu'il s'en occupa beaucoup plus que ses devanciers. Plusieurs villes se sont disputé l'honneur de sa naissance; le sentiment commun fut qu'il était de Samos, fils d'un statuaire nommé Mnésarque. Il voyagea beaucoup dans sa jeunesse et même dans l'âge mûr, reçut les leçons de Phérécyde de Scyros, visita l'Égypte, l'Asie, Babylone, les colonies grecques, et vint se fixer à Crotone en Italie. Il s'adonna aux mathématiques, à l'astronomie, à la physique, à l'histoire naturelle et à la médecine, et probablement laissa aussi des ouvrages, aujourd'hui perdus. On a retenu trois choses principales de sa médecine : sa théorie des maladies, la théorie de l'évolution des phénomènes naturels, et un système diététique. Pour lui, *la santé est une espèce d'harmonie, une juste proportion, un ordre naturel* des parties entre elles et de toutes choses : et *la maladie est un défaut d'harmonie*, un dérangement venant des esprits malins, des âmes, des démons, dont l'air est rempli; d'où la nécessité des expiations. Cette première doctrine paraît avoir été empruntée aux écoles égyptiennes et babylonnienes; et il lui raccordait une étude de *la vertu magique des plantes*, dont il avait composé un livre. Il admettait, en second lieu, que tous les phénomènes de l'ordre naturel, le cours des astres, le cours des temps et des saisons, le cours des âges, l'évolution de la parturition, l'évolution de la maladie, suivent un certain ordre mathématique et par périodes que règlent les nombres 7, 9, 10, 40 ; que le nombre 7 ou 9 est le plus parfait, ainsi que les périodes par septénaires. En troisième lieu, il insistait beaucoup sur le régime, autrement dit *la diététique* ; et en cela il se rapprochait de Phérécyde de Scyros dont on a dit qu'il fut le disciple. Il vantait le régime végétal exclusivement, s'était interdit les viandes, se réduisait aux légumes et à l'eau. Il appliquait ce régime à tous ses disciples, qu'il avait réunis autour de lui dans une sorte de communauté où il commandait le silence et la méditation. Pline lui attribue d'avoir eu, ainsi que Caton plus tard, une très-haute estime hygiénique et médicale pour le chou. Nous verrons qu'Hippocrate lui a beaucoup emprunté.

*Anaxagore*, de Clazomène, s'occupa d'anatomie et de physiologie. Sa doctrine des *homœoméries* a eu une grande influence sur les théories de la nutrition : elle posait que la nourriture contient une infinité de particules semblables à celles du corps, et que c'est par similitude qu'elles s'adjoignent les unes aux autres. Il fut, parmi les philosophes grecs, le premier à donner du principe actif une interprétation spiritualiste ; pendant que les autres admettaient une matière aqueuse, terreste ou ignée, il faisait de l'âme une puissance spirituelle, intelligente, de laquelle tout procède en chaque chose, comme il y a dans le monde une puissance intelligente, supérieure, d'où tout procède. Aristote l'a mis, sur ce point, au-dessus de tous ses devanciers : « Quand un homme, dit-il, vint déclarer qu'il y avait dans la nature, comme dans les animaux, une intelligence qui est la cause de l'arrangement et de l'ordre de l'univers, cet homme parut seul avoir conservé sa raison au milieu des folies de ses devanciers. » (*Métaphysique.*)

*Zomolxis*, que les Gètes adoraient comme leur dieu, a passé pour l'esclave et le disciple de Pythagore, quoique d'autres l'aient cru beaucoup plus ancien. On lui a aussi attribué la connaissance de la médecine. Tout ce qu'on sait de particulier sur ce sujet, c'est qu'il disait *qu'on ne pouvait guérir les yeux sans guérir la tête, ni la tête sans le reste du corps, ni le corps sans l'âme*. Et il prétendait que les médecins grecs, qui ignoraient cette maxime, ne réussissaient pas dans la cure de la plupart des maladies à cause de cela (D. Leclerc). Nous l'avons déjà remarqué à propos des Scythes.

*Démocède*, de Crotone, un peu plus jeune que Pythagore dont il fut peut-être le disciple, voyagea en plusieurs pays. Il se rendit à Samos où il pratiqua la médecine pendant quelque temps, et guérit d'une maladie grave le roi Polycrate; ils s'en éloigna à la mort de ce prince, et se rendit en Asie, à Suse, où il traita le roi Darius d'une luxation du pied, et guérit la reine Atossa, fille de Cyrus, d'un cancer du sein. Il revint plus tard à Crotone, chargé de présents, et y épousa la fille du fameux Milon, le lutteur.

*Alcmæon*, disciple de Pythagore, florissait vers l'an 500 avant notre ère. Il paraît avoir été le premier à anatomiser les animaux. Il écrivit un traité sur les sens et sur la génération. Comme son maître, il pensait que la maladie est une disposition inégale, désordonnée de l'économie, un défaut d'harmonie. Parmi ses autres opinions, on cite les suivantes : l'audition se fait parce que l'oreille résonne comme un corps creux; l'âme, qui est dans le cerveau, reçoit les odeurs en les respirant; la langue distingue les saveurs en raison de son humidité, de sa chaleur tempérée, de sa mollesse; la semence de l'homme vient du cerveau; le fœtus se nourrit dans le ventre de sa mère en attirant des particules nutritives de toutes les parties du corps.

*Empédocle* était d'Agrigente, où il naquit vers le commencement de la 73e olympiade, qui correspond à 488 ans, avant notre ère. Les uns prétendent qu'il vécut soixante ans, d'autres davantage. L'opinion commune est qu'il soit mort en allant visiter l'Etna en feu, victime d'un trop grand désir de connaître. Il était Pythagoricien. On lui rapporte d'avoir fait cesser une maladie pestilentielle qui ravageait la Sicile, en ayant fait clore un défilé entre deux montagnes par où il avait remarqué que venait un vent du midi chargé d'émanations mauvaises. Il assainit également une rivière qui infectait le pays, en faisant creuser des canaux pour faire entrer dans son lit deux autres cours d'eau. Il considérait les semences des plantes comme des œufs qui tombent à l'époque de leur maturité. Il croyait que la semence du mâle donne les éléments de certaines parties, et que la semence femelle contient les éléments des autres parties non fournies par le mâle : leur réunion a pour conclusion un être complet; et la tendance naturelle à cette réunion est la cause de l'acte vénérien dans l'un et l'autre sexes. On lui rapporte d'avoir synthétisé les doctrines des premiers philosophes en les réunissant, et d'être l'auteur de la théorie des quatre éléments : le *feu*, l'*air*, la *terre* et l'*eau*, considérés comme les quatre premiers principes, ayant quatre qualités principales, le *chaud*, le *froid*, le *sec* et l'*humide;* de même dans l'homme et les animaux il y a la *chaleur vitale*, les *esprits*, les *humeurs* et les *parties*; et les humeurs sont au nombre de quatre, le *sang*, la *bile*, le *phlegme* et l'*atrabile*; et les humeurs ont quatre qualités, le *doux*, l'*amer*, l'*âcre* et le *salé*. Il est probable que cette doctrine était beaucoup plus étendue, mais il n'en est resté que peu de choses, car Hippocrate qui l'a suivie ne paraît pas l'avoir adoptée entièrement. Quelques auteurs rapportent cette doctrine à Pythagore, auquel Empédocle l'aurait empruntée.

*Héraclite* ne devrait pas figurer dans une histoire de médecine, si ce n'est pour le mépris qu'il avait de cet art, et comme témoin du danger de ce mépris. Grondeur et misanthrope, tout adonné à la science physique, il écrivit des choses fort ténébreuses, dont on pense que Platon a profité. D'un orgueil sans limites, il raillait maussadement les médecins de ce qu'ils ne pouvaient le guérir d'une hydropisie, et de ce qu'ils ne pouvaient changer un temps humide en temps sec. Il ne doutait pas qu'il ne pût se guérir lui-même, et s'exposa tout nu au soleil ardent, puis s'enfonça dans un fumier, sans doute pour exciter la sueur ; il n'y gagna que la faiblesse qui l'empêcha de se relever ; et là, à l'écart de tout secours humain, les chiens le vinrent dévorer.

IV. Maitres et contemporains d'Hippocrate. — Nous arrivons par la suite des temps à l'époque où florissait le grand médecin qui ouvre pour ainsi dire le livre de la science médicale, et qui occupe à lui seul l'époque où il paraît. Il ne nous reste, avant de nous occuper de lui, qu'à mentionner quelques-uns de ses maîtres et de ses contemporains qu'il éclipsa de sa gloire.

*Démocrite* médecin-philosophe, était de Milet, et vécut à Abdère, ville de Thrace. Il s'adonnait à l'étude expérimentale de la physique aussi bien qu'à la méditation philosophique. Au rapport de Pétrone, il aurait tiré des sucs de toutes les plantes, et fait des expériences sur les pierres et les arbrisseaux. Sénèque dit qu'il avait trouvé le secret d'amollir l'ivoire, ainsi que celui de composer des émeraudes avec des cailloux mis au feu. Comme il était d'humeur très-gaie, et riait toujours des sottises humaines, les Abdéritains le crurent fou, et prièrent Hippocrate de le venir voir. Hippocrate le trouva disséquant des animaux, et cherchant, disait-il, si la bile en montant au cerveau n'était pas la cause de la folie ; il apprécia de suite la valeur du maître et rapporta de ses entretiens de riches connaissances. C'est de Démocrite qu'il tint sa doctrine de la nature de l'homme, s'il faut croire authentique la *lettre à Damagette* où il raconte son entrevue avec l'Abdéritain. Démocrite devint aveugle sur ses vieux jours, et on a même cru qu'il avait perdu la vue par la réflexion d'un miroir ardent. Il avait écrit plusieurs ouvrages, et on lui en a attribué un certain nombre : mais c'est bien douteux que ceux mêmes qui sont reconnus par Van der Linden, soient réellement de lui.

*Métiodore*, de Chio ou de Scio, fut, dit-on, le disciple de Démocrite et le maître d'Hippocrate et d'Anaxarque. On sait peu de choses de lui, si ce n'est qu'il pensait le monde éternel et infini.

*Epicharme*, pythagoricien, philosophe-médecin, qui passe pour avoir introduit la comédie à Syracuse, est du reste inconnu.

*Iccus* était de Tarente, *Herodicus*, de Thrace; leurs deux noms sont accolés, parce qu'ils s'occupèrent tous les deux de gymnastique, et que le premier inventa ce que le second réduisit en art complet, peu après l'autre. Iccus était pythagoricien, et en acceptant la diététique du maître, il lui adjoignait la gymnastique comme un accessoire très-important. On admet généralement qu'Hérodicus trouva les principes de l'art inventé par Iccus, mais on ne sait quels ils étaient. Pline qui en parle, dit seulement que, pour les comprendre, il fallait être très-savant dans la musique et la géographie, et que leur difficulté en fit déserter l'étude.

*Acron* d'Agrigente, précéda Hippocrate de très-peu. On lui attribue aussi d'avoir fait cesser la peste d'Athènes, au commencement de la guerre du Péloponèse, en 486 avant notre ère. Cependant Diogène Laërce et Pline le font antérieur à Empédocle. Pline dit qu'il fut le chef de la médecine empirique, et qu'Empédocle le loua; Diogène Laërce prétend qu'Empédocle s'opposa à sa demande d'un tombeau dans Agrigente. Il est bien difficile, faute de renseignements, de juger ces assertions. Suidas rapporte qu'il écrivit plusieurs ouvrages en langue dorique, un traité de médecine, et un traité des aliments.

*Euryphon* de Cnide, était contemporain d'Hippocrate, quoique plus âgé; et selon Soranus tous deux se seraient rencontrés chez Perdiccas II. D'après un passage de Platon le Comique, il usait du cautère au fer rouge, qui était du reste très-répandu dans toute l'antiquité, chez les Egyptiens, les Lybiens, les Scythes ; peut-être même en abusait-il, comme la critique le porterait à croire. Il est surtout connu comme chef de l'école de Cnide, rivale de l'école de Cos, et comme l'auteur des *Sentences cnidiennes,* aujourd'hui perdues, contre lesquelles Hippocrate s'est vivement élevé.

## § II. — HIPPOCRATE.

Dans la première période de cette histoire, nous n'avons guère eu que des essais de théorie, quelques traditions vagues, des tentatives d'observation et de raisonnement sur la médecine, quelques succès de pratique heureuse : mais nulle part nous n'avons trouvé de science médicale coordonnée présentant un faisceau de principes et de conseils. C'est avec Hippocrate seulement qu'apparaît dans le temps une première constitution de la science et de l'art de guérir ; c'est à lui qu'on rapporte le mérite et l'honneur de cette œuvre, dont il aurait posé les principes immuables. Aussi est-ce véritablement avec lui que commence l'histoire sérieuse.

Sans entrer dans de grands développements, nous devons nous efforcer de marquer nettement ce que fut l'œuvre hippocratique ; et pour cela faire, de nous y arrêter plus longuement qu'à propos de tout autre médecin. Beaucoup en parlent, mais bien peu en connaissance de cause. Les livres de la collection hippocratique ne sont guère lus, ils sont médités encore moins ; de sorte que c'est le cas de redire avec Bordeu : « Ces antiques monuments ont été admirés, mais peu de médecins ont essayé de pénétrer le plan et les véritables vues de l'auteur immortel de ces chefs-d'œuvre. Plusieurs s'en sont moqués ou les ont dédaignés. Le commerce des praticiens s'est contenté de rester dans une sorte de vénération muette et religieuse, au sujet d'Hippocrate. Il y en a aujourd'hui qui en parlent souvent sans avoir décidé en quoi consiste la médecine hippocratique, ni quel est son esprit ou son caractère essentiel. » (Bordeu, Préface des *Malad. chron.*) Et nous pouvons ajouter qu'outre l'ignorance ou l'indifférence de beaucoup, il y a aussi sur l'œuvre hippocratique bien des erreurs.

Nous séparerons en autant de paragraphes, pour plus de clarté, les questions suivantes : *Sa vie, son temps et ses livres, dogme et méthode, de la médecine, physiologie, pathologie, thérapeutique.*

I. Sa vie, son temps et ses livres. — Comme pour tous les grands hommes, la vie d'Hippocrate est enrichie de fables, et l'on en croit bien peu aujourd'hui de ce qu'on admettait autrefois. On peut sur ce point consulter les articles biographiques des éditions dernières, l'édition complète donnée par M. Littré, et celle des œuvres choisies donnée par M. Daremberg; on y trouvera la critique poussée aussi loin que possible. Nous en tiendrons compte en abrégeant; mais nous avouons que le merveilleux lui-même fait partie de l'histoire, surtout quand il est antique, parce qu'il représente encore l'idée qu'on se faisait de l'homme qui en était le héros.

Hippocrate, selon la plus ancienne biographie (celle faite d'après Soranus d'Ephèse), naquit à Cos, la première année de la LXXXe olympiade, 460 ans avant notre ère. Il était de la famille des Asclépiades, fils d'Héraclide de Cos, médecin distingué, et comptant dans ses ascendants Nébrus qui eut comme médecin une grande réputation. Par sa mère Phænarète, il descendait d'Hercule, au 20e degré. Si l'on en croit la biographie antique, il descendait d'Esculape au 19e degré, et voici quels étaient ses ascendants : Son père Héraclide de Cos était fils d'Hippocrate Ier, fils de Gnosidius de Cos, fils de Nébrus, fils de Sostrate III, fils de Théodore II, fils de Cléomythades II, fils de Crisamis II, fils de Sostrate II, fils de Théodore I, fils de Crisamis I, fils de Cléomythades I, fils de Dardanus, fils de Sostrate I, fils d'Hippoloque, fils de Podalyre, fils d'Esculape et d'Epione, fille d'Hercule.

Il fut élève de son père, de Prodicus le gymnasiarque, et peut-être de Gorgias de Léontium, rétheur et philosophe. Il paraît avoir beaucoup voyagé, comme ses livres en témoignent, et serait allé principalement à Thasos, à Abdère où il communiqua avec Démocrite, à Larisse, à Mélibée, à Cyzique, peut-être à Ephèse, où il aurait relevé les tables d'observations médicales, et peut-être encore à Cnide dont la réputation dut l'attirer. Il revint ensuite dans sa patrie où il exerça et enseigna jusqu'à un âge avancé ; on ne saurait dire la date exacte de sa mort, bien que la plus ancienne biographie le fasse vivre jusqu'à 85 ans : mais il est assez probable qu'il fit un dernier voyage en Grèce où il mourut, et fut enterré près de Larisse, car ce fait n'est guère contredit, et l'ancienne biographie dit qu'on y voyait encore son tombeau. Il laissa deux fils, Thessalus et Dracon, tous deux médecins, et une fille qui épousa Polybe, le plus remarquable de ses successeurs immédiats. Ce sont là les faits que l'on peut considérer comme acquis à l'histoire.

Pour le côté fabuleux, voici ce qu'on en rapporte. Il serait allé à la cour de Perdiccas II, roi de Macédoine, où il se serait rencontré avec Euryphon de Cnide, appelé pour soigner le roi d'une mélancolie amoureuse : mais un fait analogue attribué à Erasistrate, médecin postérieur, fait considérer celui-ci comme apocryphe. On a dit encore qu'il serait allé à Athènes où il aurait fait cesser la peste en conseillant d'allumer de grands feux dans les rues : mais Thucydide, l'historien de cette peste, n'en parle pas ; et cette peste étant arrivée en 428, Hippocrate qui n'avait que 32 ans, ne pouvait avoir acquis une réputation assez grande pour qu'on l'appelât de Cos. On ajoute que les Athéniens étant sur le point de faire une expédition contre son pays, il leur envoya son fils Thessalus qui obtint leur désistement en considération de son père. On raconte encore que la peste ayant envahi l'Asie, Artaxerxès envoya le demander, et qu'il refusa toutes richesses plutôt que de donner des soins aux ennemis de sa patrie. Enfin, on l'a accusé d'avoir incendié le temple de Cos, ou celui de Cnide, car les deux traditions existent : mais cela est en désaccord avec le grand honneur où il était de son temps, et avec les sentiments religieux qu'il professait.

Deux auteurs considérables, ses contemporains, en font mention en des termes qui montrent l'immense réputation qu'il s'était acquise de son vivant, et comme médecin, et comme esprit distingué. Platon en parle dans deux endroits. Le premier passage, dans le *Protagoras*, montre qu'Hippocrate tenait école et recevait de l'argent de ses élèves : « Dis-moi, ô Hippocrate, si tu voulais aller trouver ton homonyme Hippocrate de Cos, de la famille des Asclépiades, et lui donner une somme d'argent pour ton compte ; et si l'on te demandait à quel personnage tu portes de l'argent, en le portant à Hippocrate, que répondrais-tu ? — Que je le lui porte en sa qualité de médecin. — Dans quel but ? — Pour devenir médecin moi-même. » Dans le *Phèdre*, Platon cite Hippocrate de manière à donner la plus haute idée de sa doctrine et de son intelligence : — « *Socrate :* Pense-tu qu'on puisse comprendre jusqu'à un certain point la nature de l'âme, sans étudier la nature de l'ensemble des choses ? — *Phèdre :* Si l'on en croit Hippocrate, le fils des Asclépiades, on ne peut comprendre même la nature du corps sans cette méthode. — *Socrate :* C'est très-bien, mon ami, qu'Hippocrate s'exprime ainsi. Mais, outre Hippocrate, il faut interroger la raison, et examiner si elle s'accorde avec lui. — *Phèdre :* Sans doute. — *Socrate :* Voici donc ce qu'Hippocrate et la raison pourraient dire sur la nature. » Aristote en parle également de cette manière : « Je puis dire d'Hippocrate, non pas comme homme, mais comme médecin, qu'il est beaucoup plus grand qu'un autre homme d'une taille plus élevée que la sienne. » (*De la Politique*, IV, édit. de Barthélemy Saint-Hilaire.)

Il est donc vrai qu'Hippocrate fut un grand homme,

et considéré comme tel de son temps. Il est également certain par ses livres qu'il était fort instruit de la philosophie, d'une intelligence puissante, et d'un grand caractère; qu'il avait de son art la plus haute idée; et enfin qu'il était animé de sentiments religieux très-profonds. Si à cela l'on prend raison du temps où il a vécu on comprend comment il lui fut donné d'établir le grand œuvre de la constitution scientifique de la médecine.

C'est en effet une époque remarquable que celle où il apparaît. La civilisation grecque est à son apogée: les monuments les plus merveilleux des arts et des sciences se construisent; les grands capitaines, les grands artistes se sont donné comme rendez-vous à ce moment: Hérodote, Socrate, Phidias, Périclès, sont dans tout l'éclat de leur gloire: Thucidide paraît, Sophocle charme le théâtre pendant qu'Aristophane l'égaye, le divin Platon enseigne à l'Académie, et Aristote va paraître. C'est le temps des grandes choses, des grandes conceptions, des œuvres faites pour la postérité, et Hippocrate ne peut manquer à ce concert où la médecine doit être représentée. Fils d'Asclépiade et d'Hercule, il porte dans son sang le génie de ses aïeux, il tient d'hérédité le souffle divin qui donna l'art secourable, et, sortant du temple où il s'était nourri des observations médicales de plusieurs siècles, éclairé de la philosophie la plus haute qu'il ait été donné à l'homme de concevoir par la pure raison, il arrive sur la scène de son siècle avec toutes les puissances capables de l'œuvre à laquelle il est destiné.

Ses livres témoignent d'ailleurs de ce qu'il a été, de ce qu'il a fait. La critique s'est emparée, il est vrai, de tout ce qui nous est parvenu sous son nom: mais ne nous plaignons que de ses abus; si elle a un moment ébranlé la croyance à l'authenticité de plusieurs livres, elle n'a fait que raffermir l'opinion sur l'authenticité de plusieurs autres; et c'est ainsi que le *Traité de l'ancienne médecine*, l'un des plus importants pour la doctrine, a été avoué récemment, par M. Littré, comme étant d'Hippocrate lui-même. Il a été reconnu également que si plusieurs des traités de la collection ne sont pas de lui, ils sont de ses fils et de son gendre qui n'ont fait que refléter sa doctrine. Après cela, que quelques-uns de ces livres présentent des contradictions, qu'ils aient été interpolés par des sectaires d'Alexandrie, ou défigurés sur plusieurs points par des scribes ignorants ou distraits : il en reste encore assez pour se rendre compte de la constitution scientifique du maître, et pour puiser à leur lecture quelque chose de l'esprit médical dont il était animé. Et l'on peut répéter ce qu'on en a dit cent fois : *On ne peut être grand médecin sans les avoir lus.*

Plusieurs des traités de la collection hippocratique paraissent être indubitablement d'Hippocrate lui-même. D'autres ne sont que des notes ou des extraits; d'autres ont été écrits par ses successeurs plus ou moins immédiats, son gendre Polybe par exemple; d'autres sont indifférents. Le difficile est de décider parfaitement, et malgré le travail de M. Littré, il reste des doutes. C'est ainsi que ce médecin n'admet comme œuvres d'Hippocrate que les traités suivants : *de l'Ancienne médecine; le Pronostic; les Aphorismes; le 1er et le 3e livre des Epidémies, le Régime dans les maladies aiguës; des Airs, des eaux et des lieux; des Articulations; des Instruments de réduction; des Plaies de tête; le Serment*; *la Loi.* Mais, on peut parfaitement soutenir la haute valeur et même l'authenticité des suivants, malgré l'avis de notre helléniste moderne : *la Nature de l'homme; le Régime des gens en santé; les Prénotions de Cos, et le 1er livre des Prédictions; de la Maladie sacrée; des*

*Lieux dans l'homme ; de l'Art ; du Régime ; le 2e et le 5e livre des Epidémies ; des Maladies de jeunes filles ; de l'Aliment.* On trouvera dans le 1er volume de l'édition de M. Littré, et dans le volume édité par M. Daremberg, les discussions soulevées sur le degré d'authenticité des divers traités de la collection hippocratique. Nous n'y voulons point prendre parti, et même nous trouvons superflu de le faire. Il est pour nous certain que tous ceux que nous venons de citer dénotent un même fond d'enseignement, et il est constant que d'autres sur lesquels on peut discuter sont ou des notes remaniées, ou des rédactions faites peu après Hippocrate. Il nous suffit donc d'embrasser tous les livres certainement ou probablement authentiques pour trouver l'œuvre que nous désirons connaître.

De toutes les traductions, celle de M. Littré est la plus complète, mais elle est parfois plus littérale que médicale. Les traductions latines de René Chartier, de Foës, et celle revue par Haller, insérée par lui dans les *Artis medicæ principes*, étaient les plus consultés avant celle de M. Littré. La traduction française de Gardeil, qui a eu beaucoup de succès, est faite d'après le latin de Foës ; on lui reproche de ne point suffisamment serrer le texte ; mais elle rend très-bien le sens médical ; je m'en sers le plus souvent.

II. Dogmatisme et méthode. — Quand on parle du dogmatisme d'un maître quelconque, tout le monde comprend qu'il s'agit de son enseignement, du mot grec δόγμα, enseignement ; et ainsi le dogmatisme d'Hippocrate, c'est son enseignement. Mais quand on dit qu'Hippocrate fut le fondateur de l'*Ecole dogmatique*, on parle évidemment d'autre chose, car toute école est nécessairement enseignante, et l'on ne voit guère, de prime abord, pourquoi celle d'Hippocrate est plus dogmatique que toute autre, et pourquoi on lui a spécialement donné cette qualification ? C'est là une question capitale dont l'histoire se doit rendre compte.

Or, il faut entendre par là qu'Hippocrate donna le premier une science constituée et coordonnée, dont toutes les parties reposaient sur des principes solides tirés de la tradition, de l'observation et de la raison ; et qu'il a tiré de la nature des choses les principes immuables sur lesquels repose tout enseignement possible de la médecine. Comprenons cette interprétation.

Celse dit qu'*Hippocrate avait séparé la médecine de la philosophie :* ce qui ne veut pas dire qu'il ait placé la médecine en dehors de toute philosophie, car lui-même dit que *le médecin philosophe est un demi-dieu :* mais ce qui indique qu'il fit de la médecine une science distincte de la philosophie en empruntant à celle-ci ce qui pouvait servir à la constitution de son art, et en rejetant dans le domaine philosophique pur ce qui lui est étranger. Du reste, Hippocrate dit lui-même *qu'il fallait faire entrer la philosophie dans la médecine*. De même *il fit sortir la médecine des temples*, comme on l'a dit ; et c'est ce qu'il faut entendre figurativement de cette accusation portée contre lui par un certain *Andreas*, d'avoir détruit le temple de Cos. Il était trop religieux pour avoir détruit réellement le temple, comme il était trop philosophe pour avoir rejeté entièrement la philosophie : mais il fit sortir la médecine de l'un et de l'autre, en empruntant les observations et les traditions du temple pour les vérifier au contact de la philosophie, comme il emprunta les traditions et les principes de la philosophie pour les éclairer au contact des observations que renfermait le temple. C'est dans cette union, que son vigoureux génie sut accomplir, qu'il constitua la médecine, lui donnant les trois choses par lesquelles seules on peut la savoir, comme dit Galien : les principes, la méthode et les faits.

Qu'il n'ait pas tout connu, et qu'il se soit trompé sur beaucoup de points : cela est incontestable, et le résultat fatal de toute faiblesse humaine : mais il n'en a pas moins posé les principes immuables sur lesquels toute la médecine est assise. C'est le sentiment que professa toute l'antiquité. Quand la science fut vigoureusement transformée au XVIe siècle, le même sentiment persista ; et jusqu'à nos jours rien n'a pu l'altérer. Les réformateurs du XVIe siècle étaient acharnés contre l'antiquité, et n'eurent pas assez d'injures et de mépris pour Galien : ils entourèrent Hippocrate de respect. Van Helmont, l'un des plus fougueux, des plus radicaux, mais aussi des plus honnêtes réformateurs de ce temps, déclare que le médecin de Cos *avait interrogé la nature*, et il le nomme *Hippocratis rarissimi doni vir et adeptorum particeps* (*Promissa auctoris*, § 2). Ailleurs il le place à côté de Platon (*Physic. Aristotel.*, § 21). Au XVIIe siècle, voici ce qu'écrivait Baglivi : « Ce n'est point le langage de l'homme, c'est le langage de la nature elle-même que parle Hippocrate. L'antiquité médicale n'a rien produit qu'on puisse comparer avec cet illustre fondateur de la science ; et l'avenir ne produira rien de semblable, jusqu'à ce que les médecins revenus de leurs longues erreurs, et sortis de leur profond sommeil, aient pu saisir enfin toute la distance qui sépare cette mâle et historique médecine de la Grèce, des romanesques spéculations modernes. » (*Médec. prat.*, aph. 3.) Ecoutons encore un auteur du XVIIIe siècle, Huxham, dont le génie observateur et pratique est hors de contestation : « Je n'oserais pas dire qu'on ne peut être bon médecin sans consulter le grand oracle de Cos, et sans étudier les anciens : mais je crois pouvoir avancer que ceux qui le méditent ont de très-grands avantages ; et je n'imagine pas qu'il y ait jamais eu beaucoup de médecins qui aient fait quelque figure dans leur profession sans les avoir étudiés. En effet, on a regardé Hippocrate comme le père de la médecine ; le plan qu'il nous a laissé comme la base et le véritable fondement de l'art; et il a joui de la plus grande vénération de la part de ceux qui lui ont succédé. La raison en est que personne n'a étudié la nature avec plus de soin et d'assiduité; ne l'a copiée et ne l'a suivie avec plus d'exactitude ; aussi ses observations ont-elles été trouvées vraies dans tous les siècles. ...... Nous sommes forcés d'avouer que la pratique la plus sage, la plus régulière et la plus heureuse a toujours été conforme à la doctrine d'Hippocrate. » (Préface du *Traité des fièvres*.)

On peut donc dire qu'il a connu et posé la vraie méthode et les vrais principes de la médecine, et par cela même qu'il a établi les bases immuables de la pratique et de l'enseignement ; en un mot qu'il est le fondateur de la *médecine dogmatique*, non de celle qui vient d'une simple opinion ou de théories aventurées, de faits incomplets ou de raisonnements vicieux De là cette assertion historique de Pline : *Primus Hippocrates medendi clarissima præcepta condidit.*

Il a pris soin du reste de nous instruire lui-même de sa méthode qu'il résume en ces quelques mots : « La médecine, qui subsiste depuis longtemps, a découvert des principes sûrs, et une route constante par laquelle on est parvenu, depuis plusieurs siècles, à une infinité de choses dont l'expérience a confirmé la vérité, sans le secours des hypothèses. Ce n'est pas qu'il ne manque encore beaucoup à la médecine pour sa perfection, mais le moyen de trouver ce qui lui manque, c'est que des gens habiles fassent les recherches, tâchent d'arriver à ce qui est inconnu par ce qui est connu, dont il faut nécessairement partir. Tout homme qui rejette les règles approuvées, et qui prenant un chemin nouveau se vante d'avoir découvert quelque chose dans l'art, se trompe lui-même et trompe les autres. » (*De l'ancienne Médecine*, § 2.) Ailleurs, il insiste sur l'observation et le raisonnement : « L'observation exacte des événements, sans négliger les circonstances, est ce qui mène le mieux à la pratique ferme et sûre de la médecine... Je dis que le raisonnement est louable, mais que toutefois il doit être fondé sur des phénomènes, et même s'en étayer dans toute son étendue..... Toutes les fois que les raisonnements n'ont pas un enchaînement évident de faits certains, mais seulement une suite de quelques suppositions vraisemblables, il a pu tomber dans des jugements d'une fâcheuse conséquence, comme quelqu'un qui entreprendrait de voyager seul dans un pays sans chemins. » (*Des Préceptes*).

Sa méthode se résume donc dans l'accord de trois moyens : la *tradition*, l'*observation* et le *raisonnement*. Il n'en repousse aucun, et ne veut faire ni comme les traditionnalistes qui n'acceptent rien de nouveau, ni comme les observateurs qui ne veulent écouter que leur expérience, ni comme les rationalistes qui ne veulent que de leur théorie. Il est dogmatiste entier, complet, résumant tous les principes : non comme les éclectiques qui choisissent les principes qui leur conviennent, mais en acceptant tous les principes que la tradition a confirmés, et qui se soutiennent l'un l'autre.

1° Il veut le progrès, mais à la condition de ne pas s'écarter des principes conçus et assurés depuis longtemps ; et il déclare hardiment, carrément que toute nouveauté qui ne se rattache pas à la tradition est une erreur, et doit au moins être mise en suspicion jusqu'à preuve de sa filiation. Il veut féconder le passé par le présent, mais il ne veut pas repousser ce qui est acquis et assuré depuis longtemps, aux dépens d'une nouveauté étrange qui n'a pas d'aïeux, étant bien convaincu que toute nouveauté vraie doit être d'accord avec les principes. C'est ce que Baglivi a si bien entendu quand il s'écriait : « Au lieu de chercher sans cesse à séparer les anciens et les modernes, essayons plutôt, s'il est possible, de réunir les uns et les autres dans une alliance éternelle. Quelle folie plus grande, en effet, que de vouloir toujours les mettre en désaccord pour les mots, quand ils sont d'accord pour les choses (*Méd. prat.*)? » F. Bérard, de Montpellier, a aussi très-bien dit : « Un système de médecine dans lequel on se proposerait d'approcher du degré de perfectionnement que comporte l'état actuel, devrait nécessairement réunir les travaux de tous les temps, s'enrichir de toutes les découvertes successives, donner une place convenable à ce que chacun d'eux a de vrai et d'utile, se constituer, en un mot, le représentant fidèle de l'expérience de tous les siècles. Il devrait surtout s'attacher à Hippocrate et à son école, hors de laquelle, j'ose le dire, il n'y a point de vérité en médecine, et qui est en quelque sorte la véritable église, puisque l'histoire atteste que tous ceux qui ont fait schisme avec elle se sont bientôt égarés et perdus. » (*Doctr. méd. de Montpell.*, p. 194.)

2° Hippocrate pose l'observation comme le fondement de toute connaissance, parce que des principes sans des faits qui les appuient ne sont que du roman : mais il y veut joindre les principes reçus et le raisonnement, ce que réprouvent les empiriques de tous les temps, ce que rejettent les modernes baconniens.

3° Il veut aussi du raisonnement, il ne réprouve pas les théories, mais il tient à s'appuyer sur les faits; ce qui faisait dire à Huxham : « Je suis bien éloigné de blâmer une théorie raisonnable en médecine ; je pense au contraire qu'elle doit être la base de la science pratique ; mais il faut pour cela qu'elle soit, comme le conseille Hippocrate, κατὰ φύσιν θεωρέων, fondées sur la nature. » (*Traité des fièvres*, Préface).

On ne saurait trop méditer cette méthode dogmatique, surtout de notre temps où triomphent les observations sans intelligence, et les théories sans solidité. La connaissance des méthodes est d'une importance capitale, et l'on me permettra de citer encore quelques bonnes paroles de Frédéric Bérard : « La science des méthodes, dit-il, est la première de toutes les sciences. Elle détermine ce qui est la vérité par rapport à nous, et nous donne les moyens de l'atteindre ; elle renferme donc la législation souveraine des autres sciences. Elle est à l'entendement ce qu'est la morale aux affections du cœur, l'hygiène à la santé, un maître quelconque à l'art qu'il enseigne : c'est la méthode qui a fait à proprement parler la science, puisqu'elle seule préside à la formation des dogmes qui la constituent, et quel est le principe de la liaison des idées qui la caractérisent. Sans elle en effet celles-ci se perdraient dans des détails confus et incohérents, et se borneraient à des individualités isolées ; l'esprit n'aurait à sa disposition que des sensations actuelles : c'est la méthode seule qui unit les sensations de cet ordre aux sensations passées, et impose des lois à l'avenir..... Ainsi, une école qui travaillerait au perfectionnement de la médecine, ne saurait trop insister sur l'étude des méthodes. » (*Doctr. méd. de Montpell.*, p. 11 et 13.) C'est à une puissante possession de la méthode qu'Hippocrate dut d'accomplir son œuvre.

La base capitale du dogmatisme est donc la méthode. Mais il y a aussi les principes médicaux qu'on a tenté de préciser.

Bordeu qui a le mieux résumé ce qu'on a dit du dogmatisme, en tant que système médical, s'exprime ainsi : « On voit bien, dit-il, en quoi consiste leur système de médecine : il se réduit à la connaissance des fonctions naturelles, d'où découle celle de leurs dérangements ou des maladies, de même que la manière de les traiter ; les remèdes doivent être déterminés par le raisonnement et d'après les connaissances qui résultent de celles à l'état de santé, de même que sur ce qu'on peut connaître de l'action ou de l'effet de ces remèdes dans le corps. » (*Œuvres*, t. II, p. 574.) J'ai en vain cherché dans les auteurs quelque chose de plus clair pour caractériser la science médicale du dogmatisme ; et, bien qu'il y ait ici quelque lacune, c'est le résumé le plus net qu'on en puisse donner. Seuls, les dogmatistes ont pu enchaîner leur pathologie à leur physiologie, et leur thérapeutique à l'une et à l'autre, parce que seuls ils ont su constituer la médecine dans l'unité de son but et de son existence. Tous les autres systèmes ont brillé soit par la physiologie, soit par la pathologie, soit par la thérapeutique, soit par une vérité d'un ordre plus secondaire : aucun n'a pu aussi bien que le dogmatisme enchaîner dans l'unité les trois branches de la science médicale. C'est ce qu'il faut examiner dans le détail des principes généraux.

III. De la médecine. — Isoler une science ou un art, c'est les distinguer par le but qu'ils poursuivent : ils peuvent employer des moyens communs à d'autres sciences ou arts, mais ils les emploient différemment ; et par ce but auquel ils tendent, tout ce qui est en eux les distingue. Hippocrate a parfaitement distingué et isolé la médecine de toute autre science ou art, en marquant nettement son but. De cette manière il a réuni un faisceau de connaissances et de conseils pratiques convergeant tous vers un même point, et c'est ce faisceau de connaissances et de conseils, liés parfaitement par les principes qui les attachent à leur but, c'est ce faisceau de connaissances et de conseils qui constitue la médecine. Pour lui *la médecine est l'art de guérir*, rien de plus, rien de moins : *Ac primum quidem, prout sentio, medicinam definitam esse, quem prorsus ab ægros morbos propellit, morborumque vehementiam obtundit, neque a morbos victis manum curatricem admovet, quam hæc medicinam non posse constet.* » (*De Arte.*). Ou comme traduit M. Daremberg : « Ce que j'entends par la médecine : c'est délivrer complétement les malades de leurs souffrances, mitiger les maladies très-intenses, et ne rien entreprendre pour ceux que l'excès du mal a vaincus. » Il l'a définie ailleurs : « la science de ce qui dans le corps demande la réplétion et l'évacuation, » définition que Platon a copiée. Toujours, il envisage le but qu'il poursuit, et dont en effet tout découle.

Son livre *De l'Art* est écrit en vue d'affirmer l'existence de la médecine et de la venger de ses détracteurs, de ceux qui, comme il le dit, « se font un art de vilipender les arts, » comme il y en a dans tous les temps. « On ne peut, dit-il, assurer qu'il n'y a point d'art d'une chose qui n'existe ; car il est absurde qu'une chose soit de quelque manière sans exister. » Si la médecine est imparfaite, elle existe donc dans l'imperfection, elle existe encore ; et c'est absurde de la nier parce qu'elle n'est pas parfaite. Que des gens guérissent par le hasard ou en ne faisant rien, ils n'en ont pas moins été guéris par la médecine naturelle que le médecin s'efforce d'imiter ; car la médecine c'est ce qu'il faut faire et ne pas faire quand on est malade ; et du moment qu'on guérit soit en faisant quelque chose, soit en ne faisant rien, on a par cela même suivi une médecine naturelle, quelle fût instinctive ou conseillée. Le médecin profite donc pour diriger le malade vers sa guérison, de tout ce que celui-ci peut faire et ne pas faire, et de tous les moyens d'action naturelle. « Si donc il n'est rien d'inutile entre les mains des médecins habiles, et dans la médecine elle-même, si dans la plupart des plantes et des préparations artificielles on rencontre des espèces de remèdes et des moyens de traitement, il n'est plus possible aux malades guéris sans médecins, de croire raisonnablement leur guérison spontanée, car alléguer la spontanéité, c'est ne rien dire; en effet, *dans tout ce qui arrive on trouvera qu'il y a un pourquoi cela arrive, et c'est dans son pourquoi qu'existe la chose elle-même.* Ce qu'on appelle spontané n'a aucune réalité substantielle, mais seulement un nom. *La médecine, au contraire, consiste réellement dans le pourquoi, et dans la prévoyance de ses effets* (*De l'Art*). En un mot, la médecine n'est que l'art de développer des causes connues pour produire des effets connus dans tel cas donné : c'est l'interprétation artistique d'une médecine naturelle. On ne saurait trop méditer ce petit traité *de l'Art*, où Hippocrate venge la médecine de ses détracteurs, même de ses propres intrigants, et en assure l'existence d'une manière certaine. Plus qu'en tout autre temps, peut-être, il importe de se rappeler les fondements assurés de la médecine. N'entend-on pas répéter presque chaque jour dans un rire moqueur, stupide, que la médecine est imparfaite? Mais malheureux! que ferions-nous d'une médecine parfaite avec laquelle on n'aurait à craindre aucune conséquence immédiate de débordements; à quelles infamies l'homme retenu par la crainte aujourd'hui, alors son frein, ne descendrait-il pas? D'ailleurs un tel rêve est ridicule : une médecine parfaite comme toute science parfaite, suppose un être parfait pour la contenir : où se trouvera ce phénix?

L'art existe donc réellement et par lui-même, fondé sur l'existence même de la médecine naturelle, avec un caractère de certitude et d'incertitude tout à la fois. Il guérit parce qu'il existe : il ne guérit pas toujours parce qu'il n'est pas parfait.

Du reste, il ne guérit pas lui-même : il ne fait qu'employer les moyens qui peuvent guérir; et de là son caractère religieux. « A tous égards, la médecine doit participer à la sagesse, mais elle y tient particulièrement en ce qui concerne la connaissance de Dieu, vers lequel elle est ramenée sans cesse. En voyant les divers accidents de la vie, les médecins sont continuellement obligés de reconnaître sa toute-puissance. Ils ne sauraient attribuer à leur art un vain pouvoir, se voyant souvent déçus de ce qu'ils entreprennent. Et lorsque la médecine réussit, c'est à Dieu qu'elle en est redevable. Voilà comment la médecine conduit à la sagesse. Ceux mêmes qui ne croient pas à la Providence sont obligés de la reconnaître, en examinant ce qui se passe dans un corps, ce qu'elle y opère dans les changements des formes, et pareillement dans les guérisons qui suivent les opérations de la main, ou qui succèdent à l'usage tant des remèdes que d'un bon régime. C'est ce dont il est important d'être convaincu. » (*De Decentia*, 4.) Est-ce à dire que la médecine soit une dépendance immédiate de la religion, qu'elle doive ne consister qu'en des purifications religieuses, et n'être que l'exercice des prêtres? Point du tout. La médecine est un art naturel, agissant par des moyens naturels et dépendant du médecin seulement, qui a bien lui un caractère particulier, mais qui n'est pas le prêtre. Hippocrate a tiré la médecine du temple tout en lui conversant son caractère; et il semble en cela l'écho des traditions qui sur le même sujet retentissaient en Judée. Pour les Juifs, Dieu est bien le maître des sciences (*quia Deus scientiarum Dominus est, et ipsi præparentur cogitationes*. Reg., liv. I, cap. II, v. 3), c'est bien lui qui enseigne la science (*qui docet hominem scientiam*. Ps. XCIII.— *Ego Dominus Deus tuus docens*. Is., XLIV, 17); et c'est lui-même qui crée le médecin et la médecine, et qui exige des sacrifices purificatoires. Mais il a créé la médecine et le médecin en dehors du temple, et après le sacrifice il faut que le malade se soumette à l'art naturel: « Rendez au médecin ce qui lui est dû à cause de la nécessité, car c'est le Très-Haut qui l'a créé. C'est Dieu qui guérit par lui, et il recevra des présents du roi. La science du médécin l'élèvera en honneur, et il sera admiré devant les grands. C'est le Très-Haut qui produit le médicament de la terre, et l'homme sage n'en aura pas d'éloignement. Dieu a fait connaître aux hommes les vertus des plantes: le Très-Haut leur a donné la science afin qu'ils l'honorassent dans ses merveilles. Il s'en sert pour apaiser leurs douleurs et les guérir. Mon fils ne vous négligez pas dans votre infirmité: mais priez Dieu et il vous guérira. Offrez à Dieu, puis donnez à l'art du médecin ; car c'est Dieu qui l'a créé. Et qu'il ne vous quitte pas, parce que son ministère vous sera utile. Il viendra un temps où le travail de leurs mains aura un heureux succès, car ils prieront de leur côté le Seigneur de bénir ce qu'ils font. » (*Ecclesiast.*, cap. 38.)

Mais la médecine n'est pas seulement à la porte du temple, elle est aussi à côté de toutes les autres sciences naturelles. C'est elle-même une science naturelle, ayant son existence propre ; elle se servira des autres, et même leur sera utile, mais à la condition de conserver son indépendance. Art dans sa pratique, science dans son enseignement, et l'on peut dire art dogmatique par excellence, la médecine touche à la philosophie, à la physique, à la chimie, à la botanique, etc., mais elle en est indépendante absolument. Hippocrate tient beaucoup à la philosophie comme à toutes les autres sciences naturelles dont il était fort instruit, comme il le paraît dans ses œuvres ; et il exprime toute sa pensée par ce mot : *Medicus philosophus*, *homo fere divinus* (*de Decentia*). Mais si le médecin doit être philosophe (1), physicien, chimiste, botaniste, etc., il ne s'ensuit pas que le philosophe, ou le physicien, ou le botaniste soient médecins ! la différence est extrême. C'est pour la médecine en vue de l'art de guérir, et avec l'esprit médical, que le médecin doit étudier la philosophie, la physique, la chimie et les autres sciences accessoires ; tandis que si le philosophe, le physicien ou le chimiste envahissent la médecine, ils lui apportent un esprit étranger, des doctrines étrangères, qui la déroutent et la font dévier du droit chemin. Hippocrate était comme Jupiter *au lointain regard*, et il semblait voir dans l'avenir tout le mal que feraient à la médecine, les philosophes, les physiciens, les chimistes qui voudraient y apporter leurs dieux étrangers, c'est-à-dire leurs théories.

La médecine ne doit relever que d'elle-même, et doit s'appliquer tout entière et constamment à réunir dans une seule visée, les trois sujets de son attention : *le malade*, *la maladie et le remède*, dont elle fait trois sciences : *la physiologie*, *la pathologie et la thérapeutique*.

IV. Physiologie. — Hippocrate nomme ce que nous appelons aujourd'hui Physiologie, *la connaissance de la*

(1) Il faut se souvenir que, pour les Grecs, la philosophie comprenait la théologie naturelle ; ce qui doit être aussi pour nous, et ce qui a été conservé en principe dans tous les Traités de philosophie, dont une partie est intitulée : *Théodicée*.

*nature de l'homme*, et c'est suivant lui, comme ce fut toujours accepté, le fondement de la médecine. « La nature du corps (de l'homme,) dit-il, est le principe « ou le fondement sur lequel doit être appuyé tout raisonnement en fait de médecine. » (*De locis in homine.*) En effet, la médecine est l'art de guérir : mais de guérir quoi? l'homme de ses maladies. Il faut donc connaître le remède qui agit sur l'homme malade; et pour connaître cette action, il faut connaître le sujet, c'est-à-dire l'homme malade; et pour connaître l'homme malade, il faut connaître deux choses: l'homme et la maladie. L'*homme*, la *maladie*, le *remède*, sont les trois termes à connaître; et l'homme sujet de la maladie, sujet de l'action du remède est inévitablement le premier à étudier. Le dogme est ici irréfutable, inébranlable, immutable; et toute médecine doit s'y rapporter.

L'homme est en petit ce qu'est le monde en grand; et comme les philosophes trouvent quatre éléments principaux générateurs de toutes choses, le *feu*, l'*air*, la *terre*, *l'eau:* il y a de même quatre éléments dans l'homme, *la nature*, *les esprits ou forces*, *les parties et les humeurs*. La *Nature*, *sorte de chaleur immortelle*, est *l'élément igné*, moteur premier, ενορμον, dont vient toute activité, qui entend tout, qui voit tout, qui connaît tout, qui suffit à tout (*de Carnibus*); « qui suffit aux animaux pour toutes « choses, ou leur tient lieu de tout, et fait d'elle-même « tout ce qui leur est nécessaire, sans avoir besoin qu'on « le lui enseigne, et sans l'avoir appris de personne. » (*De Alimento.*) C'est par des *facultés* que cette puissance meut les parties, les humeurs et les esprits ou forces : « Elle a une faculté, et elle en a plus d'une; c'est par la « faculté que tout est administré dans le corps des ani- « maux; ce sont elles qui font passer le sang et les es- « prits et la chaleur dans toutes les parties, qui reçoivent

« par ce moyen la vie et le sentiment ; c'est la faculté « qui nourrit, qui conserve et qui fait croître toutes « choses. » Il est incertain si Hippocrate n'a pas admis deux choses particulières sous les noms de Nature, ενωρμον, chaleur innée : on pouvait croire qu'il admettait un *élément* igné, mais que son ενωρμον était un principe actif plus spirituel, comme l'avait enseigné Anaxagore. Je serais assez de ce sentiment : il m'a paru qu'il croyait à un principe spirituel, vrai principe actif, selon l'enseignement d'Anaxagore; et que de plus il admettait quatre éléments au nombre desquels était la chaleur, selon l'enseignement d'Empédocle. C'est du reste là un point inutile à débattre ici ; il est bien certain qu'il admettait un principe d'activité non matériel et immortel, particulier à l'homme, cela suffit.

Les esprits, c'est le *souffle* que l'homme aspire par la respiration, qui passe dans le cœur, et de là dans tout le corps, pendant qu'il y a le ψυχη du cerveau qui produit la pensée. Cette idée est du reste très-vague dans Hippocrate : nous la retrouverons mieux développée dans des auteurs postérieurs.

Les *parties* ou élément terreux, sont le *contenant* de l'homme; suivant qu'elles sont plus ou moins humides, elles forment les viscères, les muscles, les tendons, les os.

Les *humeurs* sur lesquelles Hippocrate insistait beaucoup, sont au nombre de quatre : le *sang*, la *bile*, le *phlegme* et *l'atrabile*.

Comme les philosophes, il considérait quatre qualités premières : *le chaud*, *le froid*, *le sec et l'humide ;* elles en produisent quatre autres, *le doux*, *l'amer*, *l'âcre et le salé*. C'est du bon état de ces qualités que dépend la santé.

Du reste, *tout consent*, *tout conspire*, *et tout concourt en-*

*semble dans le corps*, de sorte que l'homme est une unité dans laquelle rien n'agit séparément. Chacune de ses actions est faite pour l'ensemble, et c'est l'ensemble qui retentit dans chacune. C'est la doctrine de Zamolxis, cité plus haut.

Nous passons par dessus les détails de son anatomie qui ne sont utiles que pour comprendre les détails de sa médecine, et qu'il importe peu de rappeler. Il suffit de dire qu'il ne faisait pas de dissection, et que les connaissances anatomiques étaient alors fort imparfaites. On connaissait les principaux organes, les viscères surtout ; la circulation du sang était méconnue. On supposait que de l'air circule dans les artères, et dans les veines le sang, mais on n'avait pas même une connaissance exacte des principaux vaisseaux.

En somme, cinq principes étaient affirmés dans cette constitution physiologique : l'unité de l'homme dans lequel tout conspire ; un principe animateur, d'où tout découle et qui fait l'unité ; des éléments matériels constitutifs du corps ; celui-ci composé d'organes ayant des fonctions distinctes ; des humeurs lubréfiant les parties solides. Le reste était de théories variables comme les progrès de la science, et des temps.

V. PATHOLOGIE. — Trois choses sont à considérer dans la pathologie d'Hippocrate, parce qu'elles font sa gloire et qu'elle établissent les principes : son étiologie, sa nosographie, et sa sémeiotique. Il n'a pas isolé ces trois branches scientifiques secondaires, mais on peut assurer qu'il en a fixé les principes.

1° *Etiologie*. — Il déclare nettement que la maladie est un désordre de l'économie une αμετρια comme disait l'école Pythagorienne ; et par cela même les causes qui agissent sur lui ne font que produire ce désordre, et il faut qu'il ait en lui l'aptitude à ce désordre. Cela n'est peut-être pas aussi clairement assuré dans les termes, mais c'est bien le sens de sa doctrine.

Dans les le Traité de *Natura hominis*, il commence par rappeler ce qu'on a dit de l'homme, *qu'il n'est qu'une seule chose*, et *que cet être unique change de forme et de puissance suivant le froid ou le chaud:* « mais, ajoute-t-il, « *je ne crois pas qu'il en soit ainsi, je dis, quant à moi, que* « *si l'homme était une seule chose, il ne ressentirait jamais de* « *la douleur*. Voici le texte latin: at e medicis nonnulli « hominem sanguinem esse solum dicunt; ex ipsis, « bilem hominem esse asserunt; quidem denique pi- « tuitam. Atque hi omnes epilogum eumdem faciunt. « Unum enim esse affirmant, quodcumque eorum « quisque appellare voluerit; atque id unum existens, « transmutare formam et facultatem, quum a calido et « frigido cogitur; fierique et dulce et amarum; et al- « bum, et nigrum, et cujuscumque generis quid aliud. « Mihi vero neque hæ sic se habere videntur. Plurim « igitur talia quædam et amplius his proxima pronun- « ciant. Ego autem dico, si unum esset homo preuti- « quam doleret. Neque enim esset, quam unum existat, « a quo doleret. » (Texte de R. Chartier; 3, 4, 5.) Ou selon la traduction de M. Littré: « Quant aux médecins, « suivant les uns, l'homme n'est que sang, suivant les « autres que bile, suivant d'autres que pituite; et aussi « tiennent-ils tous le même raisonnement. Ils prétendent « en effet qu'il y a une substance unique (choisie et dé- « nommée arbitrairement par chacun d'eux), et que « cette substance unique change d'apparence et de pro- « priété sous l'influence du froid et du chaud, devenant « de la sorte, douce, amère, blanche, noire, et le reste, « à mon avis, cela non plus n'est point ainsi. En oppo- « sition à ces opinions et à d'autres très-voisines que la

« plupart soutiennent, moi je dis que, si l'homme était « un, jamais il ne souffrirait. » (*Œuvres d'Hippocrate*, t. VI, p. 35.) La maladie est donc bien un désordre, car, s'il n'y avait qu'une seule chose, il ne pourrait y avoir défaut d'ordre réciproque. Nous verrons plus tard comment d'autres médecins ont tiré de là une judicieuse distinction de la maladie et l'empoisonnement.

Cette *ametria*, cette disproportion dans les éléments de l'économie, est bien l'effet d'une cause qui la détermine, mais elle ne peut exister qu'à la condition d'une aptitude. Pour que l'homme puisse devenir malade, il faut qu'il y soit disposé, et en effet, Hippocrate a retenu de ses relations avec Démocrite que l'homme est disposé à la maladie en naissant, que dès sa naissance il est déjà tout maladie : *Totus homo ab ipso ortu morbus est.* Ce texte ne se trouve, il est vrai, que dans une lettre à Damagète, dont l'authenticité est contestée : mais cette lettre fort ancienne, si elle n'est d'Hippocrate, retrace en réalité fidèlement sa doctrine et ne fait que formuler ce qu'on voit sous-entendu dans vingt endroits des écrits authentiques.

Voici entre autres deux passages qui ne laissent aucun doute que la maladie n'est qu'une mauvaise disposition des éléments, dont les causes ne sont que l'occasion, et pour laquelle il faut une prédisposition : « Nam « multa sunt in corpore existentia quæcumque ab in« vicem præternaturam et calefaciunt et refrigerantur, « et ensiccantur, et humectantur, morbos pariunt : quæ « multæ sunt morborum species, et multiplex quoque « eorum curatio existit. » (*De Nat. hom.* text. VI.) Et ailleurs : « Quam vero egregie et convenienti ratiocinatione « investigantes ad hominis naturam, hæ apta primi « inventores invenerunt, judicâruntque artem dignam « quæ deo ascribitur, ut et ducitur. Non enim siccum,

« neque humidum, neque calidum, neque frigidum, « neque horum quicquam hominem lædere existimâ- « runt, neque horum aliquo indigere. Sed quod in uno- « que robustum est, et natura eaque humana potentius, « quodque superari ipsa nequit, id lædere censuerunt « et conati sunt. Robustissimum autem est in dulci qui- « dem dulcissimum, in amaro amarissimum, in acido « acidissimum, et quod in unaque rerum omnium sum- « mum est. Hæc enim et homini inesse et hominem « lædere videbant. Inest enim homini et amarum et « salsum, et dulce, et acidum et acerbum, et insipidum, « aliaque innumera omnis genus facultates habentia, « tum copiam, tum robur. Et hæc quidem mixta inter « se et temperata neque conspicua sunt, neque homi- « nem lædunt : at ubi quidpiam horum secretorum « fuerit et per se solum extiterit, tum conspicuum est, « et hominem molestia afficit. (*De Prisc. medic.*, *VII.*) » Ou comme traduit M. Lettré : « Les premiers inventeurs « qui usèrent dans leurs recherches, d'une bonne mé- « thode et d'un juste raisonnement, ayant su approprier « ces différences à la nature humaine, pensèrent qu'un « tel art mériterait d'être attribué à un dieu ; opinion « qui est consacrée. Estimant que ce n'est ni du sec, ni « de l'humide, ni du chaud, ni du froid, ni d'aucune « autre de ces choses que l'homme souffre ou a besoin, « mais que c'est de ce qu'il y a de plus fort dans chaque « qualité, et de ce qu'est plus puissant que la constitu- « tion humaine, ils regardèrent comme nuisible ce dont « cette même constitution ne pouvait triompher, et ils « essayèrent de l'enlever. Or, ce qu'il faut entendre par « le plus fort, c'est parmi les qualités douces la plus « douce ; parmi les amères la plus amère ; parmi les « acides la plus acide ; en un mot le summum de cha- « cune. Car ils vivent et qu'elles existent dans l'homme

« et qu'elles nuisent à l'homme. Dans le corps en effet, « se trouvent l'amer, le salé, le doux, l'acide, l'acerbe, « l'insipide et mille autres dont les propriétés varient à « l'infini par la quantité et par la force. Ces choses mê- « lées ensemble et tempérées l'une par l'autre, ne sont « pas manifestes et ne causent pas de souffrances ; mais « si l'une d'elles se sépare et s'isole du reste, alors elle « devient visible et cause de la douleur.» (*Œuvre d'Hippocrate*, t. I, p. 602.) C'est bien là une explication, que la maladie est une mauvaise disposition de ce qui existe dans l'homme et que ce qui existe dans l'homme est une prédisposition à la maladie. Or, expliquer un fait, c'est bien par cela même l'admettre : l'explication peut être mauvaise, mais cela ne détruit pas le principe admis. La manière dont la théorie est présentée laisse sans doute beaucoup à désirer, mais elle constate ce fait capital que la maladie a pour effet une altération de la disposition du corps, qu'elle n'est pas une matière morbide qui le pénètre, et qu'elle résulte d'une disposition de la nature à être altérée. Ce fait capital est tout le dogme.

2° *Nosologie.* — On peut dire que toute la tradition est d'accord pour louer Hippocrate du soin et du talent avec lesquels il a décrit les maladies, malgré une assertion de Sydenham dont nous allons parler. Tous ou presque tous les médecins ont répété à l'envi qu'Hippocrate avait pris la nature sur le fait. Mais ce sujet soulève une question controversée : pour décrire les maladies, il fallait les distinguer : or, comment a-t-il distingué les maladies?

Sydenham a écrit ce passage, injuste envers plusieurs de ses devanciers : « La principale raison, à mon avis, pour laquelle nous n'avons pas eu jusqu'à présent une histoire plus exacte des maladies, c'est que la plupart des auteurs ne les ont regardées que comme des productions confuses et irrégulières d'une nature affaiblie et déconcertée ; et qu'ainsi on aurait cru perdre son temps et sa peine en travaillant à les décrire exactement. » (*Œuvres*, préface). C'était bien évidemment ne plus se souvenir des descriptions exactes des nosographes ses devanciers, comme Arétée, Celse, Alexandre de Tralles, Rhazès, et d'autres des XV^e et XVI^e siècle. Mais c'était surtout une insinuation à l'égard d'Hippocrate, insinuation qu'on a changée en accusation formelle de notre temps, et accusation d'autant plus grave qu'on la voit formulée par deux traducteurs de notre auteur, M. Littré et M. Daremberg, dans leur étude sur la *prognose* antique.

Voici ce que dit M. Littré : « Maintenant quelle est l'idée dernière de cette doctrine ? C'est que la maladie, indépendamment de l'organe qu'elle affecte et de la forme qu'elle revêt, est quelque chose qui a sa marche, son développement, sa terminaison. Dans ce système, ce que les maladies ont de commun est plus important à connaître que ce qu'elles ont de particulier ; et ce sont ces portions communes qu'il faut étudier et qui constituent le fondement de la prognose. On peut encore l'exposer autrement : la prognose est, si je puis m'exprimer ainsi, le diagnostic de l'état général, diagnostic dans lequel le médecin ne tient qu'un compte très-secondaire de l'organe malade, ou, pour me servir du langage d'Hippocrate, *du nom de la maladie*. Dans la prognose, ce que nous appelons diagnostic et ce que nous appelons pronostic, se trouvent confondus et réunis ; et cette réunion provient de ce que le médecin de l'école de Cos, attaché surtout à connaître l'état général du malade, diagnostique, il est vrai, une certaine condition actuelle, mais prévoit en même temps, d'après les règles de son art, une certaine marche du mal, et même apprécie dans le passé quelques circonstances : ce qui est la définition qu'Hippocrate a donnée de la prognose; c'est que, dans chaque maladie, le travail pathologique est un, et passe, depuis le début jusqu'à la terminaison, par un développement où toutes les phases tiennent l'une à l'autre; de sorte que l'école de Cos, maîtresse de l'unité, ou en d'autres termes, du développement de la maladie, et peu instruite sur les particularités, c'est-à-dire sur le siége de chaque affection, se tourna tout entière vers la recherche des communautés des maladies.» (Trad. des Œuvr. d'Hipp. t. I, p. 453). M. Daremberg tient à peu près le même langage, et cite celui de M. Littré pour l'approuver.

Il y a là une entente vicieuse de la prognose, dans une certaine limite, comme nous le montrerons plus loin. Mais il y a aussi une erreur dans l'interprétation de la maladie selon Hippocrate. Ce grand homme n'était pas organicien, cela est sûr; et ne connaissant pas les organes, il ne s'attachait pas autant qu'on l'a fait depuis à leurs lésions. Les négligeait-il absolument? Nullement; mais, comme il accordait un rôle important aux humeurs de l'économie, c'est surtout à leurs altérations qu'il s'attachait. Nous verrons tout à l'heure pourquoi il s'attachait au mouvement morbide d'ensemble dans les maladies; mais nous devons dire de suite que cet objet de son attention ne le détournait pas de la distinction des espèces morbides. Du reste il est assez singulier qu'on lui reproche aujourd'hui de n'avoir pas distingué les maladies, pendant qu'au XVIe siècle, au commencement du nôtre, on lui reprochait de ne les avoir que trop distinguées par les altérations des humeurs. On pourrait renvoyer les uns aux autres.

Daniel Leclerc, dans son *Hist. de la médecine*, s'est donné la peine de relever toutes les maladies décrites ou indiquées par Hippocrate. Il y en a cent vingt et une dont les noms ont été à peu près conservés ; d'autres dont les noms ne sont pas restés, mais qu'on peut reconnaître à la description, ou tout au moins qu'on pense reconnaître; quelques autres qu'il a décrites, mais qu'il n'a pas nommées, et qu'on n'a pas reconnues. Ce seul énoncé fait voir ce qu'il y a de juste dans l'accusation portée contre lui, qu'il ne cherchait pas à distinguer les maladies. Admettons qu'il se soit quelquefois trompé et qu'il ait confondu deux maladies en une, où que d'une il en ait fait deux, ce qui arrive journellement ; admettons que les symptômes soient quelquefois pris pour des maladies, et autres erreurs semblables faciles à admettre : il n'en reste pas moins assuré que *le principe de la distinction des maladies* existe bien dans Hippocrate et a été assuré par lui. A moins d'admettre, ce qui est absurde, qu'il a décrit comme une seule et même maladie, le choléra, la peste, la pneumonie, l'ascite, et d'autres qu'il distingue nettement et qu'il nomme et décrit comme tout à fait différentes. N'aurait-il donné que les noms, et n'eût-on pas ses descriptions, qu'il faudrait encore conclure contre l'accusation portée ; car le nom c'est tout. «On trouve, dit J.-P. Tessier, dans les livres de cette « grande école, le nom de presque toutes les maladies. « Or, le nom est une chose capitale, puisqu'il répond à « la connaissance synthétique des maladies qu'il dé« signe. » (*Etud. de méd. génér.*, p. 111.) Nommer une chose, c'est la distinguer : or, il est bien singulier qu'on vienne dire d'un homme qui donne des noms différents à plusieurs choses, qu'il les confond dans l'unité. C'est pousser bien loin la permission d'être plaisant.

Broussais ne s'y est pas trompé : il a sur ce point

rendu complète justice à Hippocrate. Lui qui combattait contre la distinction, a reconnu qu'Hippocrate l'avait acceptée. « Ainsi, dit-il, l'idée morbide s'est composée, « dès la plus haute antiquité, d'un certain nombre de « symptômes marchant simultanément vers l'augment, « se maintenant un certain temps dans l'état, et se ter- « minant ensemble d'une certaine manière. Il est évi- « dent que ces idées sont des émanations de la doctrine « d'Hippocrate, créateur des *entités morbides* qui ont tra- « versé les siècles. » (Exam. des doctr. méd., t. I, p. 87.) Le seul tort de Broussais, ici, est de ne pas adhérer à cette doctrine aussi ancienne que la médecine, tellement antique qu'elle se perd à l'origine parce qu'elle est dans la nature des choses. Du moment qu'on avait vu plusieurs malades, cela sautait aux yeux qu'il y a des maladies différentes ; et les unes guérissant, les autres tuant, celles-ci se montrant avec tels symptômes et dans telle partie, d'autres d'une autre manière, c'était bien naturellement que le principe de la distinction des maladies s'établissait. Hippocrate l'avait trouvé dans la tradition, il ne faisait que le consacrer.

Ce grand homme allait même plus loin, il fixait le sens dans lequel on doit l'entendre ; et les accusations de l'organicisme moderne ne sont qu'une vieille rancune et une vengeance des anciens Cnidiens qu'il combattit. Un passage qui se trouve au commencement du *Traité du régime dans les maladies aiguës*, explique tout le débat. Il constate que les anciens auteurs résumés dans le livre des *sentences cnidiennes*, avaient bien reconnu que les maladies sont distinguées par espèces différentes, mais qu'ils en avaient multiplié le nombre, négligeant le vrai principe de leur distinction. « Cependant, ils (les an- « ciens cnidiens) n'ignoraient pas les formes diverses « que revêt chaque maladie et la multiplicité des espè-

« ces. Quelques-uns même, voulant donner un dénom-« brement bien exact des maladies, ne l'ont pas fait con-« venablement, car un denombrement n'est point facile « si on établit une espèce particulière de chaque mala-« die sur la seule différence d'un cas avec un autre, et « si à chaque état pathologique qui ne paraît pas iden-« tique avec un autre, on impose un nom différent. »

Galien nous éclaire sur ce point par le commentaire suivant : « Les médecins de Cnide, dès le début, décrivent sept maladies de la bile ; un peu plus bas, ils ont distingué douze maladies de la vessie ; plus loin encore, il y a quatre maladies des reins. Indépendamment des maladies de la vessie, ils ont signalé quatre stranguries, puis trois tétanos, quatre ictères, trois phthisies. *Ils considéraient uniquement la variété des corps, que beaucoup de causes modifient, et laissaient de côté la similitude des* DIATHÈSES *qu'observe Hippocrate*, se servant, pour déterminer ces diathèses, de la méthode qui seule peut faire trouver le nombre des maladies » (trad. de Littré, dans les *Œuv. d'Hipp.*, t. II, p. 199). Le mot traduit par M. Littré, *diathèse*, est traduit par R. Chartier *affectus* ; voici la dernière phrase telle que la traduit ce dernier : « Ad corporum enim varietates, quæ multas ob causas « immutabantur, respexerunt, prætermittentes affec-« tuum identitatem perpendere, quemadmodum accu-« rate perpendit Hippocrates, ad eorum inventionem « methodo usus, qua duntaxat morborum numerum « invenire conceditur » (t. X, p. 5).

Il ressort de là que bien évidemment les Cnidiens donnaient dans l'organicisme et dans l'abus des distinctions ; autant ils pouvaient distinguer de parties, autant ils distinguaient de maladies. Au contraire, Hippocrate ne considérait que l'ensemble des phénomènes tel qu'on l'observe sur les malades ; et la méthode dont il usait consistait simplement à bien préciser l'*évolution* de la maladie. C'était sur l'ensemble des phénomènes, sur la marche, les crises, la terminaison qu'il s'appuyait. C'est précisément le principe capital de la distinction, et il s'est toujours conservé. Il déplaît aux organiciens modernes, comme il déplaisait aux anciens cnidiens, et, parce qu'il les empêche de subdiviser arbitrairement les maladies, ils lui reprochent de vouloir l'unité absolue.

Du reste, J. P. Tessier a remarqué, d'après le passage suivant, que non-seulement Hippocrate a reconnu les espèces morbides, mais qu'il en admettait encore l'immutabilité. Au début du *Traité des maladies des filles*, on trouve cette phrase « : Exordium mihi tractationis eorum « quæ perpetuæ sunt in medicina ; non enim possibile est « morborum naturam cognoscere (quod quidem artis « est invenire) nisi naturam singularium in principio « ex quo discreta sunt » (*De virg. affect.*, édit. de R. Chartier, t. VII, p. 679). Ce passage est, du reste, un des plus embrouillés du maître. Il est vrai que l'on conteste très-vigoureusement l'autorité de ce petit traité, qui est fort incomplet. Mais quand il serait vrai que ce texte a été remanié, la phrase qui l'ouvre est un trait aphoristique de trop d'importance pour l'attribuer à un disciple : si le livre n'est pas authentique, et se compose de notes arrangées, la phrase par laquelle il débute est incontestablement du maître. Le texte grec serait : Αρχή μοι τῆς ξυνθέσιο: τῶν αἰειγενέων ἰητριχῆς· οὐ γὰρ δονατὸν τῶν νουσημάτων τὴν γύσιν γνῶναι, ὅ περ εστε της τέχνης ἀξευρεῖν, ἤν μὴ γνῷ τὴν εν τῷν ἀμερσὶ κατὰ τὴν ἀρχφν, ἐξ ἧς διεκριθη. Ce que M. Littré traduit ainsi : « Le commencement de la médecine est pour moi la constitution des choses éternelles ; car il n'est pas possible de connaître la nature des maladies, objet des recherches de l'art, si l'on ne connaît pas la nature à son indivision, à ce début d'où elle se développe » (*Œuvr. Hipp.*, t. VIII, p. 467). Ainsi traduit, ce passage devient incompréhensible, et n'a pas le moindre sens. La traduction de Chartier fait entendre une idée : le commencement (ou le principe, Ἀρχή) du travail, part des choses qui sont perpétuelles ou immuables en médecine; et quelles sont ces choses perpétuelles ou immuables en médecine, si ce ne sont les maladies? et le second membre de phrase complète parfaitement le premier : car on ne peut connaître la nature des maladies (ce qui est le but de l'art) autrement que par la nature de chacune en particulier, et selon le principe qui les fait distinctes. Au commencement d'un traité particulier, cela est clair, net, et même grand : c'est un trait de maître d'entrer en matière dans une étude de détails en montrant le principe qui les domine; d'affirmer l'immutabilité des maladies comme principe de leurs distinctions. R. Chartier me paraît avoir saisi le sens du texte, et M. Littré n'avoir compris ce qu'il traduisait. Je m'en tiens donc au sens médical qui affirme nettement, comme le croyait J. P. Tessier, l'immutabilité des maladies.

3° *Séméiotique*. Ce qui caractérise la maladie, d'après Hippocrate, c'est, comme nous venons de le voir, l'ensemble des phénomènes, leur évolution ; et il importe au médecin de prévoir dans le cours d'une maladie ce qui doit arriver, ce qui menace, pour n'être pas pris au dépourvu. C'est un des principes hippocratiques les plus appréciés que cette séméiotique, cette *prognose*, comme on l'appelle, dont il est le correcteur et le fondateur. A cet égard, il n'y a qu'une voix, et les *aphorismes*, le *pronostic*, les *prénotions de Cos*, n'ont été ni trop loués ni trop lus.

Mais Hippocrate avait remarqué que chaque maladie

ayant sa marche et sa manière d'être générale, il y a en outre, pour toutes ces maladies, une évolution commune et des crises à étudier. La maladie a trois périodes dans son évolution : une première de *crudité*, le mal s'établit ; une deuxième d'*état*, le mal est établi, il va tendre à une terminaison par une sorte de *coction* ; la troisième période de *crise* ou jugement. La crise est une modification en bien ou en mal de l'état morbide, et se manifeste ordinairement par des *évacuations* dites *critiques*, une hémorrhagie, de la sueur, un dépôt dans les urines, une diarrhée. Il y a plusieurs crises dans les maladies : les unes sont préparatives, les autres sont définitives. Il s'en manifeste plusieurs dans le cours de la maladie, et celles qui se font aux jours dits critiques sont ordinairement bonnes, et indiquent une rémission pour le jour critique suivant. Celles qui viennent dans des jours non critiques sont funestes. Les jours critiques, dont la théorie vient de Pythagore, sont les 3$^e$, 7$^e$, 9$^e$ 11$^e$, 14$^e$, 18$^e$, 20$^e$,21$^e$ et 40$^e$ jours de la maladie. Si la crise se fait dans un des jours *intercalaires*, c'est un signe funeste.

Hippocrate étudiait ainsi les signes de toute évolution morbide en général, puis les signes des évolutions particulières. Il suffit de lire ses ouvrages pour s'en convaincre. A chaque instant, il note un signe de prognose générale, puis il s'arrête pour donner un signe de prognose particulière. C'est en méconnaissant cette double tendance de la séméiotique d'Hippocrate que M. Littré l'a accusé de ne s'être arrêté qu'à une prognose générale. Je veux bien croire qu'il ait plus insisté sur celle-ci que sur la prognose particulière, et encore la chose pourrait se discuter les textes à la main ; mais, à coup sûr, il n'a pas dédaigné absolument cette dernière. De nos jours, on donne à ce que nous appelons le *diagnostic*, qui n'est qu'une prognose particulière, une importance extrême, méconnaissant tout à fait la prognose générale telle que l'entendait Hippocrate; et ne voyant pas notre défaut, nous l'accusons d'exagération. Il nous suffirait de mieux tenir notre lorgnette pour mieux juger ce qu'il fut et ce que nous sommes.

Après avoir longtemps médité sur ce point, et ayant relu ce que MM. Littré et Daremberg ont écrit sur la prognose hippocratique, je demeure convaincu qu'il a vu du problème qui nous occupe, deux côtés dont un seul nous attache aujourd'hui. Il a vu, comme nous l'indiquions plus haut, la juste distinction des maladies les unes avec les autres, ce que nous nommons aujourd'hui des espèces morbides. Mais il a vu encore, ce que nous méconnaissons, que ces maladies ont des analogies les unes avec les autres, selon les genres ou groupes d'espèces auxquelles on les doit rattacher; et peut-être a-t-il mieux vu que nous ne le voyons aujourd'hui combien ces genres ont de l'importance dans la pratique, combien il est urgent de ne pas s'en tenir à distinguer des espèces, mais de considérer la nature du genre inflammatoire, fluxionnaire, hémorrhagique, fébrile. Il s'efforçait de pénétrer la nature du mouvement morbide dans sa disposition générale, dans ce que nous nommerions peut-être aujourd'hui la diathèse, sans cependant rendre parfaitement par ce mot ce qu'il avait en vue; parce que pour nous la diathèse est presque une espèce, ou mieux est une espèce générique. Il scrutait cette disposition générale non-seulement dans ses manifestations localisées et distinctives spécifiquement, mais aussi dans ses tendances analogues à celles d'autres espèces; et il s'élevait de cette manière à concevoir les lois générales du mouvement de la nature morbide. C'est un point de vue que notre science moderne, lancée dans le spécificisme, a certainement trop négligé, et qui mérite d'être repris.

Nous verrons, dans la suite de la tradition, si quelqu'autre maître ne s'y est pas aussi arrêté.

VI. Thérapeutique. — C'est dans cette dernière branche de la trilogie médicale que se montre plus puissamment et plus grandement encore la gloire du dogme hippocratique. Ici se résument dans une raison immutable, avec de nouveaux principes, les principes déjà posés.

Nous l'avons déjà dit, la médecine comprend trois termes qu'il s'agit de coordonner : le malade, la maladie, le remède. Hippocrate le dit expressément : « La médecine a deux objets : guérir et ne rien faire qui nuise. Trois choses se réunissent dans notre art : le malade, la maladie et le médecin. Le médecin, ministre de l'art, s'oppose à la maladie, le malade doit concourir avec le médecin » (*Epid.* liv., I, 23).

Les deux moteurs de la guérison, si je puis m'exprimer ainsi, sont donc le médecin et le malade, ou le remède et la nature du remède, pour plus de clarté. Mais quel est leur rôle ? Hippocrate répond : *la nature guérit, le médecin l'aide.*

C'est la nature du malade qui guérit elle-même : « C'est la nature qui guérit les maladies ; elle trouve elle-même les voies convenables, sans avoir besoin d'être dirigée par notre intelligence » (*Epid.* liv. VI). Et comment ? par un changement dans le mouvement : « Les changements sont un bien dans l'état de maladie ; s'il ne s'y faisait pas de changement le mal augmenterait » (*De locis*, 71). Ces changements, il les appelle des *crises* ou jugements, et il s'est efforcé longuement, dans la pathologie, d'en démontrer le rôle, d'en indiquer les signes, d'en marquer la venue, d'en prévoir les conséquences. En physiologie, l'homme est considéré comme une unité où tout marche d'ensemble, et dont il faut étudier les mouvements intérieurs. En pathologie, c'est un mouvement morbide, une évolution maladive à connaître et un mouvement de tout l'individu. En thérapeutique, c'est le changement du mouvement morbide faisant place au mouvement physiologique par un changement qu'il faut connaître, parce que c'est ce changement qui fait la guérison.

Nous verrons plus tard qu'on a blâmé ce dogme (*la nature guérit les maladies*), mais évidemment sans le comprendre. La maladie n'est pas un être, un quelque chose qui a son existence dans le malade : c'est le malade lui-même en état de maladie, c'est un désordre, un dérangement de sa nature, une αμελρία. L'état sain est devenu pathologique par un changement de mouvement : l'état pathologique ne redevient état sain que par un nouveau changement de mouvement. Les causes morbides ne sont pas la maladie, mais la cause occasionnelle du changement du mouvement sain en mouvement morbide : de même, le remède n'est pas la guérison, mais la cause occasionnelle du changement du mouvement morbide en mouvement sain. C'est la nature même de l'homme qui avait produit la maladie sous l'occasion des causes morbides; c'est encore la nature même de l'homme qui produit la guérison sous l'occasion des causes curatives.

Le remède n'est donc que l'opérateur d'un changement. Aussi, après avoir dit que « les changements sont un bien dans l'état de maladie », Hippocrate ajoute : « tout ce qui opère un changement dans l'état actuel du malade peut être regardé comme un remède » (*De locis*). La nature fait elle-même ses changements, ses crises ; mais elle peut défaillir. Alors apparaît le médecin, *interprète de la nature*, qui donne un remède pour aider au changement. La prognose lui sert à voir préparer et arriver le changement où tend la nature, et le remède lui sert à y aider : « quo vertit natura eo ducendum est. »

Il n'y a donc pas un principe unique, universel et absolu d'action, applicable à tous les cas; et le maître le déclare nettement : « Il n'y a point de principe manifeste « de guérison qu'on puisse, à proprement parler, appeler principe universel pour tous les cas auxquels notre « art s'applique. » (*Des maladies*. 11, *lib*. 1.) Mais l'action doit varier selon les mouvements morbides, les changements qui se préparent, l'effet que l'on peut produire, suivant l'occasion et les circonstances ; en un mot, *suivant* L'INDICATION, comme le déclarèrent plus tard les dogmatistes, successeurs d'Hippocrate. Et c'est bien ce qu'il veut dire quand il écrit : « L'art est long, la vie courte; « l'occasion passe vite ; l'épreuve est trompeuse, le juge« ment difficile. » (*Aph*. 1.) Ou encore : « La guérison se « fait dans le temps et quelquefois dans l'occasion. Il « faut, reconnaissant ces choses, entreprendre la guéri« son, en se conduisant, non par des raisonnements vrai« semblables, mais par ce qui est d'accord avec le rai« sonnement. » (*Précepte* 1.)

Il faut donc tantôt agir, tantôt s'abstenir, quelquefois évacuer, d'autres fois réintégrer. Il le dit formellement : « Le médecin doit connaître aussi quelles sont les ma« ladies qui, provenant de plénitude, se guérissent par « des évacuations, et celles qui, venant des évacuations, « se guérissent par la réintégration ; comme celles que « donne la fatigue finissent par le repos, et celles que le « repos occasionne se dissipent par l'exercice. Généra« lement il doit savoir prémunir le corps contre les « maladies dont il est menacé, à raison du tempérament, « de la saison, de l'âge; tendre ce qui est relâché, relâ-

« cher ce qui est tendu, c'est le vrai moyen de détruire « le mal; et toute la médecine se réduit, à mon avis, à ce « principe. » (*De la nature de l'homme*, 9) c'est-à-dire agir suivant l'*occasion*, suivant l'*indication*.

Et l'indication est d'agir, tantôt *contrairement* à la nature du mouvement, tantôt *semblablement*.

*L'action des contraires*, il vient de la montrer dans le passage précédent, et il la montre souvent dans d'autres endroits. Ainsi, dit-il encore : « Les maux qui viennent « de réplétion se guérissent en vidant; ceux qui viennent « d'évacuation en remplissant. Il faut ainsi dans les au-« tres maux leur opposer les contraires.» (*Aph.* 22, *lib.* 2.)

Ailleurs il insiste sur *l'action des semblables*. « Il y a, « dit-il, une autre manière dont se forment les maladies. « Elles viennent quelquefois par les semblables; et les « mêmes choses qui ont causé le mal le guérissent. On « voit guérir la difficulté d'uriner par la même chose « qui l'a causée. La toux est aussi, comme la dyurèse, « causée et guérie par les mêmes choses. La fièvre d'in-« flammation est excitée par l'inflammation et se guérit « tantôt par l'inflammation même, tantôt par le con-« traire. -- Quelquefois l'eau chaude, prise abondam-« ment en boisson, rétablit la santé; et quelquefois la « fièvre se dissipe en usant de ce qui pourrait donner « une inflammation. — Quand on prend un purgatif ou « un émétique, l'effet peut en être arrêté par les irri-« tants et augmenté par les calmants. — En faisant boire « beaucoup d'eau à quelqu'un qui vomit, on lui fait « rendre avec l'eau ce qui causait le vomissement. On « guérit alors le vomissement en faisant vomir. Dans « d'autres cas, on le guérit en le calmant et en faisant « aller par le bas, ce qui excitait à vomir. On recouvre « ainsi la santé, pour le même cas, de deux manières « contraires. » (*De locis*, 68, et suiv. trad. de Gardeil.)

Enfin, il poursuit dans ce même passage, en montrant qu'il n'y a pas de règles fixe, qu'il faut agir tantôt par les contraires, tantôt par les semblables, c'est-à-dire qu'il faut comme toujours tenir compte de *l'indication*. « S'il en était de même pour tout le reste, on aurait du « moins cette règle qu'il faut toujours soigner ou par « les contraires ou par les semblables, quel que soit le « mal et d'où qu'il vienne. Mais il n'en est pas ainsi. La « cause en est la faiblesse du corps qui met à ceci une « infinité de différences.... Si le corps est subjugué par « la nourriture, elle pousse de tout côté; elle domine « dans le corps et y engendre aussitôt ses contraires. Le « bain d'eau chaude donne la vigueur au corps, toutes « les fois que le corps lui est supérieur; mais si c'est « l'eau qui a la supériorité, elle affaiblit le corps. Il en « est de même des effets de la bonne chère. Les aliments « donneront de l'embonpoint quand le corps sera le plus « fort; si, au contraire, ils sont les plus forts, il en ré« sulte des cours de ventre et d'autres maux. — Ceci « est vrai également et des purgatifs et des remèdes « restaurants, tous peuvent finir par ruiner le corps. Il « en est ainsi de tout ce qui a les qualités, même les « plus opposées. » (*Ibid.*) On ne saurait trop méditer ces réflexions.

Du reste, il faut moins s'occuper des remèdes extraordinaires que de la manière d'employer les moyens simples; car, « c'est précisément dans la diverse manière « d'employer les moyens simples qu'un grand médecin « diffère surtout des autres. » (*Du régime*, 3.) Et ce n'est pas en faisant beaucoup de choses, mais en agissant bien que l'on réussit, car, « il faut peu de choses pour « guérir, à moins que le mal n'ait attaqué quelque par« tie essentielle. » (*Préceptes*, 13.)

Enfin, tel malade étant donné, il faut s'enquérir de ce

qui s'est passé, prévoir ce qui peut arriver, coordonner d'avance ce que l'on pourra ou devra faire suivant l'indication, faire un plan du traitement à suivre. « Après « vous être bien informé de la maladie, *faites un plan « général du traitement* et ne négligez rien pour parvenir « à la guérison. » (*Préceptes*, 3.)

Les moyens employés par Hippocrate étaient assez nombreux. Il y a la *diététique*, ou le régime, dont la *ptisane* ou décoction d'orge plus ou moins épaisse selon l'état du malade est la base. Il employait aussi des tisanes de bette, de citrouille, de céleri, de coriandre, etc. Il indiquait les purgatifs, les vomitifs, les errhins, la saignée, les ventouses, les diurétiques, les sudorifiques, les sommifères, *les médicaments qui changent la disposition du corps ou des humeurs*, qu'on a depuis appelés des *altérants*, et les remèdes propres à chaque maladie appelés depuis des *spécifiques*.

Dans la chirurgie, on se servait beaucoup du fer rouge, des moxas; on ponctionnait la poitrine pour l'empyème; on ponctionnait le ventre dans l'ascite; on usait des scarifications; il y avait un crochet pour l'extraction des enfants morts; on savait réduire les luxations et les fractures. Il paraît même qu'on pratiquait l'opération de la taille, mais Hippocrate la défendait à ses disciples, sans doute à cause des accidents.

Nous n'avons présenté qu'une analyse, pour ainsi dire à tire d'ailes, des œuvres d'Hippocrate, tout en allongeant cet article. Il importait surtout de fixer les principes. Mais, nous le déclarons, cette analyse n'est qu'une vue d'emsemble et tout médecindoit, ou moins une fois en sa vie, lire les œuvres du grand médecin de Cos. On puise à cette lecture un sentiment profond de tout ce que doit comporter la science du médecin; on s'y forme à voir la nature, à l'observer, à l'étudier, à l'interpréter;

on y apprend comment un médecin doit voir, juger et se conduire ; on y aspire comme un souffle vivifiant, quelque chose du génie même de la médecine, de cet esprit qui anima le plus grand maître entre tous et qui court encore sur les pages de ses œuvres antiques et vénérées.

Laissons tomber en le lisant, ce qui est de l'époque, les théories d'humeurs, les détails d'une anatomie imparfaite ou d'une physiologie dans laquelle les fonctions organiques sont mal connues ; cherchons surtout le sens général des observations, la portée des interprétations, la vue exquise de la nature, et alors nous saisirons le génie du Maître, et nous en serons inspirés et fortifiés autant qu'émus.

Tout homme qui embrasse une carrière cherche dans la tradition une grande figure dont il puisse se faire un modèle. En médecine, nous avons eu des grands hommes presque à toutes les époques, qu'on peut ainsi se proposer comme des exemples à imiter ; mais nous n'en avons pas eu de plus grand que ce Maître qui a inauguré notre tradition écrite. Par son caractère et l'élévation de ses sentiments, par l'ensemble de son grand savoir qui a embrassé de son temps tout ce qui pouvait être utile à la médecine, philosophie, théologie et sciences naturelles, par son génie qui sait unir dans une merveilleuse unité la tradition, la raison et l'observation, il a peut-être eu des égaux, ce qui est douteux, mais à coup sûr il n'a point eu de supérieur, et tout médecin peut s'appliquer sans crainte à faire revivre en soi un type aussi pur, aussi achevé.

## CHAPITRE II

### DEPUIS HIPPOCRATE JUSQU'APRÈS GALIEN.

Les divers historiens de la médecine divisent habituellement cette seconde période, selon les sectes qui s'y sont produites, et leur rattachent, sans une juste séparation des temps, les médecins qui les ont embrassées, à quelque siècle qu'ils aient paru. Il me paraît plus naturel de prendre en considération l'ordre des temps, en marquant les périodes naturelles qu'on y rencontre. Ainsi, immédiatement après Hippocrate, la médecine continue d'être cultivée en Grèce. Puis, l'ère des Ptolémées l'attire, et avec elle toutes les sciences, à Pergame et à Alexandrie. Bientôt paraissent les Romains qui envahissent le monde, et la médecine passe comme le reste sous leur domination. Enfin, Galien se montre, et tente de résumer tout ce qui a été fait depuis Hippocrate. Ce sont là des périodes secondaires qui partagent naturellement cette seconde époque de la médecine dont la durée fut d'un peu plus de cinq siècles. Nous suivrons cette division qui permet de distinguer et classer plus clairement les faits assez nombreux que nous devons passer en revue.

### § 1. — *La médecine en Grèce après Hippocrate.*

La médecine fit encore quelque figure en Grèce pendant près d'un siècle après Hippocrate, en supposant que ce grand homme, dont la date du décès est incertaine, ait vécu jusqu'à 80 ou 90 ans. Cette époque commencerait donc vers 380 ou 370 avant J.-C., et pousserait jusqu'au moment où les écoles de Pergame et d'Alexandrie commencent leur illustration vers 280 avant notre ère; en tout, un siècle de durée environ.

Du vivant d'Hippocrate, existaient encore quelques-uns des médecins dont nous avons fait précédemment mention, comme Acron d'Agrigente, Prodicus, Euryphon, et d'autres inconnus. Il s'en produisait également quelques-uns qui devaient lui succéder et briller après lui, dont nous allons parler.

Ses fils, *Thessalus* et *Dracon*, et son gendre, *Polybe*, lui succédèrent et continuèrent son école, non son illustration. *Dracon* est presque inconnu : on sait seulement qu'il eut un fils qui porta le nom d'*Hippocrate* et devint médecin de Roxane, femme d'Alexandre. *Thessalus* l'aîné, presque aussi inconnu que son frère, devint medecin d'Archélaüs, roi de Macédoine. *Polybe*, beaucoup plus illustre que ses deux beaux-frères, s'adonna à la philosophie et à la médecine, et soutint de son mieux l'honneur de l'école. On lui attribue plusieurs des traités de la collection hippocratique.

Parmi les disciples d'Hippocrate dont l'histoire fait mention, on cite les suivants : *Prodicus*, qui, au rapport de Galien, altéra la doctrine du maître, et ne fit que subtiliser sur les noms et les mots ; *Dexippus* ou *Dioxippus*, qui, d'après Midas, écrivit sur la *Médecine en général* et deux livres sur les *Prognostics; Appollonius*, dont on ne rapporte que cette seule chose, « qu'il faisait beaucoup manger ses malades, et les laissait mourir de soif. » *Ctésias*, médecin cnidien, de la famille des Asclépiades ; *Théomédon,* qui eut pour disciple *Eudoxe,* dont la réputation fut assez grande comme médecin et astronome.

*Platon* est considéré comme un disciple d'Hippocrate, ou tout au moins s'étant inspiré de ses enseignements. Quoique n'ayant pas pratiqué la médecine, il ne laissa pas que d'influer sur elle. Né en 427, il mourut en 347 avant J.-C. Sa philosophie eut pour résultat, en physiologie, de donner toute extension à la doctrine d'Anaxagore, en faisant considérer le principe actif, l'*âme* (ψυχή), comme une cause purement spirituelle et intelligente, constituant la *substance* de l'être ; il lui attribuait de posséder l'*idée* de l'être qu'elle faisait vivre, d'en avoir le ειδος ou forme rationnelle de son activité. Aristote devait s'emparer de cet enseignement pour le rectifier et lui donner toute sa valeur. Du reste, Platon souillait sa conception première, quand ensuite il admettait trois âmes : l'une, intelligente, logée dans le cerveau; l'autre, vitale et donnant le courage, logée dans le cœur; la troisième, nutritive ou naturelle, placée dans le foie. Suivant lui, la nutrition se fait par une affinité des parties semblables, naturellement poussées les unes vers les autres; c'est encore une doctrine d'Anaxagore, comme nous l'avons vu. Le sommeil est le repos de l'âme qui réside dans le cœur. Galien attribue à Platon d'avoir le premier distingué le *symptôme* d'une *maladie*, suivant cette doctrine d'Hippocrate que la maladie est un ensemble morbide, un état général de tout l'être, une diathèse; que, par conséquent, le symptôme n'est qu'un état particulier (Galien, *De sympt. differ.*, lib. I, cap. 1). Il est bien clair que Galien se trompe : Platon peut avoir donné de cette idée une formule plus nette, mais l'idée résulte manifestement de l'enseignement du maître. Il importe d'ailleurs de remarquer combien Platon donnait de force à la doctrine hippocratique sur les maladies. Il s'appliquait, comme on sait, à trouver pour toutes choses ce qu'il appelait les types éternels, et devait se trouver ainsi conduit à reconnaître la doctrine de l'essentialité des maladies, à préciser que les maladies ont des types spécifiques auxquels elles se rapportent, et que ces types prennent un nom, une désignation, parce qu'ils ont une forme définie et immuable, qu'on retrouve toujours la même, aux accidents près, chez des malades différents. Comme il établissait que toute science n'est possible que par la considération des types et des espèces scientifiques, immuables dans leur forme, sans quoi la science n'aurait aucune base que des phénomènes changeants, il devait reconnaître, avec Hippocrate son inspirateur, que la constitution de la médecine repose précisément sur la considération des types morbides, fixes et immutables dans leur forme typique. Tout le platonisme est là, comme aussi l'hippocratisme; et ce qui fut le point de départ de la constitution de la médecine est resté depuis Platon le point de départ de la constitution de toutes les autres sciences.

Au temps de Platon vivaient quelques médecins dont l'histoire fait mention, mais elle ne fait guère que citer leurs noms : *Nichomachus*, père d'Aristote, médecin d'Amynthas, roi de Macédoine; *Periander*, à Lacédémone; *Critobule*, médecin de Philippe, roi de Macédoine; *Ménécrate*, de Syracuse, dont on rapporte qu'il était bouffi d'orgueil et faisait faire aux malades qu'il avait guéris de la maladie sacrée (l'épilepsie?) des promesses écrites de lui obéir et de le suivre comme des valets.

Quelques années plus tard, tous les médecins dont l'histoire a gardé les noms ont été attachés à Alexandre ou à ses armées. Tels furent : *Philippe*, *Glaucias*, *Alexippus*, *Pausanias*, *Androcydas*, *Critodême*, *Thessalus*, *Callisthène*.

*Aristote*, attaché à Alexandre comme précepteur et comme médecin, mérite une mention spéciale. Il naquit à Stagire, aujourd'hui Stauro, petite ville maritime de la Thrace, la 1re année de la 1C° olympiade, l'an 384 avant J.-C., et mourut à Chalcis, en Eubée, l'an 322, à l'âge de 60 ou 63 ans selon les uns, de 70 ans selon d'autres. On prétend que, fils du médecin Nicomachus, il était de la famille des Asclépiades, originaire d'Epidaure, et descendant de Machaon. Il était un peu bègue, avec des yeux petits et les jambes maigres. S'il faut en croire quelques auteurs, comme Athénée, il aimait la bonne chère, avait commencé par dissiper son bien en débauches, se fit soldat, et entreprit ensuite un petit commerce de poudres de senteur et de remèdes qu'il débitait dans les marchés d'Athènes. Il prit alors le goût de la philosophie, s'y adonna, et suivit les leçons de Platon pendant vingt ans. Il s'en sépara sans qu'on en sache le véritable motif, dans des circonstances qui l'ont fait accuser d'ingratitude; il fut ensuite appelé, pour la réputation qu'il s'était acquise dans l'école, à être le précepteur d'Alexandre, ayant alors 40 ans; resta huit ans dans ce poste, puis revint à Athènes, où il fonda le lycée après la mort de Platon. Il ne discontinua pas de rester bien avec son brillant élève, qui, étant passé en Asie, pourvoyait encore à ses études et lui faisait envoyer tout ce qu'on pouvait réunir de productions naturelles dans les pays où il passait. C'est à la masse de renseignements ainsi acquis et pour lesquels Alexandre dépensa des sommes considérables, qu'il dut de pouvoir écrire ses chefs-d'œuvre d'histoire naturelle, et, entre autres, son *Histoire des animaux*. Il paraît avoir gardé son goût premier pour le luxe et les belles choses, le bien-être, les beaux anneaux, les tables d'ivoire, et tout ce qui pouvait constituer alors une vie élégante, à laquelle son royal élève pourvoyait, ce semble, aussi bien qu'à ses travaux.

Aristote avait écrit deux livres sur la médecine et d'autres sur l'anatomie, qui ne nous sont point parvenus. Mais il reste encore dans la collection de ses œuvres, des traités qui se rattachent de plus ou moins près à notre science : sur *l'anatomie des animaux*; *l'âme*; *la génération; les sens; le sommeil; la vie et la mort*, etc. Il peut être considéré comme le fondateur de l'*anatomie générale*, ayant le premier distingué les *parties similaires* et les *parties organiques* (*de Animalibus*, lib III; *de Partibus animalium*, lib. III). On lui attribue d'avoir le premier distingué les nerfs d'avec les ligaments, et d'avoir développé plusieurs vérités anatomiques et physiologiques; mais on lui reproche quelques erreurs fondamentales, comme d'avoir dit que tous les ligaments partent du cœur. Par son *Traité de l'âme*, il est le fondateur de la physiologie générale, et le créateur de la doctrine sur la *substance*, qui n'est qu'un éclaircissement et une rectification de Platon sur le εἶδος. Il montra que le principe actif de l'être est un principe spirituel; que ce principe est uni substantiellement au corps comme sa forme active; qu'il est unique et non triple comme le disait Platon; qu'il opère dans tout l'être par cinq puissances ou facultés. Cette doctrine fut reprise par les philosophes du moyen âge qui n'y changèrent que peu de chose, mais la fécondèrent. Par le syllogisme dont il fut créateur, par sa métaphysique, par sa psychologie, il donna les bases de la reconstitution philosophique que produisirent les scolastiques. Un grand homme disait qu'on ne pouvait être un bon philosophe sans l'avoir lu : nous croyons qu'on ne peut être un bon physiologiste sans le connaître.

Ce serait un hors d'œuvre, croyons-nous, de nous arrêter longtemps sur Aristote, plus philosophe et plus naturaliste que médecin. Nous voulons nous borner à ce qui touche spécialement la médecine. Nous conseillons cependant de lire outre ses livres sur les animaux ses trois grands traités sur l'*âme*, la *physique* et la *métaphysique*. Ce dernier est certainement un des plus beaux chefs-d'œuvre de l'esprit humain, et tout esprit scientifique gagnera considérablement à sa lecture.

*Zénon* parut vers la fin d'Aristote. Sa philosophie fut en médecine l'origine du *pneumatisme* dont nous parlerons plus loin. Selon lui, le principe de l'être est *une vapeur ignée subtile* ou *esprit* qui se développe par la génération, sous l'influence du *principe séminal* ou *esprit séminal* contenu dans la semence du père et de la mère. Comme la *nature* ou *âme du monde* qui pénètre tout, n'est autre que *le feu le plus pur :* de même *l'âme* de l'homme est de *nature ignée* ou *aérienne*, répandue dans toutes les parties du corps pour le cours de la vie.

Dans la dernière moitié du quatrième siècle avant J.-C., les médecins qui firent briller la médecine grecque de son dernier éclat, furent : *Dioclès*, *Pétron*, *Praxagore*, *Théophraste*, et *Chrysippe*.

*Pétron* (370 environ) est à peine connu ; on ne sait de lui que ce que Celse en rapporte dans les termes suivants : « Il faisait bien couvrir les fébricitants, afin de les mettre dans une grande chaleur et dans une grande soif. Après cela, lorsque la fièvre commençait à se relâcher, il leur donnait à boire de l'eau froide. Et s'il croyait par ce moyen leur procurer de la sueur, il croyait les avoir soulagés. Lorsqu'ils ne suaient pas, il leur donnait davantage d'eau, et les faisait vomir. Que s'il arrivait qu'ils fussent délivrés de la fièvre, par l'une ou l'autre de ces voies, il leur faisait d'abord manger de la chair de pourceau rôtie, et boire du vin ; mais s'ils n'étaient pas encore quittes, il faisait derechef vomir à force de boire de l'eau salée. » (Cité par D. Leclerc.)

*Théophraste*, d'Érèse, fut le principal disciple d'Aristote et le plus aimé de son maître, qui lui laissa sa bibliothèque. Il est célèbre comme physiologiste, naturaliste et moraliste. En médecine, son influence fut nulle. Dans un livre sur les odeurs, il prétendait que les substances ne sont odorantes que par un mélange intime des parties qui le composent; et que les substances simples sont sans odeur. Il croit que la sueur est la partie aqueuse du sang, devenue impropre à la nutrition, et qui par cela est saline et acide. Il considère le vertige comme résultant d'une vapeur qui s'exhale des humeurs. La paralysie arrive par *un refroidissement ou une privation, ou un défaut des esprits*. Dans ses livres sur les *fièvres* et la *botanique*, il rapportait plusieurs actions médicamenteuses, mais plutôt en naturaliste qu'en médecin.

(354 avant J.-C.) *Dioclès* de Caryste fut l'un des derniers et des plus célèbres médecins de l'éco'e hippocratique, dont il fit revivre avec un grand éclat la doctrine, à ce point que les Athéniens l'appelaient *le second Hippocrate*. Il vécut sous Antigone. Galien dit qu'il fut très-versé dans l'anatomie, et qu'il écrivit le premier un traité spécial de cette science sous le titre de l'*Administration anatomique*, dans lequel il démontra la manière et l'ordre à suivre pour la dissection. On voit par là que les études anatomiques étaient remises en honneur avant l'école d'Alexandrie; et il faut croire qu'Aristote fut l'auteur de cette impulsion, tandis que la gloire de l'inaugurer échut encore à l'école d'Hippocrate. Dioclès avait écrit à Antigone, *sur la santé*, une lettre qui pourrait bien n'avoir été que l'extrait d'un ouvrage, comme on l'a supposé. Il écrivit encore, au rapport d'Athénée dont nous parlerons plus loin, sur les *poissons*, et la *manière de préparer les viandes*. Galien donne quelques passages d'un autre livre qu'il avait

écrit, avec ce titre : *Des maladies, de leur cause et de leur cure.* On cite encore de lui les autres livres suivants : *Des maladies des femmes, Traité des plantes, La boutique du médecin.*

(341) *Praxagore* vécut peu après Dioclès et acquit presque autant de réputation. Il était de Cos, fils de *Nicarchus*, médecin, descendant d'Hippocrate. Il passa également pour très-versé dans l'anatomie, et l'on rapporte qu'il montra le premier une distinction entre les veines et les artères. Du reste, il croyait assez singulièrement avec Aristote que le cerveau ne sert de rien. On lui attribuait plusieurs livres, aujourd'hui perdus, et dont quatre sont cités par Galien : *De l'usage de l'abstinence; Des accidents ordinaires et extraordinaires des maladies; Des choses naturelles qui arrivent naturellement; Des médicaments.* Il eut pour disciples *Plistonicus* et *Philotime.*

Il faut ici remarquer à propos de Dioclès et Praxagore, que l'école hippocratique s'allia facilement et très-vite à l'école d'Aristote dont elle tira des données anatomiques et une impulsion à l'étude de cette science. Cela est d'autant plus intéressant à noter qu'à partir de ce moment il y eut toujours des relations philosophiques étroites entre les partisans de l'une et l'autre école, dont l'union se personnifia dans Galien.

(336) *Chrysippe*, de Cnide, fils d'Érineus, ne doit pas être confondu avec un autre Chrysippe, philosophe stoïcien, qui vécut cent ans après. Le nôtre était de l'école de Cnide, et le seul de cette école qui ait fait quelque figure après Euryphon, le contemporain d'Hippocrate. Sa plus grande illustration est d'avoir été le maître d'Hérophyle et d'Erasistrate ; car pour les choses qu'on rapporte de lui. elles sont de minime valeur. On parlait beaucoup de son aversion pour la saignée et les purgatifs ; comme, suivant lui, l'âme réside dans le sang,

il croyait qu'elle s'échappe par les hémorrhagies, la saignée et les autres évacuants. Cependant, il faisait usage des vomitifs. Il traitait la dysentérie par l'usage du vin mêlé à l'eau fraîche, et Pline dit que toute sa science se réduisait à employer des remèdes tirés du règne végétal. Cette dernière remarque montre comment, maître d'Hérophyle il lui enseigna à étudier les actions médicamenteuses qu'on peut retirer des végétaux; et il faut peut-être pour ce seul motif dont les conséquences furent grandes, reconnaître à Chrysippe plus d'importance qu'on ne lui en accorde. Mettant de côté son exagération contre les évacuants, il faut peut-être le considérer comme l'un des premiers promoteurs de la matière médicale.

### § 2. *La médecine à Pergame, Alexandrie et Laodicée.*

La médecine est comme toutes les sciences et les arts qui ont besoin de tranquillité, de paix, et d'encouragement pour se perfectionner: tous fuient quand la guerre se déclare, et si elle dure quelque temps, tous s'exilent, dans les régions moins agitées et plus hospitalières. C'est ainsi que pendant les troubles civils et la guerre de succession que se livraient les généraux d'Alexandre en Grèce, Attale, successeur d'Eumène, faisait régner la paix à Pergame, et les Ptolémés la donnaient à l'Egypte; rivaux dans la paix comme dans la gloire, ils attiraient à eux les savants qui fuyaient de la Grèce, leur ouvraient d'immenses bibliothèques où ils recueillaient les livres non moins exilés que les hommes, et prodiguaient les encouragements par des distinctions flatteuses. Mais cela ne dura que deux siècles à peine, de l'an 300 jusque vers 100 avant Jésus-Christ; depuis le temps où Sostrate de Cnide commence la phase d'Alexandrie, et où le savant Démétrius de Phalère vint dans cette ville diriger l'école, jusque dans le temps où les Romains invoquent le prétendu testament de Lagide Alexandre. Et encore, tout le temps ne fut pas rempli : les infamies de toutes sortes et la tyrannie ignoble des derniers Séleucides et des derniers Lagides commencèrent la dispersion des savants.

Pendant les deux siècles environ de cette période, on cultiva surtout l'anatomie et la thérapeutique : la secte empirique déjà essayée avant Hippocrate par Acron d'Agrigente, se formula définitivement. La médecine se partagea en plusieurs professions distinctes. Entrons dans le détail.

I. École d'Hérophyle. — Elle s'établit d'abord à Alexandrie, et passa ensuite à Laodicée.

*Hérophyle*, né à Chalcédoine, vécut à Alexandrie vers 300 environ. Il avait étudié sous Praxagore et Chrysipe, et réunissait ainsi dans son enseignement les deux traditions de Cos et de Cnide. Il est considéré comme ayant un des premiers disséqué des cadavres humains, ce dont Tertullien l'accuse avec violence. On ne sait rien sur l'époque de sa mort, et pour ainsi dire rien sur les circonstances de sa vie. On rapporte seulement une altercation qu'il eut avec un de ses clients, le philosophe Diodore, à propos des théories que celui-ci soutenait, et d'une luxation de l'humérus qu'il s'était donnée. Diodore, homme à paradoxes, dit qu'un corps ne peut se mouvoir que dans le lieu où il est, ou dans le lieu où il n'est pas ; que la seconde alternative est absurde, car une chose ne peut agir là où elle n'est pas ; et que dans la première alternative, il n'y a pas mouvement puisqu'il n'y a pas changement de lieu. *Hérophyle* le faisait attendre avant de réduire sa luxation, lui disant en le plaisantant : « L'os de votre bras s'est remué dans le lieu où il était, ou dans le lieu où il n'était pas ; mais comme l'un et l'autre ne sont pas possibles, que l'os n'a pu se remuer là où il n'était pas, et que s'il s'est remué là où il était, il n'y a pas eu de déplacement : vous n'avez rien, allez vous promener. Il força ainsi le pauvre philosophe à le prier de laisser là les sophismes et la dialectique, et d'en venir au plus vite à l'opération. Cette anecdote est bien peu de chose, mais précisément parce que nous savons peu de chose de ce médecin, il faut conserver ce peu qui nous reste.

Il disait de la médecine que *c'est une science ou une connaissance de ce qui fait la santé, de ce qui fait les maladies, et d'une troisième sorte de choses, qui sont neutres ou n'ont aucun rapport avec la santé ni avec la maladie.* Cela sent la subtilité dialectique du temps, qui se complaisait à mêler des nuages à la réalité. Il était très-versé dans l'anatomie : « C'était, dit Galien, un homme consommé dans tout ce qui regarde la médecine, et qui avait particulièrement une très-grande connaissance de l'anatomie qu'il avait apprise, non pas en disséquant simplement des bêtes, comme font d'ordinaire les médecins, mais en disséquant des hommes. » Il paraît avoir été le premier à distinguer les nerfs de sensation d'avec les ligaments, bien qu'avec Aristote il les ait considérés comme creux. Rhufus, d'Éphèse, dit qu'il distinguait trois sortes de nerfs : « les premiers qui servent au sentiment et qui sont aussi les ministres de la volonté, par rapport au mouvement, tirent leur origine, partie du cerveau, dont ils sont comme des germes, et partie de la moelle et de l'épine du dos. Les seconds viennent des os et vont à d'autres os. Les troisièmes sortent des muscles et vont à d'autres muscles. » Ce passage fait voir qu'il y avait encore bien de la confusion. Il décrivit la choroïde, la voûte à trois piliers, dont il fit le siége des sensations; le quatrième ventricule qu'il nomma *calamus scriptorius*; le quatrième sinus de la dure-mère, qu'il nomma le *pressoir*. Le premier, il vit les vaisseaux lactés qui furent ensuite encore mieux distingués par Erasistrate. Il décrivit parfaitement l'hyoïde et le foie; distingua la première partie de l'intestin grêle, et la nomma *duodenum*; signala la prostate et les épididymes, sans en soupçonner les fonctions. Ses études sur le pouls ont été célèbres; il décrivit le rhythme et les modifications dont il rapporta la force et l'intensité à la force vitale. Il suivit en grande partie son maître Pranagore pour la pathologie; attribuait la paralysie à la cessation d'influence de la force vitale, et la mort subite à la paralysie du cœur. En thérapeutique, il faisait un grand usage des médicaments tant simples que composés. Comme son maître Chrysippe il s'occupait beaucoup de botanique et fut un des premiers à bien étudier les médicaments tirés du règne végétal. Il avait coutume de dire, en parlant des plantes, *qu'il n'y en a pas, jusqu'à celles qu'on foule tous les jours aux pieds, qui n'aient de grandes propriétés.*

Il eut un grand nombre de disciples, auxquels on attribue d'avoir fortement insisté sur la signification différente des deux mots παθος et νοσος : le παθος était une souffrance indéterminée quelconque, et devait désigner un dérangement de la santé, dans le sens le plus général; νοσος, est une maladie déterminée qui a, suivant l'expression platonicienne, son ειδος ou sa *forme* propre. Du reste, ils distinguaient surtout la maladie par l'organe lésé et se rattachaient par là à ce qu'on a appelé depuis l'*organicisme*. Il faut bien reconnaître que c'était un organicisme fort mitigé à côté de celui de notre temps; car cette distinction qu'on lui attribue, du παθος et du νοσος, est bien une pure tradition hippocratique passée par

Platon. C'était reconnaître aux maladies des formes ou espèces particulières, et distinguer ces espèces morbides de la simple manifestation maladive, souffrance ou symptôme; c'était accentuer ce que Platon avait eu le mérite d'accentuer déjà, au rapport de Galien, et ce qui était du reste le fond de la philosophie platonicienne, puisqu'en toutes choses elle remarquait qu'on devait distinguer la forme dont le type est fixe et immuable, d'avec l'accident et le passager. La doctrine de l'essentialité des maladies était là dans toute sa force et dans tout son jour. Si ensuite on rattachait la maladie à un organe, c'était une localisation qui n'altérait pas le fond de la doctrine comme on le fait aujourd'hui.

Parmi ses disciples, les suivants sont les principaux : *Démétrius*, d'Apamée, divisait les hémorrhagies en deux classes, selon qu'elles sont produites par une lésion des parois vasculaires, ou par une transsudation à travers les parois, suite d'atonie ou d'anastomose. Il distinguait l'hydropisie d'avec la tympanite, et mettait une différence entre les convulsions et le tremblement.

*Bacchius*, de Tanagre, admettait quatre classes d'hémorrhagie : par déchirement des vaisseaux, par dissolution, par anastomose, par transsudation. Il pensait contrairement aux sectateurs d'Érasistrate, que le pouls doit se manifester à la fois dans toutes les parties du corps, parce que les vaisseaux sont continuellement remplis de sang.

*Zénon*, de Laodicée, est célèbre pour avoir imaginé un grand nombre de médicaments composés, dont l'un, le *diastacchados*, était célèbre pour calmer la colique. Galien cite de lui un grand nombre d'antidotes.

*Appollonius Mys*, de Citium, écrivit sur les articulations et sur les médicaments, sur l'épilepsie. Au rapport de Plutarque, il donnait la viande salée contre le marasme. Le premier, il distingua la pleurésie d'avec la pneumonie : c'est, disait-il, une inflammation de la plèvre et des muscles intercostaux.

*Callimaque* s'occupa surtout de diététique.

*Chrysonne* est connu pour avoir nié toute influence du cœur sur le pouls qu'il considérait comme une alternative de dilatation et de resserrement des artères. Il recommandait la racine d'asphodèle contre la scrofule et le goître.

*Andreas*, de Cariste, écrivit un livre sur les médicaments, un sur l'hydrophobie, un autre sur la pantophobie, sorte de maladie nerveuse. Il était distingué pour ses connaissances en thérapeutique, et on lui rapporte l'invention de plusieurs collyres très-actifs, ainsi que divers appareils pour réduire les luxations du fémur.

Pour terminer ce qui regarde l'histoire de cette école, nous dirons qu'elle commença à diminuer sous le lagide Physcon, et se dispersa en partie dans les îles voisines de l'Asie. Les derniers disciples qui restèrent à Alexandrie en furent chassés, et se transportèrent à Laodicée où nous venons de voir que fut Zénon. Nous en avons quelques autres à citer.

*Zeuxis* était chef de l'école, au temps de Strabon, environ cinquante ans avant J.-C., donna des commentaires sur les ouvrages d'Hippocrate. Mais déjà, tous les sectateurs d'Hérophyle s'étaient ralliés à la secte empirique dont nous parlerons plus loin. — Les successeurs de Zeuxis furent : *Alexandre Philalethes*, son disciple, qui écrivit sur les maladies des yeux ; *Aristoxène*, qui vantait contre la fièvre quarte les frictions avec l'huile et le *polygonum convolvulus*, et qui laissa un ouvrage très-étendu sur les principes de son école ; *Péraclide*, d'Érythrée, disciple de Chryserme, l'un des plus célèbres de son école ; *Gajus* qui plaçait le siége de l'hydrophobie dans les membranes du cerveau; *Dioscoride Phocas*, qui vivait sous Cléopâtre, et laissa vingt-quatre livres sur la médecine.

II. ÉRASISTRATE ET SON ÉCOLE. — Il ne se distinguait de l'école d'Hérophile que sur des points secondaires, et continuaient ensemble la tradition fondée par Hippocrate. Les empiriques les appelaient tous *dogmatiques*, et soutinrent avec eux sous ce nom la grande querelle dont nous parlerons plus loin.

*Erasistrate* était de l'île de Céos, et vivait à peu près dans le même temps qu'Hérophile, quoique plus jeune d'une vingtaine d'années, vers l'an 280 avant J.-C. Ses maîtres furent Chrysippe, de Cnide, Métrodore et Théophraste; de sorte que, comme Hérophyle, il réunit les anciennes traditions de Cos et de Cnide aux impulsions anatomiques de l'école stagirique. Il acquit une telle réputation que Macrobe l'appelle *le plus noble et le plus fameux de tous les anciens médecins*. L'histoire a conservé, comme preuve de discernement, l'anecdote suivante : Antiochus, fils de Séleucus Nicator, était tombé malade sans toutefois ressentir aucune douleur, et ne paraissant avoir aucun mal déterminé. Cependant il gardait le lit, perdait ses forces et son embonpoint, l'on s'épuisait en vain à trouver la cause de cet état et à le soigner. Erasistrate ayant été appelé, soupçonna une maladie morale. Il fit venir dans la chambre d'Antiochus toutes les femmes du palais, et en même temps il tenait la main sur son cœur, comme pour l'examiner. Quand arriva la reine Stratonice, belle-mère du malade, celui-ci changea de couleur, son cœur battit avec force, et tout son corps fut inondé de sueur et tremblant. Ce fut pour Erasistrate la confirmation de ce qu'il avait supposé, et il fut assez adroit pour décider Séleucus à abandonner Stratonice à son fils qui recouvra ainsi la santé. Ce fait qui n'est pas à l'honneur des mœurs du temps, peut donner, sans doute, une preuve du discernement d'Erasistrate. Mais ce médecin a des titres plus positifs à l'estime de la postérité.

Galien lui attribue ainsi qu'à Hérophyle d'avoir relevé l'étude de l'anatomie, et de s'être adonné aux dissections. Ce sont ces études mêmes qui ont fait la gloire des écoles de ce temps, et surtout de celle d'Alexandrie : mais nous devons dire qu'on a peut-être exagéré le secours que les princes de cette époque apportèrent à cette étude. Il est certain que ces secours et même la tolérance ne durèrent pas longtemps : on ne trouve que les premiers disciples d'Hérophile et d'Erasistrate qui en aient profité et aient laissé quelques travaux sur ce point. Soit répugnance de l'opinion publique, soit à la suite des édits de ces princes, ce qu'on ne sait au juste, les dissections cessèrent rapidement, et on ne cite pas un livre d'anatomie un siècle après Erasistrate. Du temps de Galien, on ne disséquait plus que des animaux depuis bien longtemps, et encore n'était-ce que rarement.

La principale découverte d'Erasistrate est celle des vaisseaux lactés qu'il observa dans le mésentère de chevreaux ouverts peu de temps après la digestion ; il pense que ces vaisseaux d'abord pleins d'air, s'emplissaient ensuite de chyle. Comme Hérophile, il distinguait confusément les nerfs et les ligaments, et il partage avec lui l'honneur de leur avoir attribué la transmission des sensations et des mouvements. Rhufus, d'Ephèse, lui reconnaît d'avoir distingué les deux sortes de nerfs rattachant les nerfs du mouvement aux membranes cérébrales, et les nerfs du sentiment au cerveau même. Il décrivit les sinuosités et les circonvolutions de ce viscère, beaucoup mieux que ses devanciers. C'est dans les méninges qu'il plaçait le siége de l'âme. Il décrivit les valvules triglochines de la veine-cave et des orifices du cœur, disant que *le cœur s'en sert soit pour la réception, soit pour l'expulsion des matières qui entrent ou qui sortent.* Il distinguait les veines des artères, disant que les premières contiennent le sang qui y circule, et que les secondes contiennent le *pneuma* ou souffle de vie, que le poumon aspire et fait passer dans le cœur, qui à son tour l'envoie dans toutes les parties du corps. Si, suivant lui, le sang vient à passer dans le cœur, c'est une cause de maladie. Il réfuta l'opinion émise par Platon, qu'une partie des liquides passe par la trachée-artère. Pour lui, la digestion n'est pas une coction comme le disait Hippocrate, mais une trituration des aliments par les tuniques de l'estomac : c'était affirmer et exalter en même temps les contractions de ce viscère. Il pensait que le *chyle* ou suc des aliments se rend d'abord au foie, et de là à un certain endroit où s'abouchent les rameaux de la veine-cave et des vaisseaux biliaires; et qu'ainsi ce qu'il y a de bilieux dans le chyle passe dans les vaisseaux biliaires, pendant que ce qui est propre au sang passe dans la veine cave qui est le réservoir du sang. Ces théories font sourire aujourd'hui : et cependant ce sont les débuts par lesquels on a passé.

En pathologie, il avait fait subir un changement à la doctrine d'Hippocrate. Nous avons vu que le grand médecin de Cos considérait les maladies comme des désordres dans l'harmonie du corps, et surtout comme des *altérations* des humeurs. Erasistrate niait ces altérations attribuant toutes les affections à la *déviation* des humeurs et aux troubles du pneuma. Il faisait des objections à la séméiotique d'Hippocrate, prétendant qu'il est très-difficile de distinguer les évacuations critiques de la dissolution des humeurs : ce qui était une grosse erreur.

Toutefois, il avait une grande vénération pour le chef du dogmatisme, ne se résignant qu'avec peine à n'être pas de son avis, ne le réfutant jamais personnellement, et s'attaquant surtout à ceux qui avaient soutenu sa doctrine, en leur reprochant de ne l'avoir pas comprise. Dans la discussion que son école soutint avec les empiriques, et dont nous parlerons plus bas, il reconnaissait qu'on ne pouvait pas se rendre compte de la cause des *maladies*, comme on pouvait saisir celle des *empoisonnements :* ce qui était d'un grand sens médical. Combien de médecins de nos jours sont encore assez simples pour assimiler beaucoup de maladies à des intoxications.

En thérapeutique, il s'était rallié comme Hérophile aux sentiments de son maître Chrysippe. Comme lui, il bannissait la saignée de la médecine, bien que cependant Cœlius Aurelianius prétende qu'il saignait dans les pertes de sang. Beaucoup de médecins de cette époque professaient la même opinion, et Galien semble expliquer leur manière de voir, en disant que « l'obligation où sont les malades, particulièrement dans tous les cas d'inflammation et de fièvre, de faire abstinence, ne permet pas qu'on leur tire du sang, de peur de les affaiblir. » Le même auteur reconnait cependant que les disciples ne s'accordaient pas entre eux sur les raisons pour lesquelles ils condamnaient la saignée : « Apamée et Straton, dit-il, en allèguent de très-faibles. Ce qu'ils disent se réduit à ceci : qu'il est fort difficile de réussir dans la saignée, soit parce qu'on ne doit pas toujours bien discerner la veine qu'on peut ouvrir, soit parce qu'on n'est pas sûr si l'on ne pique point une artère pour une veine; par l'artère s'en allant le *pneuma* ou souffle vital; et que quelques-uns sont morts de peur ou par suite d'une défaillance, avant ou après la saignée. D'autres ajoutent que l'on ne peut pas savoir au juste la quantité de sang qu'il est nécessaire de tirer, et que si l'on en tire moins qu'il faut, cela ne sert de rien ; si on en tire plus, on court le risque de tuer le malade. D'autres disent que l'évacuation du sang qui est dans les veines, est suivie de celle des esprits, qui passent en cette circonstance dans les veines. D'autres disent enfin que l'inflammation étant formée dans les artères par le sang qui s'est coagulé à leur entrée, il est inutile de saigner. » Il faut convenir que toutes ces raisons sont de minime valeur, et que depuis on en a donné de beaucoup plus sérieuses, non contre la saignée même, mais contre son abus. Nous le verrons plus tard.

Erasistrate proscrivait les purgations aussi bien que la saignée. Il niait que chaque purgatif eût la vertu de purger une humeur plutôt qu'une autre, comme l'avait dit Hippocrate, et comme quelques hippocratistes paraissaient l'avoir exagéré. Il soutenait avec ses disciples qu'il n'y a pas de purgatifs du sang, d'autres de la bile, d'autres du phlegme, d'autres de l'atrabile, mais que les effets différents dépendent de la force du remède. Si certains purgatifs semblent purger une humeur plutôt qu'une autre, c'est, disait-il au rapport de D. Leclerc, « que les humeurs les plus déliées et les plus subtiles sortent les premières, et que les plus grossières sortent les dernières. De cette manière, les médicaments les plus faibles font vider seulement quelques eaux ; ceux qui sont plus forts font rendre de la bile ; et ceux qui sont plus vigoureux font rendre de la bile noire. » Cette doctrine n'a pas pris racine dans la science ; celle d'Hippocrate est très-justement restée dans la tradition ; et on distingue avec raison, aujourd'hui encore, des purgatifs séreux, bilieux ou muqueux.

Erasistrate et ses disciples remplaçaient la saignée et la purgation par le *jeûne*, l'*abstinence*, les *lavements* et l'*exercice*. Ils usaient aussi des vomitifs, non à titre d'évacuants, mais comme révulsifs, avec l'idée de produire sur l'estomac une perturbation qui pût détourner l'action morbide du lieu où elle siégeait ; et à ce titre ils employaient également les ventouses, les scarifications, les cautères, les vésicants. On peut dire que ce sont eux qui, parmi les anciens, ont le plus exalté la méthode révulsive ; mais on ne voit pas qu'ils en aient bien donné les indications. Ils se servaient encore de tisane de citrouille, de melon, de concombre et d'autres substances ; de fomentations et d'onctions ; mais se déclaraient pour les médicaments les plus simples, et rejetaient les médicaments composés, comme les *antidotes*, les *compositions royales* que répandaient des médecins pharmaceutes dont nous parlerons plus loin. Nous parlerons aussi plus loin de la discussion sur l'indication. Remarquons seulement à propos de la thérapeutique d'Erasistrate, qu'il insistait beaucoup sur les différences d'action des médicaments et même des aliments, selon les individus.

C'est aux écoles d'Hérophyle et d'Erasistrate que furent dues sans doute les distinctions que l'on fit à l'école d'Alexandrie sur les modes de l'état morbide et sur la prognose. Platon avait déjà fait sentir la distinction nécessaire du *symptôme* et de la *maladie ;* les Alexandrins accentuèrent encore la distinction : ils admettaient les modalités suivantes : la *souffrance*, παθος ; l'affection (*affectus*) qui n'est qu'un accident de la maladie, un phénomène επιγενημα, ou un signe συνθεμα ou συνθημα, ou un diminutif, une abréviation de la maladie συνθομως. La *maladie* c'est le νοσος, l'ensemble de tout le mal qui travaille le malade, ayant une manière d'être déterminée et représentant la raison abstraite du mal, le νοος, d'où le verbe νοσαξω, tomber malade, littéralement *prendre une raison morbide*.

On ne saurait trop remarquer cette précision de langage qui, dans une apparence subtile, creusait, aussi profondément qu'il est possible de le faire, la doctrine métaphysique de la maladie. C'était une manière vraiment précieuse de montrer comment l'empoisonnement est un état pathologique concret dans sa cause, ne subsistant que par la présence d'une cause spéciale et réellement subsistante, le *poison;* tandis que la maladie est un état de la vie, un mode de l'existence, dépendant de ce que le principe de vie ne suit pas sa forme normale, sa raison d'être ordinaire, mais agit selon une idée ou forme morbide, dans une raison d'être viciée. L'empoisonnement a une essence concrète, substantiellement existante ; la maladie n'a qu'une essence abstraite, n'est qu'une forme de la vie. Combien peu de médecins, aujourd'hui, sous le coup d'un enseignement déplorable, comprennent peu ce langage traditionnel cependant si juste et si parfait!

C'est alors, aussi, que la *prognose* d'Hippocrate fut divisée en trois parties ; du moins un historien moderne le suppose, disant : « Ce ne fut que plus tard, et probablement au temps où florissait l'école médicale d'Alexandrie, que la prognose fut divisée en trois parties bien distinctes, qui reçurent des dénominations différentes : l'*amnestique*, αναμνησις, connaissance du passé ; la *diagnostique*, ou comme on dit le diagnostic, διαγνωσις, l'étude des symptômes présents ; et la *pronostique*, προγνωσις, proprement dite, ou prévision de l'avenir. Hérophyle allait même jusqu'à distinguer la προγνωσις, jugement énoncé, distinction ridicule suivant Galien et suivant Etienne. (Daremberg, *trad. d'Hipp.* ; *Introd. au pronostic.*)

Parmi les disciples d'Erasistrate, il faut citer : *Strabon* de Béryte, très-inférieur à son maître. — *Straton* de Lampsaque, célèbre péripatéticien, qui vivait à

Alexandrie auprès des Ptolémés, et qui fut plus physicien que médecin. Strabon cite de lui une théorie de la mer. — *Lycon* de Troas, laissa plusieurs livres sur la génération, aujourd'hui perdus. — *Apollonius* de Memphis, écrivit sur les médicaments. — *Nicias* de Milet, ami intime du maître. — *Apollophane* inventa une sorte de fomentation contre la pleurésie. — *Artémidore* de Sida, n'est connu que pour avoir placé le siége de l'hydrophobie dans l'estomac. — *Icésius* acquit une réputation extraordinaire en pharmaceutique, et laissa un grand nombre d'écrits sur les plantes, les onguents et les aliments.

III. Secte empirique. — Nous avons vu que *Acron* d'Agrigente avait déjà tenté, sans succès, d'établir la médecine sur la seule observation des faits, en dehors de la tradition et de la raison. Cette tentative qui est une des tentations de notre art, comme le méthodisme en est une autre, devait se renouveler encore et plusieurs fois. Mais nous la voyons pour la première fois s'ériger en véritable secte au temps d'Hérophile et d'Erasistrate. Il paraît que plusieurs disciples de ces maîtres y adhérèrent.

*Philinus* de Cos, et *Sérapion* d'Alexandrie, passent pour en avoir été les fondateurs vers l'an 280 avant J.-C. On sait peu de chose de ces médecins, en dehors de leurs principes. Philinus était disciple d'Hérophile. *Sérapion* aurait étudié sous Erasistrale, suivant Mead; et Cœlius Aurelianus rapporte qu'il avait écrit un livre intitulé : *Ad sectas*.

Les principes de la secte se rapportaient à trois principaux : l'*observation*, l'*histoire* et l'*analogisme*.

L'*observation* ou l'*expérience*, est le premier principe qui apprend d'une part à observer les malades, et de l'autre à trouver des remèdes. Il y a trois sortes d'expériences ou d'observations pour discerner ce qui est utile et ce qui est nuisible: 1° le *hasard*, qui fait découvrir tout à coup l'utile ou le nuisible, comme lorsqu'un homme atteint de céphalalgie, tombe sur le front, s'ouvre la veine, perd du sang, et se trouve soulagé : c'est le hasard qui indique qu'une saignée de la veine frontale peut guérir ou soulager la céphalalgie ; 2° l'*expérimentation*, faite dans le dessein de voir quel sera le succès d'une chose que l'on essaye en se fondant sur l'analogisme ; 3° l'*imitation*, de ce que le hasard ou l'expérimentation ont enseigné.

L'*histoire* consiste à enregistrer historiquement tous les cas de maladie dont chacun a été connu par une sorte d'observation détaillée des phénomènes, par une sorte d'*autopsie* de la maladie. Pour bien l'appliquer il convient de distinguer le *symptôme* et la *maladie:* celle-ci est représentée par le *concours des symptômes*. C'est spécialement à ce concours des symptômes que le médecin doit être attentif, car c'est lui qui fixe l'indication du remède. L'histoire rappelle ainsi les remèdes employés avec succès et les met en regard des maladies ; de sorte que c'est à la maladie même, représentée dans son ensemble, que doit s'adresser le remède. Nous verrons plus loin que c'était là le sujet d'un débat très-grave avec les dogmatiques. Il faut aussi remarquer une certaine difficulté à propos du *concours des symptômes* ; car suivant Castelli, cette donnée représentait certains symptômes complexes (tels que la *fièvre*) qui prenait alors le nom de *syndromes*. Castelli dit en effet : « SYNDROME, « συνδρομὴ, latinè *concursus* dicitur ; et ab Empiricorum « sectâ introductâ hæc vox ad exprimendum congeriem, vel concursum symptomatum. Hinc aliquoties « Galen. descripsit, quod sit ἀθροισμα, *acervatio*, cumulus.

« *collectio symptomatum*, v. 9. Comment. 2, in 1 Prorrh. « t. LII, c. 4, de R. V. I. A. t. LXII, l. 62, H. M., c. 4, « et alibi. Specialiter *syndrome plethorica* dicitur *concur-* « *sus symptomatum* morbos *à plethorica* abortos consequen- « tium, l. *de plenit.*, c. 9, et *de cur. rat* per S. M., c. 9. « Ita etiam dici posset *syndrome cacochymica* et in specie « *syndrome cholerica phlegmatica*, etc. (*Lexicon medic.*) » Il y avait donc deux sortes de *concursus symptomatûm*, l'un qui représentait la *maladie*. l'autre qui était un symptôme complexe, ou *syndrome* proprement dit.

Le troisième grand principe est *l'analogisme* qu'on nomme encore *la substitution d'une chose semblable*; il a pour but d'aider le médecin à trouver un remède pour des cas qui n'ont pas encore été observés, ou par des maladies nouvelles. Il consiste à comparer le fait inconnu à un fait connu analogue, et à prescrire dans l'inconnu ce qui a réussi dans le connu. De même un médicament ne réussissant pas, on peut essayer un médicament analogue.

Chacun de ces principes pris isolément a une très-grande et incontestable valeur et les dogmatistes ne les avaient jamais niés, s'en servant eux-mêmes. Il est bien certain que l'importance prise par la secte empirique eut comme elle aura toujours le très-grand avantage de rappeler les médecins à l'observation de la nature, alors qu'ils sont égarés par des théories enivrantes. Mais, vouloir bannir tout raisonnement de la médecine, et prétendre qu'il n'y a pas de principes dans la science ni dans l'art, parce qu'on n'en veut pas reconnaître, et qu'on remet tout en question incessamment, au nom de l'expérience : c'est dépasser toutes les limites du bon sens qu'on invoque. Du reste, c'est aussi une remarque à faire que malgré leurs principes antidogmatiques, les empiriques d'Alexandrie furent les médecins de ce temps qui s'occupèrent le plus de commenter Hippocrate; ils avaient bien raison, car en définitive, ils observaient la nature comme il l'avait pu faire lui-même, et comme lui aussi, ils acceptaient des maladies, ce qui est le fondement de l'art.

*Apollonius*, le plus ancien, fut appelé Βιβλος, rongeur de livres; il commenta les ouvrages d'Hippocrate et écrivit sur les onguents et sur la préparation des médicaments extemporanés. — *Glaucias* fit une explication des termes obscurs d'Hippocrate; des commentaires sur les livres des épidémies, et un livre sur les vertus des médicaments. Il est encore connu pour avoir fait plusieurs corrections aux bandages usités dans les plaies de tête et sur ceux qu'on employait dans les fractures de l'humérus et de la clavicule. – *Héraclide* de Tarente vécut au temps de Jules-César, c'est-à-dire environ cent ans avant notre ère, c'est un des plus célèbres de la secte, et il fut très-estimé parmi ses successeurs comme un observateur exact et fidèle; il paraît cependant s'être éloigné des principes rigoureux de ses maîtres et avoir négligé la recherche des causes, principalement celle des causes éloignées. Il écrivit un traité complet de matière médicale, divers commentaires sur Hippocrate et plusieurs autres livres, tous perdus. — *Theudas* de Laodicée fut un des derniers chefs; il écrivit pour défendre sa secte; ses livres portaient sur plusieurs branches de la médecine.

IV. De la querelle entre les dogmatiques et les empiriques. — Rendons-nous bien compte des questions sur lesquelles on était divisé à cette époque; cela est d'autant plus important qu'il s'agit de la plus grande attaque qui ait été tentée contre le dogmatisme. D. Leclerc, qui a travaillé d'après Celse et Galien, a très-bien résumé ce point d'histoire : nous nous en éclairerons.

La querelle fut engagée, au rapport de Galien, par Philinus à propos d'Hérophile, comme elle l'a toujours été et le sera toujours par le praticien pur contre le praticien savant. Hérophile s'adonnait à l'anatomie et à la physiologie, et l'on pense même qu'il y était plus savant encore qu'Erasistrate ; il s'y adonnait, comme cela s'est toujours fait en médecine, pour expliquer les actions naturelles et les actions morbides. Sa pratique s'en ressentait, comme celle d'Hippocrate s'était inévitablement ressentie de ses théories physiologiques humorales. Au lieu qu'Hippocrate s'était appliqué à connaître le rôle des humeurs dans l'économie, Hérophyle et Erasistrate cherchaient encore plus le jeu des organes. Ils voulaient se rendre compte de la manière dont se faisait la sensation et le mouvement, pour expliquer ensuite les désordres de la sensibilité et la paralysie. C'est en distinguant bien la plèvre du poumon qu'ils avaient distingué la pleurésie de la pneumonie. C'était, suivant eux, rechercher la *cause* des maladies, et cette recherche de la cause, que Galien appela plus tard *cause prochaine*, leur était une *indication* de ce qu'ils devaient faire en thérapeutique.

Les empiriques se moquaient de cette recherche des causes, et soutenaient qu'on ne doit pas rechercher ce qu'on ne peut connaître ; ils disaient que toutes ces théories sur les humeurs et sur les organes malades se combattaient l'une l'autre ; ils opposaient Hippocrate à Protagoras ou à Hérophyle, plaisantaient sur ces théories, qu'ils traitaient de rêves, et soutenaient que le médecin doit s'en tenir à *l'observation* de la nature, à *l'histoire* exacte de ce qu'apprend l'observation, à *l'imitation* de ce qu'enseigne le hasard, et à *l'analogie* qui rapproche l'inconnu du connu. Ils ne voulaient donc pas s'engager dans l'analyse des actions naturelles non plus que dans celle des actions morbides, rejetaient entièrement la physiologie, l''anatomie et la physiologie pathologique. Ils tenaient à avoir des histoires de maladies bien faites, et à connaître le remède qui avait guéri dans un cas semblable. Par là, ils semblaient ne prendre aucune *indication* que l'espèce morbide, et récusaient l'indication des dogmatistes basée sur une interprétation de la maladie; de nos jours, Hahnmann et beaucoup de ses disciples ont repris ces sophismes.

Erasistrate avait fait une concession : il distinguait deux sortes de causes, et, par là, deux classes de maladies. Les venins, les poisons ont, disait-il, des *causes manifestes et évidentes* dont il faut tenir compte, et qui réclament des *antidotes* appropriés; les autres maladies ont des *causes cachées*, il est vrai, Peut-être, ajoutait-il, qu'il fallait chercher ces dernières, quoique cachées; mais on ne le sait. On pourrait même croire qu'il avait avoué l'impossibilité de les découvrir, et qu'il avait par là donné une ouverture aux empiriques vers lesquels se portait un grand nombre de ses disciples. On voudrait aussi trouver l'assurance qu'il eût le premier distingué la *maladie* et l'*empoisonnement*. Mais bien que cette distinction soit de son école, comme nous l'avons vu plus haut, et sorte de ses principes, on ne voit pas qu'il soit allé plus loin que de marquer des causes cachées pour les uns, des causes évidentes pour les autres. Il n'avait qu'un pas à faire, sans doute, et aussi ses disciples l'ont fait. La *maladie* est bien un état morbide de l'individu, dont la raison d'être se trouve dans les dispositions du sujet; elle n'a pas de cause spéciale, et ainsi, l'on peut prendre un érysipèle aussi bien par le froid que par l'humidité ou par la chaleur. *L'empoisonnement*, au contraire, n'est jamais causé que par une même cause *spécifique*, un *venin* ou un *poison*, car on ne peut ressentir les effets de l'intoxication saturnine que par l'action d'un composé saturnin; les effets du mercure, du cuivre, de l'arsenic, de la morphine, du venin de vipère ou du venin de scorpion ne peuvent être produits que par l'agent qui les produit, et on ne peut être empoisonné par la simple action du froid, du chaud ou de l'humidité; la distinction est donc très-importante. Elle est en germe dans la conception d'Erasistrate, sans qu'on pût dire qu'elle y soit formulée. C'était, d'ailleurs, déjà beaucoup, et, depuis, il n'y a que de pitoyables confusionnistes qui aient méconnu cette distinction de la maladie et de l'empoisonnement.

Cependant, l'espèce de concession faite par Érasistrate d'admettre des *causes cachées* et des *causes évidentes* ne satisfaisait pas les empiriques. Ils soutenaient que les causes évidentes mêmes n'étaient d'aucune utilité pour la médecine; qu'on n'en avait pas besoin pour distinguer les maladies, puisque cette distinction est basée sur le *concours des symptômes*, et que, baser la thérapeutique sur leur étude, c'est s'adonner inévitablement à des théories sur la nature des choses dont on ne sortirait pas. Ils récusaient donc toute étude des causes, toute théorie sur la nature, et ne voulaient s'en tenir qu'aux principes que nous avons fait connaître. Ils allaient même jusqu'à nier l'antidote au poison, les exaltés, s'entend. On n'en trouverait peu de semblables aujourd'hui: on trouverait plutôt leur contraire, des esprits qui, malgré les dénominations les plus nettes, font de toutes les maladies des empoisonnements. Il n'y a guère que parmi les disciples de Hahnemann qu'on trouverait des négateurs absolus des maladies, et encore, parmi eux, beaucoup sont-ils spécificiens outrés.

Le langage des empiriques est celui que l'on tient toujours vis-à-vis de la médecine savante. A quoi sert, lui dit-on, toutes vos recherches, toutes vos études, même toutes vos connaissances sur la structure ou le jeu des parties, vos théories sur les maladies? Vous n'en guérissez pas mieux que celui qui s'en tient à la pure expérience; c'est le hasard qui fait connaître les remèdes, ou c'est par analogie qu'on applique celui d'une maladie à une autre : l'observation et l'histoire suffisent !

On ne voit pas tout ce que les recherches ont produit; on méconnaît tout ce que la physiologie et la physiologie pathologique ont enseigné; surtout, on feint d'ignorer que l'*observation*, l'*analogie* sont non moins des principes du dogmatisme que de l'empirisme, et ne peuvent être sérieusement utilisées que par un raisonnement instruit. Enfin l'empirisme oublie de dire qu'il profite sans cesse des recherches du dogmatisme sans en convenir; que l'empirisme d'aujourd'hui n'est plus celui d'il y a cent ans, ni celui d'il y a cinq cents ans. Chaque découverte du dogmatisme et de la science l'éclaire et l'enrichit, pour ainsi dire, à son insu; car il est impossible à l'homme doué de raison de ne pas raisonner, quoi qu'il en dise, et l'empirique raisonne forcément avec la science courante de son temps. L'empirisme pur est une fantaisie ridicule qu'on met en avant et que les portières mêmes ne pratiquent pas, parce qu'il faudrait commencer, pour le rendre exécutable, de trouver un être privé de raison. La vérité est donc que l'empirique est simplement un observantiste charlatan, incapable de s'élever au-dessus des théories qui courent les rues; tout aussi raisonneur que le dogmatiste, mais plus en retard et plus ignorant.

Du reste, je ne vois pas que les dogmatistes du temps

de l'école d'Alexandrie eussent retenu les vrais principes du maître ; et c'est une chose à remarquer que les doctrines d'Hippocrate allèrent en s'altérant jusqu'au temps de Galien, qui voulut les restaurer. Ce grand homme de Cos n'avait pas basé l'indication sur la simple étude des causes morbides. Ce qu'il envisage, ce qu'il étudie, ce qu'il montre sans cesse comme le point principal, c'est le *mouvement morbide.* Il l'étudie pour le connaître dans son ensemble, dans sa *diathèse;* il l'étudie pour le suivre dans son *évolution*, en marquer le cours, en prévoir les *crises* ou issues. Dans sa thérapeutique, c'est encore de l'*action morbide* dont il s'agit: c'est d'après sa nature, la réplétion ou la vacuité, d'après sa marche, la crudité ou la coction que l'*indication* doit être posée et remplie. Connaître le mouvement morbide, l'épier dans ses crises, le conduire en se faisant l'interprète de la nature : voilà le rôle du médecin, et le rôle qui fut reconnu vrai dans tous les temps. Ce n'est pas là seulement l'étude des causes, ni l'enregistrement des phénomènes, comme le voulaient les deux écoles qui se disputaient à Alexandrie : la tradition hippocratique était altérée.

Pour être juste, nous devons donc juger l'empirisme sans dédain et sans colère. Il représente une école fausse, il est vrai, nous croyons l'avoir montré. Mais il représente aussi l'instinct médical se jetant dans l'observation quand les principes l'abandonnent. A ce dernier titre, l'empirisme est un recours aux faits, un simple recours, un état transitoire où domine le sensualisme, et dont le rationalisme doit triompher tôt ou tard. A notre époque, l'empirisme a eu aussi ses maîtres et ses triomphes, parce que l'esprit médical flotte à tous vents d'opinion. Que le dogmatisme revienne en honneur, comme cela ne peut tarder, l'expérience et l'observation n'en seront pas moins honorées, et l'empirisme sera confondu à nouveau.

IV. Du partage de la médecine en diverses professions. — L'empirisme, dont nous venons d'esquisser les idées principales, eut pour conséquence la naissance des *spécialités* en médecine. C'est en effet la marche de notre art, de tomber du dogmatisme dans l'empirisme, de l'empirisme dans le spécialisme qui n'en est qu'une forme avancée ; du spécialisme dans le méthodisme, qui devient une réaction ; du méthodisme dans l'éclectisme, qui prépare le retour au dogmatisme. C'est du reste la marche de l'esprit lui-même dont le travail ne se repose naturellement que dans le développement de principes acquis. S'il oublie les principes, il se jette dans l'expérience et l'observation : là il se divise ; car l'expérience est personnelle et nécessairement limitée à un certain nombre d'objets, de sorte que l'un a l'expérience d'une chose, l'autre d'une autre : la science se disperse dans les spécialités. Mais on sent bientôt la nécessité des principes, et on réagit contre l'expérience par des systèmes, des méthodes. Les systèmes, n'embrassant qu'une fraction de la vérité, sont bientôt percés à jour, et on sent le besoin de choisir çà et là les fractions de vérité éparses pour les coordonner. Mais cette coordination n'étant vraiment possible qu'au moyen de dogmes reçus et universellement acquis, on arrive forcément à retourner au dogmatisme, après les essais divers du méthodisme et de l'éclectisme.

Donc, l'oubli du dogmatisme hippocratique avait amené l'empirisme, et cette secte devait amener forcément les *spécialités*.

L'Egypte était du reste un terrain éminemment bien disposé pour ce mouvement. C'était, on peut le dire, c'était depuis longtemps la terre classique de l'empirisme ; car, s'il s'y était fait autrefois de grandes choses, dans les arts et dans les sciences, il y avait des siècles que tout dogme y était effacé, et que l'empirisme seul réglait tout. On opine même à croire que les spécialités médicales y étaient déjà en vigueur avant l'introduction de la médecine grecque; qu'on y voyait des médecins pour les maladies des yeux, pour les maladies de la tête, de la poitrine, du ventre, etc.; qu'il y avait autant de spécialités qu'il pouvait y avoir d'habiletés particulières. C'était une disposition naturelle locale dont l'influence devait se faire sentir sur la médecine introduite.

Ce fut donc alors que la médecine se partagea en diverses professions, dont les distinctions reposaient principalament sur les divers moyens employés. Les médecins *diététistes* ne soignaient les malades qu'en employant le régime. A côté d'eux, pratiquaient ceux qui n'usaient que des médicaments simples ou composés, et dont la réputation s'établissait sur leur habileté à trouver des *antidotes* et *compositions royales* ; c'étaient les *pharmaceutes*. Les *chirurgiens* se réservaient les opérations manuelles. On distinguait encore : les *oculistes*, les *sages-femmes* et quantité de *manœuvres*, qui saignaient, ventousaient, baignaient, parfumaient, faisaient les onctions et les fomentations et les autres petites pratiques qu'on pouvait rattacher à l'art de guérir. Nous verrons que ces professions infimes, souvent infâmes, pullulèrent à l'époque de la décadence romaine, et que plus tard, vers la renaissance, les baigneurs et les barbiers acquirent assez d'importance pendant un temps, pour balancer celle des chirurgiens.

L'histoire impartiale doit reconnaître que l'habileté de ces spécialités si nuisible à l'ensemble de l'art, lui profita quelquefois dans les détails et elle se fait un devoir de signaler ceux qui s'y distinguèrent.

V. Des chirurgiens. — *Philoxène* fut le premier à se faire remarquer par sa dextérité ; il laissa plusieurs ouvrages sur la chirurgie, tous perdus.

*Héron* enseigna que l'épiploon se trouve souvent dans la hernie ombilicale.

*Ammonius*, surnommé le *lithotomiste*, inventa pour l'opération de la taille, qu'il faisait par le petit appareil, un instrument propre à briser dans la vessie les pierres trop volumineuses. On rapporte qu'il arrêtait les hémorrhagies par les caustiques, et spécialement par l'arsenic rouge.

*Sostrate*, autre lithotomiste fameux, s'occupa de perfectionner les bandages. Il écrivit aussi un ouvrage sur la morsure des animaux venimeux.

*Amynthas*, de Rhodes, inventa, sous le nom de *boulevard*, un ingénieux bandage pour la fracture des os propres du nez.

*Périgène* imagina un bandage de tête appelé *le casque*, et un autre nommé *bec-de-cygne*, pour la luxation de l'humérus.

*Pasicrate* et *Nileus* se rendirent célèbres pour l'invention du *plinthium*, sorte de caisse carrée très-pesante, et garnie de poulies, qu'ils employaient pour réduire les luxations de l'humérus.

*Nymphodore* fit faire une boîte nommée *glossocome*, pour la fracture des membres, et une machine pour la réduction des luxations du fémur. Quand on se lance dans les choses ingénieuses, on va loin ; mais ce n'est que de la décadence où la science et l'art disparaissent peu à peu.

VI. DES PHARMACEUTES. — C'est avec Hérophyle, ou même son maître Chrysippe, que commença l'ardeur des médecins à exploiter la botanique et à composer des médicaments. L'empirisme accrut encore cette tendance; et l'idée de ne voir l'*indication* que dans l'espèce morbide, fut sans doute la cause de l'assimilation des maladies à des empoisonnements. On avait donc des *antidotes* pour les maladies comme pour les empoisonnements. Comme les médicaments simples ne suffisaient pas, on commença de faire des compositions pharmaceutiques plus ou moins compliquées, qu'on appelait *compositions royales*. Erasistrate les réprouvait; mais l'empirisme, gagnant de plus en plus, leur donna une plus grande vogue. C'est probablement à cette époque que la chimie prit véritablement naissance; car elle ne devait être auparavant qu'une pratique des teinturiers, des parfumeurs ou des mineurs, et elle dut se perfectionner considérablement pour les préparations soi-disant savantes, que composaient à l'envi les médecins pharmaceutes, les parfumeurs, les débiteurs d'onguents de fomentations diverses.

C'était comme ce l'est encore aujourd'hui : dès qu'une nouvelle composition apparaissait, de toute part les faibles de corps et d'esprit accouraient. Quelques succès donnent la vogue, et les hommes les plus brillants du temps, qui ne sont souvent eux-mêmes que le produit d'un hasard heureux, sont les premiers à encenser et propager ces éphémères réputations. La science vraie est dédaignée, parce qu'on ne la comprend plus : on ne voit, parce qu'on n'entend plus que la petite pratique, le succès bruyant et tapageur; on ne croit plus qu'à l'habileté qui a sans doute sa valeur, mais qui n'est rien sans le savoir; on n'écoute que ce qui est prôné, parce qu'on n'entend plus la raison. Sans doute on est trompé, on l'est souvent, on l'est pour ainsi dire à chaque pas, mais on ne se corrige guère, et on ne quitte un charlatanisme que pour se laisser engluer par un autre. Les savants eux-mêmes oscillent dans ce vertige général ; des succès stupides les irritent, et ils se cabrent contre toute nouveauté, même les bonnes ; ou bien, entraînés, ils cèdent même à la sottise, et la prônent à leur tour ; ils oublient les principes en oubliant la raison, et, ne croyant plus qu'à l'expérience toujours trompeuse, ils ne croient plus qu'au succès. Notre temps voit des choses semblables !

On en vint rapidement à essayer des *compositions universelles*, devant répondre à toute maladie possible, et comme de nos jours, on les appelait des *panacées*. C'est vers la fin de l'école d'Alexandrie, et dans le dernier siècle avant notre ètre surtout, que l'idée des *panacées* commença de se répandre ; nous la verrons prendre sa grande extension sous la domination romaine. Plus les esprits sont opprimés, plus ils regimbent contre la vérité, et plus ils se donnent au hasard ; l'absence de caractères est la conséquence de l'absence des principes.

Parmi les médecins pharmaceutes, se distinguaient inévitablement les empiriques dont nous avons déjà parlé, et nous n'avons plus à citer que ceux qui se sont tout à fait adressés aux remèdes composés. *Nicandre*, qui vivait au temps d'Attale, roi de Pergame, écrivit en vers sur les antidotes et spécialement sur les poisons tirés des trois règnes ; il nous reste encore deux de ses poëmes. *Attale* Philometor lui-même, ne dédaigna pas de s'occuper des plantes médicinales, et surtout des plantes vénéneuses : il étudia la jusquiame, la ciguë, l'aconit, l'ellébor.

*Cléophante* se rendit célèbre par la description des

plantes médicinales, et pour l'usage du vin dans les maladies.

*Zopyre*, qui vivait à la cour des Ptolémées, se fit connaître par un antidote qu'il nomma *Ambrosia*.

*Mithridate*, roi de Pont (car il faut bien que les princes s'en mêlent), passait pour très-connaisseur en poisons, et pour avoir composé également un antidote universel, qui portait son nom : *Theriaca Mithridates*.

*Cratinas*, qui fut peut-être attaché à ce célèbre ennemi de Rome, composa un ouvrage sur ce sujet et le lui dédia.

VII. Des sages-femmes. — Leur origine est aussi ancienne que celle des médecins : on voit figurer des sage-femmes en Égypte, au temps de Moïse, et elles devaient y exercer depuis longtemps. Leur existence est assurée sur la nature des choses ; car il y a chez la femme le besoin de se confier à une autre femme, non-seulement pour l'accouchement, mais aussi pour les bains, les onctions et les préparations des fards dont la coquetterie féminine a toujours fait usage. Il existait donc des sage-femmes dans toute l'antiquité : la Grèce seule n'en avait pas ; elle n'a commencé de les tolérer que vers le temps d'Hérophyle. Nous avons vu des femmes s'occuper de médecine, il est vrai, mais avant la guerre de Troie, ou peu après ; ensuite, on reste un long temps sans en pouvoir citer une. Soit en raison du souvenir d'empoisonneuses que toutes avaient laissé, comme les filles du roi de Colchide, ou même la belle Hélène, Athènes avait fait une loi qui défendait aux femmes et et aux esclaves la pratique de l'art. Cette loi dura longtemps, et fut probablement acceptée par toute la Grèce. Vers l'an 280 environ avant J.-C., Hérophyle instruisit dans l'art des accouchements une femme nommée *Agno-*

*dia*, qui vint à Athènes, et s'avisa, pour éluder la loi, de se déguiser en homme : elle réussit et devint même très-célèbre ; le fait se découvrit inévitablement par suite même de la célébrité d'Agnodia, et les Athéniens rapportèrent la loi.

Vers le temps de l'école d'Alexandrie, un certain nombre de femmes acquirent de la réputation sans qu'on puisse préciser l'époque et le lieu. On cite une *Aspasie* qui écrivit sur les maladies des femmes, et indiqua des remèdes pour faire avorter ou pour rendre stérile. Galien et Pline font mention d'*Elephantis*, qui avait écrit sur les remèdes abortifs et sur les fards. Les mêmes auteurs citent encore d'autres noms : *Antiochis, Olympias*, de Thèbes, *Sotira*, *Salpe*, *Laïs*, *Fabulia Lybica*, *Victoria*, *Salviana*, *Leoparda*, *Africana*. Cléopâtre, la célèbre reine d'Egypte, s'occupa également de médecine, des maladies des femmes, des poisons, des fards ; nous possédons encore quelques livres qui lui sont attribués. Enfin on a trouvé sur des inscriptions d'autres noms de femmes, qualifiées comme ayant pratiqué la médecine. D. Leclerc rapporte ces inscriptions, où l'on trouve les noms de *Seuria Elis, Julia Sabina*, *Secunda*.

## § III. *De la médecine sous les Romains jusqu'au temps de Galien.*

Les anciennes écoles médicales grecques disparurent, ou à peu près, avec l'école d'Alexandrie, au commencement du premier siècle avant l'ère chrétienne ; la guerre les chassait ; les restes se dispersaient dans les îles, à Rhodes surtout, pour y vivre ignorées. Passé ce temps, on ne cite guère de médecin célèbre d'Alexandrie ou de Pergame, si ce n'est un ou deux que nous avons nommés précédemment. La Grèce s'en allait, comme Rome apparaissait dans sa gloire, envahissant tout l'ancien monde. Athènes, qui avait eu encore quelque illustration littéraire, s'éclipse tout à fait, avant de jeter un dernier éclat plusieurs siècles plus tard : Philon, son chef de l'Académie, émigre à Rome, l'an — 87, vers le même temps que le rhodien Molon, tous deux maîtres de Cicéron, en même temps que le poëte Archias et Photius Gallus, qui enseigna le premier la rhétorique à Rome. Pergame, abandonnée vers le même temps qu'Athènes, perd sa bibliothèque, composée de deux cent mille volumes, que le célèbre Antoine envoie à Alexandrie, l'an 32, quand elle n'était plus d'aucune utilité en Syrie, et qu'elle ne pouvait plus servir en Égypte, dont les savants avait fui. L'agonie s'était prolongée jusque vers le milieu de ce siècle, mais la vie était sérieusement atteinte vers l'an 100 avant notre ère, au moment où les armées romaines, débordant de l'Italie, s'avançaient à la conquête du monde. Quand la force brutale apparaît, c'est le plus souvent le résultat de l'esprit qui s'égare et abdique : on dit souvent que lorsqu'elle arrive l'esprit s'envole ; il serait peut-être plus juste de dire qu'elle vient lorsque la raison s'en va.

Or, c'est précisément à cette époque dont nous parlons que la médecine commence à faire quelque figure dans Rome ; comme tout le reste de l'ancien monde, et même des premières, elle passe sous la nouvelle domination. Elle y paraît arrivant de Grèce avec Archagatus, vers l'an 120 ; elle s'y formule en système avec Asclépiade venant de Bythynie, vers l'an 100 ; sous Auguste commence l'école méthodiste ; sous Néron apparaît l'école éclectique ; et enfin arrive Galien cent ans après. L'époque que nous embrassons dans ce paragraphe comprend donc un peu plus de deux cents ans, depuis l'an 100 avant J.-C. jusqu'à l'an 131 de notre ère, occupée par les écoles que nous venons d'indiquer, et par le développement exubérant de la pharmaceutique. La science cherche une autorité brutale quand elle n'en a pas une légitime; mais, sous l'oppression, elle ne fait que se traîner dans les choses ingénieuses et les pratiques à succès.

I. Premiers médecins a rome. — Il est probable que la médecine fut exercée à Rome avant l'introduction de la science grecque. On peut le supposer d'après ce passage de Denys d'Halicarnasse : « La peste, dit-il, étant venue à Rome, l'an CCCI de la fondation de la ville, et s'étant rendue plus furieuse qu'aucune autre peste qui eût été de mémoire d'homme, elle emporta presque tous les esclaves et la moitié des citoyens ; les médecins ne suffisaient pas pour le nombre des malades. » Mais on ne sait ni quels ont été ces médecins, ni quelle fut leur médecine.

Le premier médecin dont l'histoire fasse mention à Rome était un Grec, qui, paraît-il, n'y mit pas beaucoup en honneur la science de son pays. Ce fut *Archagatus*, dont tout ce que l'on sait est renfermé dans le passage suivant de Pline : « Cassius Hermina, dit-il, nous apprend qu'Archagatus, fils de Lysanias, du Péloponèse, fut le premier médecin qui vint à Rome, sous le consulat de Lucius Æmilius et de Marcus Livius, l'an DXXXV de la fondation de la ville, ajoutant qu'on lui avait donné le droit de bourgeoisie et que le public lui avait acheté une boutique à ses dépens, dans le carrefour d'Acilius, pour y exercer sa profession ; qu'au commencement on lui avait donné le surnom de *guérisseur de plaies*, et que son arrivée fut agréable à tout le monde ; mais que peu de temps après, la pratique de couper et de brûler, dont il se servait, ayant paru cruelle, on changea son premier nom en celui de *bourreau*, et l'on prit dès lors une grande aversion pour la médecine et pour les médecins. »

*Caton*, qui vécut 70 ans après Archagatus, s'occupait de médecine, mais à sa manière, dédaignant fort celle des Grecs, qui du reste était alors très en défaveur à Rome. Il écrivait même à son fils de mépriser les médecins grecs. « Ils ont juré entre eux, disait-il, de tuer tous les barbares par le moyen de la médecine, et encore exigent-ils un salaire pour cela de ceux qu'ils traitent, afin qu'ils se fient mieux à eux, et qu'ils les puissent perdre plus facilement. Ils sont assez insolents pour nous appeler barbares aussi bien que les autres ; ils nous traitent même plus insolemment, en nous appelant *opiques* (c'est-à-dire grossiers, sans politesse, ignorants). En un mot, souvenez-vous que je vous ai défendu les médecins. » Ce même Caton, qui méritait assurément bien l'épithète d'opique, approuvait les remèdes superstitieux et les amulettes, vantait le chou comme une panacée, n'approuvait point qu'on s'abstînt de manger dans les maladies, et recommandait aux malades les herbages, la chair de canard, de pigeon et de lièvre. Ce fut un type achevé qu'on voit revivre à certaines époques, de la brutalité orgueilleuse, incapable de comprendre les choses de l'esprit, envieuse de tout ce qui est talent, rancunière contre tout ce qui n'est pas de sa lignée et ose briller, incapable de comprendre ce que peut être une fonction sociale, pas plus celle de médecin que celle de magistrat, et ne jugeant digne de son attention et de sa récompense que ce qui satisfait à ses basses convoitises ou ce qui adule sa grossière et odieuse puissance, adonnée d'ailleurs à toutes les pratiques puériles, mesquines ou ridicules, et décidant avec une impertinente résolution les questions les plus difficiles, là ou les plus experts seraient embarrassés.

On cite comme ayant vécu du temps de Caton, les médecins *Silanus*, *Marus*, *Argatharcides*. D'autres sans doute vinrent après, mais on n'en fait pas mention, et il faut traverser un demi-siècle pour arriver à celui qui implanta véritablement la médecine à Rome.

*Asclépiade*, natif de Pruse en Bithynie, vint à Rome cent ans environ avant l'ère chrétienne, et y posa les fondements de la secte méthodique dont nous parlerons plus loin. Il a été diversement jugé, et cela devait être, car il présente des côtés différents. Par son caractère et sa conduite, il mérite sans doute le titre qu'on lui a donné, de *modèle des charlatans*. Par quelques-unes de ses accusations contre Hippocrate, il mérite le dernier mépris. Mais on ne peut lui refuser une certaine hauteur d'intelligence. Caractère de boue avec un peu d'esprit, digne du temps qui le vit éclore.

Il arrivait à Rome, apportant la médecine grecque (1), mais tout disposé à la modifier selon les nécessités, assez sceptique pour mettre de côté ce qu'il avait appris, suffisamment versé dans la philosophie de Démocrite et d'Épicure pour en tirer parti, ayant l'intelligence capable de l'exploiter, enfin d'un caractère à se plier aux exigences des circonstances et à tout vaincre ou tourner pour satisfaire à son ambition. Il arrivait en un lieu et en un temps où l'on se souvenait encore des exécrations prononcées par Caton contre la médecine grecque, où régnait une sorte de raison systématique, la *ratio romana*, et chez un peuple ami de la sensualité. Il sut ap-

(1) Pline dit qu'Asclépiade avait d'abord tenté d'enseigner la rhétorique à Rome, mais que n'y gagnant rien, il résolut de pratiquer la médecine, qu'il ignorait, et de payer d'audace. Cette assertion me paraît difficile à croire, car à cette époque la philosophie s'occupait encore beaucoup de médecine, et Asclépiade était évidemment très-versé dans la philosophie. Je veux bien admettre qu'il ne savait pas beaucoup de médecine, mais il en avait dû apprendre quelque chose à l'école grecque.

précier ces circonstances. Il se fit accepter en critiquant avec amertume la médecine hippocratique, séduisit ces raisonneurs par un système médical tiré de la philosophie corpusculaire, et charma le sensualisme romain par sa thérapeutique complaisante.

Sa critique de l'antiquité fut des plus violentes, souvent très-injuste, quelquefois fine. Elle eut un grand succès, car, comme le dit Pline, *jusqu'à lui l'antiquité aurait tenu bon*. Voici, du reste, comme D. Leclerc la rapporte : « Il disait que ce qu'on appelle *nature* n'est autre chose que le *corps* ou la *matière* et son *mouvement*..... qu'Hippocrate n'avait su ce qu'il disait lorsqu'il parlait de la *nature* comme d'un être intelligent, et lorsqu'il lui attribuait des *facultés* dont l'une *rejette*, l'autre *attire*, l'autre *retient*. Il faisait aussi le même jugement de ce que cet ancien médecin avait cru touchant la manière dont la *nature* termine les maladies, c'est-à-dire touchant les crises, que celui-ci fixait à certains jours, comme au septième, au quatorzième, etc., ajoutant que ces crises sont toujours favorables lorsque la nature est la plus forte, et toujours fâcheuses lorsque la maladie a le dessus; comme si la nature et la maladie étaient deux personnes ou deux êtres qui agissent avec connaissance en se combattant l'une l'autre. Tout ce qu'Hippocrate a marqué à cet égard se peut expliquer, selon Asclépiade, sans supposer autre chose que la *matière* et le *mouvement*, deux principes qu'il croyait suffisants pour produire tout ce qu'on attribue d'ordinaire à la nature. *On se trompe*, disait-il, *de croire que ce que l'on appelle la nature fait toujours du bien*, *elle fait souvent du mal*. Et quant aux jours marqués pour les crises, ou aux jours dans lesquels Hippocrate prétendait que l'on voit ordinairement arriver du changement en mieux ou en pis dans les maladies, Asclépiade niait que cela arrivât plutôt ces jours-là que les autres. Il allait encore plus avant. Le temps, ajoutait-il, ne se rend pas propre de lui-même, ni par une volonté particulière des dieux pour la guérison des maladies, c'est à faire au médecin de le rendre tel par son adresse ou par son habileté, c'est-à-dire qu'il ne faut jamais attendre sans rien faire qu'une maladie se termine d'elle-même dans un certain temps, comme faisait Hippocrate, mais que le médecin doit, par ses soins et par ses remèdes, accélérer ou avancer le temps de la guérison, se rendant pour ainsi dire maître du temps. C'est apparemment cette inaction d'Hippocrate qu'Asclépiade avait en vue, lorsqu'il disait, en raillant, que la médecine des anciens n'était autre chose qu'*une méditation ou une étude sur la mort*, par où il voulait sans doute remarquer qu'il semblait que les anciens médecins ne se tenaient auprès des malades que pour observer de quelle manière et par quels accidents ils mouraient plutôt que pour les empêcher de mourir, sous prétexte que la nature doit tout faire en ces occasions. » (D. Leclerc, *Hist de la méd.*, liv. III, chap. 6.)

On n'a jamais rien dit de plus fort ni de plus violent, et c'est pour cela que nous nous y arrêtons ; mais aussi, que d'erreurs ! La critique de ce qu'Hippocrate appelle la *nature* et de ses prétendues *facultés* a de l'esprit ; mais elle nie un principe d'activité, ce qui est absurde, et elle ne comprend pas les puissances secondes. Sans doute la *nature* et la *maladie* ne sont pas deux êtres, deux personnes qui se combattent ; mais la *santé* et la *maladie* sont deux états opposés, et, dans la maladie, l'*action* a deux tendances, l'une morbide, l'autre de retour à la santé ; et ces deux mouvements sont contraires. Personnifier ces deux tendances, c'est faire un tableau amusant, mais non détruire un fait vrai. Quant aux jours critiques, ils sont d'observation courante, et les nier pour en appeler à l'habileté du médecin, c'est purement de la vanterie ridicule aux yeux des médecins sérieux. Enfin, le trait d'esprit sur la thérapeutique d'Hippocrate n'est qu'un jeu pour faire croire à la puissance des nouveaux moyens, outre que c'est une abominable médisance. On a dit Asclépiade un charlatan, et ce que nous venons de voir prouve que l'épithète fut justement appliquée.

Pour sa pathologie, elle était fort simple. Se basant sur la philosophie dite *corpusculaire*, il n'avait pas besoin d'anatomie et de physiologie, dont il était fort ignorant. Il n'y a dans le corps, disait-il, que des *molécules* et des *pores*, comme d'après Épicure il n'y a que des *atomes* et des *vides*. Les *molécules* n'ont par elles-mêmes aucune propriété, et n'en acquièrent que par l'union, l'ordre, la figure, le nombre ou la grandeur de l'assemblage. Ces molécules se déplacent, se combinent, se séparent, roulent dans les pores, selon des manières différentes, et de là les différents états des corps. Pour l'âme, ce n'est qu'une fiction, et il en est de même des sentiments de générosité, d'honnêteté, de prudence, de continence. Les dieux, s'ils existent, ne prennent aucun soin de nous; il n'y a qu'une seule loi, le hasard ou la nécessité, *fatum*. La santé est le mouvement régulier des molécules dans les pores qui les reçoivent; la maladie est au contraire un arrêt ou une irrégularité de mouvement; la *juste proportion* entre les molécules et les pores fait l'une, et la *disproportion* fait l'autre. Les maladies naissent de ce que les molécules sont irréguliers ou arrivent en trop grand nombre pour passer dans les passages ordinaires, s'y embarrassent et s'y arrêtent; ou bien de ce que les *pores* ou passages deviennent trop grands ou trop petits, ou obliques, ou fermés.

La thérapeutique n'a pour but que de rétablir la juste

proportion entre les pores et les molécules. Et sur ce sujet, Asclépiade élevait de grandes prétentions : il prétendait guérir, *tuto*, *cito et jucunde* (sûrement, promptement et agréablement). Cette formule est restée dans la science comme le symbole d'une thérapeutique parfaite. Du reste, si Asclépiade ne remplissait pas le *tuto* et le *cito*, on l'a loué d'avoir rempli le *jucunde*. Il bannissait les cautérisations au fer rouge et les moyens analogues qui répugnaient tant à la sensualité romaine, et qui avaient si fort indisposé contre Archagatus. Il avait trois moyens principaux d'action : la *gestation*, les *frictions* et le *vin ;* la gestation comprenait les diverses manières de se faire porter et voiturer ; le vin, si aimé des Romains, était accordé en temps de fièvre ; la friction, qu'il estimait singulièrement, était surtout employée pour procurer le sommeil. Son but était toujours de faire circuler les molécules. Il prescrivait en outre des lavements préférablement aux purgatifs ; mais quelquefois il usait d'un purgatif violent pour donner une violente secousse à l'économie, surtout dans les maladies chroniques. Quelquefois il usait aussi de la saignée et des ventouses scarifiées, et souvent il prescrivait les bains froids et les affusions froides. Il fut probablement l'auteur de la médication par l'*ellébore*, qui devint ensuite si fréquemment employée ; et on doit le reconnaître comme l'un des médecins qui s'est arrêté avec le plus de complaisance sur ce que l'on a depuis appelé la *médication perturbatrice*, consistant à provoquer une grande secousse de l'économie pour déterminer la maladie à une solution.

Cette médecine plut très-fort aux Romains. Elle était dégagée de ces susceptibilités de la philosophie grecque sur l'âme et les causes abstraites, qui convenaient moins à l'intelligence romaine, plus lourde ; attaquait et dénigrait cette science, dont Rome voulait profiter en la méprisant ; célébrait la *matière* corpusculaire et le *fatum*, si cher aux descendants de Romulus, et flattait leur goût pour les sensualités aussi bien que pour la brutalité passagère de ses perturbations accidentelles.

Aussi, Rome fut pénétrée : sous cette nouvelle forme, la médecine grecque lui convenait ; beaucoup d'affranchis et même d'esclaves la cultivèrent, comme ils cultivaient de plus en plus les lettres et les sciences de la Grèce, à mesure que les relations devenaient plus étroites entre les deux peuples. Suétone assure que « Jules César donna le droit de bourgeoisie, à Rome, à tous ceux qui faisaient profession de médecin et à ceux qui enseignaient les arts libéraux, afin qu'ils demeurassent plus volontiers dans cette ville et que d'autres vinssent s'y établir. »

C'était du reste dans le génie romain de s'assimiler les peuples vaincus, en acceptant leurs mœurs et leur laissant leur esprit propre. La Grèce passait à son service et lui apportait ses arts et sa science abâtardis, la philosophie d'Épicure et l'empirisme.

II. Secte méthodique. — L'enseignement d'Asclépiade eut un grand retentissement dans les nombreux disciples qui s'y rattachèrent. Dioscoride cite *Julius Bassus*, *Diceratus*, *Petronius*, *Niger* et *Diodotus*. Galien et Cœlius Aurelianus citent encore : *Metrodore*, *Artorius*, *Moschion*, *Clodius*, *Alexandre* de Laodicée, *Chrysippe*, *Titus Aufidius*, *Nicon* d'Agrigente et *Phylonide* de Dyrrhachium. Ils vécurent dans le courant du siècle qui précéda l'ère chrétienne. Le plus célèbre de tous fut *Thémison*, fondateur de la secte dite *méthodique*.

*Thémison* était de Laodicée, en Syrie. On a discuté la question de savoir s'il avait connu Asclépiade ou s'il n'avait étudié que sous un de ses disciples. La première opinion est peu probable, parce que Thémison aurait dû vivre trop longtemps. On s'en tient à croire qu'il vécut, environ, de l'an 63 avant jusqu'à l'an 25 après Jésus-Christ. Ce que l'on sait de lui se résume malheureusement à peu de choses. Il paraîtrait qu'il suivit les principes d'Asclépiade jusque dans un âge avancé, et que ce n'est que vers cinquante-cinq ans qu'il donna les premiers principes de la secte dont il fut déclaré le chef. Il avait écrit des ouvrages, mais tous sont perdus; et c'est dans Cœlius Aurelianus, qui d'ailleurs le combat quelquefois, que nous pouvons seulement retracer sinon ce qu'il pensait lui-même, du moins les principes de ses disciples. C'est du même Cœlius Aurelianus qu'on sait qu'il fut atteint d'hydrophobie pendant assez longtemps, et s'en guérit enfin radicalement. Galien assure qu'il est l'auteur du *diacode*, mélange du suc de pavot et de miel. Il avait écrit sur les propriétés du plantain simple, et il décrivit avec précision la lèpre, le rhumatisme et le satyriasis. On lui rapporte la première introduction des sangsues en médecine; il est certain qu'on ne s'en servait pas avant lui, et que sa secte en a propagé l'usage. Enfin il était l'auteur d'une composition purgative appelée *hiera*.

Venons maintenant à sa doctrine, au sujet de laquelle nous devons éclaircir ce que l'on nomme en médecine les *genres* morbides, qui, nous l'avons dit, avaient été entrevus par Hippocrate, considérés par lui comme un point capital en médecine, et que nous négligeons passablement de notre temps. Asclépiade, tout en disant que les maladies viennent du défaut de proportion entre les *atomes* et les *pores*, n'enseignait pas cependant que toutes les maladies fussent identiques les unes aux autres; et il est bien probable, encore qu'on ne le rapporte pas expressément, qu'il admettait plusieurs espèces de maladies et plusieurs sortes de disproportions entre les atomes et les pores. De même Hippocrate admettait bien des maladies différentes les unes des autres, et nous avons vu qu'il insistait pour que la distinction de la maladie fût établie sur la diathèse, c'est-à-dire sur la disposition générale, sur l'ensemble morbide; de sorte qu'il distinguait bien la pneumonie de la dysentérie, celle-ci du choléra, et le choléra de la peste. Mais Hippocrate lui-même tentait d'expliquer les phénomènes de la maladie, et il faisait intervenir dans ce but le chaud et l'humide, le froid et le sec, la bile et le sang, l'atrabile et la pituite; de sorte qu'il disait d'une maladie qu'elle était chaude et sèche, ou froide et humide, bilieuse ou pituiteuse; et par là il ne niait pas que le choléra fût une maladie différente de la dysentérie, mais il assurait que l'une était froide et bilieuse, l'autre chaude et bilioso-sanguine. En un mot, Hippocrate par ses explications rapprochait une maladie d'une autre, montrait les analogies entre plusieurs espèces morbides qu'on pouvait réunir dans un genre commun : toutes les maladies du même genre avaient des explications analogues de sécheresse ou d'humidité, etc., comme elles avaient des caractères communs. C'était là le *genre morbide* trouvé dans l'interprétation de la nature même des maladies, et sur lequel on se basait comme sur une *indication sérieuse*. Aussi, comme nous l'avons vu plus haut, alors que les empiriques s'en tenaient à l'indication de l'*espèce*, les sectateurs de l'ancien dogmatisme altéré tenaient avec vigueur l'indication du *genre* représentée par l'interprétation de la nature. Nous verrons plus tard ce que Galien vint ajouter à cette question : pour le moment, nous devons nous contenter de montrer que le *genre morbide* était bien dans la tradition dogmatique. Asclépiade, en interprétant la nature morbide selon la philosophie d'Épicure, ne faisait que changer la théorie d'Hippocrate; mais il restait, sans s'en apercevoir peut-être, dans la tradition médicale modifiée aux idées du jour.

En philosophie, le *genre* est la matière de plusieurs espèces communes, mais cela est diversement interprété. Comme je l'ai montré dans la *Physiologie générale* (liv. I, chap. I), l'idée du genre fut d'abord confusément celle de l'espèce en philosophie : genre (de γένομαι, engendrer) voulait indiquer les choses qui s'engendrent entre elles; c'est maintenant ce qu'on attribue avec raison à l'espèce dans les sciences naturelles. Ce n'est qu'avec Aristote, et après lui l'école d'Alexandrie et d'une manière bien plus précise au moyen âge, que l'idée de l'espèce fut définitivement formée. Quant à ce que doit être le genre, on lui a attribué d'être la matière de l'espèce, en ce sens que par exemple la chair est la matière de toutes les espèces animales. Mais cela est bien gros évidemment, et les naturalistes ont fort bien dit, assurément, que l'animalité constitue une *nature* plutôt qu'un *genre*, dans laquelle bien des classes, des ordres, des familles et des genres doivent être enfermés. M. Flourens, de nos jours, proposait de reconnaître comme attribut du genre l'aptitude d'engendrer sans perpétuité; ainsi le cheval et l'âne sont deux espèces qui, prises séparément, engendrent des produits indéfiniment; réunies, elles donnent des produits encore, mais des produits inféconds : cette aptitude à donner des produits, mais des produits inféconds, serait le caractère du genre. Cela n'est pas encore accepté : les sciences naturelles vivent sur ce point dans une grande obscurité.

En médecine, nous trouvons de la difficulté à appliquer ce qui est d'ailleurs si confus et si incertain pour les sciences naturelles. Ce qui est dans notre tradition, et il me semble que c'est là surtout ce que nous devons voir, ce qui apparaît dans le sentiment d'Hippocrate et des premiers dogmatistes, ce qui se montre à nous dans la secte méthodique, c'est que le genre morbide comprend une sorte de nature commune à plusieurs espèces pathologiques, et qui est caractérisée par une même manière d'être dans le mécanisme pathogénique. Le mouvement morbide dans sa forme typique et dans son évolution représenterait l'espèce ; dans son mécanisme, il se rapporterait au genre. Ainsi, pour ne prendre que les cas les plus nets où les choses présentent le moins d'obscurité, les phlegmasies constituent un genre morbide, en ce sens que le mécanisme morbide est sensiblement le même chez toutes ; mais chacune d'elles représente une espèce en raison de son unité dans le type et l'évolution du mouvement. De même les fièvres éruptives représentent aussi un genre en raison du mécanisme qui est aussi sensiblement le même chez toutes ; mais chacune d'elles est une espèce en raison de l'unité et de l'évolution typiques de son mouvement. D'où il résulterait que le mécanisme étant le même dans deux faits pathologiques, nul n'est autorisé à en faire une seule espèce pour ce seul motif ; cette similitude dans le mécanisme indique seulement un genre. Il faut ensuite, pour régler la question d'espèce, prendre en considération l'ensemble et l'unité des phénomènes et l'évolution du mouvement morbide.

Nous aurons d'ailleurs l'occasion de revenir encore sur ce point délicat de la pathologie, que l'oubli de nos traditions a rendu fort obscur de notre temps.

La réforme d'Asclépiade n'était pas complète. En disant que les maladies viennent d'une disproportion entre les atomes et les pores, au lieu de dire qu'elles viennent des quatre causes et des quatre humeurs premières, comme le disait Hippocrate, il distinguait bien évidemment, il devait distinguer des disproportions différentes; mais il ne fit pas ces distinctions nettement. En un mot, il semblait renfermer toutes les maladies dans *un seul genre* morbide, la *disproportion* entre les pores et les atomes, comme de nos jours Broussais rangeait toutes les maladies dans l'inflammation. Thémison fit un pas de plus. Il admit *trois genres* morbides au lieu d'*un seul*, représentés par trois états où pouvaient être les pores : 1° *strictum*, resserrement des pores; 2° *laxum*, relâchement des pores; 3° *neutrum*, état oscillatoire et intermédiaire au *strictum* et au *laxum*. Ainsi, au lieu de dire que la rage est une maladie chaude, sèche et phlegmatique, comme on l'indiquait dans le système hippocratique : on disait que c'est un resserrement, une maladie du genre strictum. Thémison ne niait pas plus qu'Hippocrate qu'il existât une maladie qu'on appelle la rage; mais l'un l'expliquait avec le strictum, tandis que l'autre l'expliquait avec l'antique humorisme. En un mot, admettre le genre ce n'était pas nier l'espèce. On doit même dire que la plupart des méthodistes ont brillé comme *nosographes*.

La thérapeutique de Thémison se ressentait inévitablement de sa théorie du *laxum* et du *strictum;* il attribuait aux médicaments la vertu de *relâcher* ou de *resserrer* les pores. On se demande sur quelles données il se fondait pour croire la *mandragore* un relâchant des membranes du cerveau (*Cœlius Aurelianus*); mais on ne peut répondre autre chose, si ce n'est que chez lui c'était une induction théorique toute aussi gratuite que celle qui faisait de la *manie* un resserrement des pores des membranes cérébrales. Il niait les crises et ne voulait pas s'occuper des jours critiques; cependant, il privait les malades d'aliments pendant les premiers jours de maladie, disant que la substance alimentaire ne fait qu'accroître l'irrégularité des mouvements.

Les enseignements de Thémison furent du reste amplifiés par ses successeurs, et notamment par *Thessalus* de Tralles dont nous allons parler. Il eut plusieurs disciples immédiats, dont deux seulement ont été cités, *Proculus* et *Eudême;* et l'histoire ne peut encore qu'enregistrer leurs noms.

Parmi ses sectateurs, on cite les suivants :

*Celse* naquit à Berne ou, selon d'autres, à Vérone. On suppose qu'il vivait sous Tibère ou vers ce temps. Galien n'en parle pas, ce qui ferait supposer peut-être que Celse lui est postérieur; mais, d'un autre côté, Celse ne parle pas plus de Galien. On les a crus contemporains; mais comme Celse ne cite guère qu'Hippocrate et Asclépiade, et s'est attaché à reproduire le plus ordinairement les idées du réformateur romain, on le croit antérieur. Il reste de lui un ouvrage très-intéressant, *de Re medica*, élégamment écrit. Sa lecture fait penser que l'auteur n'était pas un médecin praticien, mais un amateur lettré, écrivant un résumé de la science médicale de son temps; c'est l'opinion de la plupart des historiens.

*Thessalus* de Tralles vécut à Rome sous Néron. Galien en fait le plus triste portrait, le donnant comme un intrigant sans éducation, sachant se faufiler dans les grandes maisons, ignorant et très-audacieux, plein de forfanterie et de gloriole, qui se vantait d'être le seul médecin depuis Hippocrate, et qui, « profitant adroitement des circonstances et de la disposition des esprits, ne se contenta pas de flatter les riches de Rome, mais se vanta de montrer toute la médecine en six mois; par cette forfanterie, il s'attira beaucoup de disciples. » Il ne fit du reste que reprendre la théorie de Thémison, et c'est à lui que la secte méthodique dut de s'étendre et de se propager. Il y ajouta seulement un plan de traitement sous le nom de *Métasyncrise* ou *cercle résomptif*.

Hippocrate avait dit, nous l'avons vu, que le médecin doit se faire un *plan* du traitement qu'il veut suivre pour chaque malade. Thessalus ne fit que reprendre cette idée et l'étendre, en formulant un cercle de traitement général. Il commençait par trois jours d'abstinence, puis donnait des aliments de deux jours l'un, en commençant par des substances de facile digestion; alors il prescrivait des médicaments relâchants ou resserrants, selon le *strictum* et le *laxum;* puis venaient les bains, les frictions, la gestation, qui avaient chacun leur jour et leur succession; puis le vomitif destiné à donner une secousse violente à l'économie; enfin on reprenait la nourriture et on l'augmentait peu à peu jusqu'au retour à un régime normal. Il y avait ainsi une suite d'actions, un cercle de traitement, *cercle résomptif*, qui préparait la *métasyncrise.* Souvent on employait les remèdes les plus énergiques, le purgatif le plus violent pour opérer la *métasyncrise* d'une manière active et subite.

*Philomenus*, autre méthodiste du même siècle, est connu pour avoir étudié la dysentérie et pour s'être occupé de l'art des accouchements, dans lesquels il se servait, pour les cas difficiles, d'une manière de version qui lui était particulière, et d'un crochet qu'il insinuait dans les fontanelles.

*Soranus*, natif d'Ephèse, fils de Ménandre et de Phœbé, vivait sous Trajan et Adrien, vers 97 à 117 de l'ère chrétienne. Il exerça d'abord et professa la médecine à Alexandrie, puis vint à Rome, où ses talents lui acquirent une grande considération. Galien, qui le cite et le réfute comme médecin de la secte méthodique, en parle très-avantageusement. Il avait laissé quelques ouvrages qui ne nous sont pas parvenus, et dont nous ne pouvons juger que par Cœlius Aurelianus.

On cite deux autres *Soranus*, moins considérables que le précédent, avec lequel il ne les faut pas confondre.— L'un, natif d'Éphèse également, mais plus jeune, composa un traité sur les maladies des femmes et l'anatomie qui y répond. Turnède en publia un fragment en grec, à Paris en 1554, in-8°, où l'anatomie est mieux traitée que dans Galien. — Le second était de Malles en Cilicie, et on le surnommait Mallotes. On lui attribue le traité *Isagoge saluberrima in artem medendi*, 1528, in-folio, et quelques ouvrages de matière médicale dans les *Medici antiqui*, Aldus, 1547, in-folio. Vossius le conteste. L'auteur s'adresse à Mécène, comme s'il vivait du temps d'Auguste : mais on croit l'ouvrage très-postérieur.

*Moschion*. On connaît quatre médecins de ce nom : l'un disciple d'Asclépiade, surnommé le *Correcteur*, parce qu'il corrigea quelques-unes des opinions du maître; l'autre cité par Soranus, d'après Galien; un troisième dont Pline parle comme auteur d'un ouvrage sur le raifort; un quatrième que Plutarque nomme son ami. Celui qu'on rattache à la secte méthodique et dont on ne connaît pas l'époque précise, est l'auteur d'un livre sur les maladies des femmes, imprimé plusieurs fois au XVI^e^ siècle; *de Mulieribus affectibus liber unus; Basileæ*, 1538, in-8°. « L'auteur de ce livre, dit la *Biographie médicale*, parle des secours qu'on peut donner aux femmes dans les accouchements; il paraît même qu'il a exercé cet art, sans y savoir grand'chose. En effet, il avait beaucoup de lenteur dans les cas qui exigent de l'accélération; car dans celui où l'enfant se présente mal, il se borne à graisser les parties de la mère avec des onguents, pour s'attacher ensuite à ramener l'enfant par la tête. Hardi jusqu'à la témérité dans le cas de chute de la matrice, il ne balance point d'extirper ce viscère, dès que le contact de l'air et l'état d'étranglement où il se trouve le menacent de gangrène. En général, il savait peu de choses de la bonne chirurgie, mais il était un assez passable anatomiste pour son temps. »

*Julien* vivait à Alexandrie du temps de Galien qui le blâme d'avoir négligé la pathologie humorale, le traitant avec mépris, et lui donnant le nom de *diseur de bagatelles.*

*Cœlius Aurelianus*, *siccensis*, qu'on suppose être de Sicca, ville de Numidie, vivait du temps de Galien ou à peu près. Nous avons de lui deux *Traités sur les maladies aiguës et sur les maladies chroniques* qu'il donne lui-même pour les avoir traduits du grec de Soranus; mais on remarque qu'il parle souvent de ce même Soranus comme d'un tiers, ce qui fait penser qu'il y a mis du sien. C'est une nosographie incomplète, où les maladies sont décrites assez exactement, dans un style assez barbare, et où se trouve toute la médication de la secte des méthodiques. C'est dans cet ouvrage, bien mieux encore que par celui de Celse, plus élégamment écrit, qu'on peut se faire une idée des doctrines de la secte.

*Cassius Felix* vivait au temps de Celse, vers le commencement du premier siècle. Il suivit la doctrine d'Asclépiade, comme on le peut voir dans un livre de lui qui nous reste, traduit du grec en latin par Gesner et Adrien Jonghe : *Naturales et medicinales quæstiones*, LXXXIV, etc. Tiguri, 1562, in-8°. Il était célèbre pour un médicament contre la colique, dans lequel entrait du suc épaissi de pavot.

Cette secte méthodique alla en s'éteignant jusqu'un peu après le temps de Galien. Elle domina surtout dans le premier siècle de notre ère et la moitié du second. Les médecins pharmaceutes lui firent une redoutable concurrence, et l'École éclectique qui prépara Galien, produisit sa chute définitive. Plus tard, le galénisme domina seul ou à peu près. Mais, Celse, Alexandre de Tralles et Cœlius Aurelianus, restèrent dans la science comme les meilleurs nosographes de l'antiquité, et c'est à ce titre qu'ils furent repris avec tant de faveur lors de la renaissance des lettres en Occident.

III. Médecins pharmaceutes. — Nous désignons encore sous ce nom, comme nous l'avons fait plus haut, les médecins qui négligeaient les doctrines pathologiques, et s'attachaient surtout à la recherche ou à la composition de médicaments nouveaux. Nous les avons vu commencer à Alexandrie et à Pergame avec les disciples d'Hérophile, prendre de l'extension et se propager sous la secte empirique, jusqu'au moment de la conquête romaine. Suivons maintenant leur développement sous cette nouvelle domination. Ils s'y propagèrent rapidement pendant le siècle qui précède l'ère chrétienne en même temps que le goût de la botanique gagnait Rome, comme le goût de toutes les sciences grecques ; ils s'y propagèrent surtout lorsqu'Attale fit don au peuple-roi de son jardin botanique, où il cultivait des poisons.

Ils répondaient non moins bien que les méthodistes au génie de ces peuples et au temps. La déroute du dogmatisme et l'aboutissant de l'empirisme amenaient forcément à chercher des remèdes, à ne plus s'inquiéter d'anatomie ou de physiologie, mais à trouver des médicaments. D'un autre côté, le déplorable état des mœurs sous les derniers Lagides, la débauche trônant avec Cléopâtre à Alexandrie, avec Sylla et Antoine à Rome, débauche qui ne fit qu'aller en augmentant sous les

Césars, entraînait la recherche des poisons, des drogues et des onguents, des philtres, des bains médicinaux et cosmétiques, des compositions diverses, où se confondaient l'art du médecin et celui du parfumeur avec le mauvais génie de l'empoisonneur. La galanterie, le traitement secret et le poison marchaient de pair. Enfin, le monde était atteint d'un malaise vague et indéfini; et partout se répandait dans le milieu du siècle qui précéda notre ère l'idée mal déterminée mais bien arrêtée du besoin d'un *remède universel.* Au milieu des guerres civiles et étrangères, souillés de meurtres et maculés de vins et de sang, avilis d'orgies et d'infamies, les peuples étaient agités d'un immense désir de paix, de bonheur et de santé. Partout on attendait, on espérait ce remède universel. Les uns, dont l'esprit considérait le mal moral, comprenaient qu'il s'agissait d'un remède moral; mais les autres, enfouis dans le sensualisme et la matière ne comprenaient guère que la recherche d'une drogue souveraine, d'une composition précieuse pour les médecins, d'un secret magique pour les philosophes physiciens, pour tous d'une *panacée.* Et ce mot de *panacée* retentit à tous les coins du monde pendant ces siècles, celui qui précéda, et celui qui suivit l'avénement du christiansime.

L'histoire ne peut entrer dans les détails de tous ces médicaments, de toutes ces compositions, tour à tour essayées, prônées jusqu'à l'exaltation, puis détrônées par de nouvelles trouvailles : elle n'a guère qu'à citer les noms des médecins qui acquirent de la réputation dans ce genre de recherches. Du reste, tout en déplorant l'aveuglement de ce temps et les étranges erreurs de ces hommes, elle doit constater que tout ce travail ne fut pas perdu. La pharmacie avait été très-négligée dans l'antiquité, et si le mot d'Asclépiade, que *la médecine grecque fut une méditation sur la mort*, est un mot abominable : c'était cependant, dans une sauvage énergie, une expression de la trop fréquente impuissance de cette médecine. La thérapeutique était bien pauvre sous Hippocrate ; elle s'accrut à Alexandrie et à Pergame ; les recherches des médecins pharmaceutes l'enrichirent considérablement.

*Musa*, qui était affranchi d'Auguste et son médecin, avait embrassé les principes des méthodiques, et avait retenu d'Asclépiade l'usage des bains froids et des affusions froides (ce qu'on appelle aujourd'hui l'hydrothérapie) qu'il employa pour guérir l'empereur. Il acquit une grande réputation. On lui attribue d'avoir introduit en médecine l'emploi de la chair de vipère contre les ulcères malins, l'usage de la laitue et de la chicorée. Il composait des antidotes pour différentes maladies, et l'on cite un mélange de jusquiame, de ciguë et d'opium, héroïque contre les rhumes avec aphonie.

*Crinas* ou *Critias*, médecin de Marseille, vint à Rome sous Néron, lorsque Thessalus attirait toute l'attention. Il entreprit de se faire une réputation en joignant l'astrologie et la médecine, et il y réussit tellement, qu'après avoir payé de son vivant les dépenses nécessaires pour les fortifications de plusieurs villes, il laissa encore en mourant six millions de sexterses à sa ville natale.

*Charmis*, également de Marseille, vint à Rome à peu près dans le même temps, lorsque Critias et Thessalus se partageaient la faveur publique. Il remit en honneur les bains froids, dans les plus grands hivers ; et c'était merveille, dit Pline, de voir des vieillards consulaires se faire gloire d'être vus raides de froid au sortir de l'eau sous sa conduite. Charmis acquit aussi une immense fortune en rançonnant les malades. On rapporte qu'il exigeait de quelques-uns jusqu'à deux cents grandes sexterses, environ vingt mille francs.

*Pline* et *Dioscoride* sont les auteurs les plus estimés de ce temps, sur la matière médicale.

*Pline*, dit l'Ancien, était de Vérone ou de Côme, né l'an 23 de notre être. Il suivit d'abord la carrière militaire, entra plus tard dans le collége des Augures, et fut ensuite gouverneur en Espagne, puis chargé du commandement de la flotte de Misène. Très-actif et très-adonné à l'étude, surtout à celle des sciences naturelles, il dérobait à ses occupations principales et à ses veilles le temps de faire des compilations multipliées dont quelques-unes seulement nous sont parvenues et sont précieuses. On rapporte qu'il lisait constamment, même en voyage, et qu'il avait toujours auprès de lui un secrétaire auquel il dictait le résumé de ses lectures. Son *Histoire des choses naturelles* est un des beaux monuments scientifiques de ce temps, bien que contenant beaucoup de choses futiles et superstitieuses. On connaît sa mort tragique : il périt l'an 79, lors de la terrible éruption du Vésuve qui ensevelit Pompéi ; la cendre brûlante chassée par un vent violent l'asphyxia dans Stabia.

*Dioscoride* était médecin, natif d'Anazarbe. Les uns le font vivre sous Antoine et Cléopâtre, dont il aurait été le médecin, d'autres sous Néron. Il écrivit en grec un des plus anciens livres que l'on connaisse sur la *Matière médicale*. L'ouvrage est du reste assez mal écrit, manque de détails sur les maladies, ne précise pas bien les indications des remèdes, et renferme bien des choses sans utilité. Il mérite cependant d'être consulté.

*Euphorbus*, frère de Musa, était affranchi et médecin de *Juba*, petit-fils du roi de Numidie. Tous deux, le prince et l'affranchi, s'occupaient de médecine et surtout de matière médicale. C'est Juba qui, le premier, décrivit et employa l'Euphorbe, à laquelle il donna le nom de son médecin. Comme Musa, Euphorbe employait les bains froids.

*Philotas*, d'Amphissa, vécut au temps d'Auguste. Il est connu comme ayant traité les fébricitants en leur faisant boire de l'eau froide.

*Philon*, de Tarse, est célèbre pour un antidote nommé *philonicon*, du nom de son auteur, comme celui composé par Mithridate, le célèbre roi de Pont, avait été nommé *Mithridaticum*; l'un et l'autre se partageaient la vogue.

*Asclepias*, *pharmacien*, dans son livre le *Marcellas*, et *Apollonius archistrator* de Pergame, dans son recueil *Euphorista*, avaient inventé des compositions diverses contre la goutte, les ulcères malins, la surdité, l'angine, l'ozène, les affections de l'estomac, etc.

*Criton* était célèbre pour ses cosmétiques contre la lèpre. Il en était de même de *Pamphile*, surnommé *Mignatopole*, qui acquit d'immenses richesses avec ses compositions contre une espèce de lèpre.

*Andromaque*, médecin de Néron, est célèbre pour un *antidote universel*, ou *composition royale*, comme cela se nommait : la *thériaque*, dans laquelle entrait des têtes de vipère, qui eut autant de vogue que le *philonicon* et le *mithridaticum*. Sa composition a montré une grande vogue pendant longtemps ; elle la reprit sous le moyen âge pour la conserver presque jusqu'à notre temps ; il ne l'a perdu que depuis qu'on a cessé malheureusement d'y faire entrer les têtes de vipère qui en étaient tout le mérite. De notre temps où l'on ne croit plus au serpent, on le dédaigne, et c'est un tort.

*Scribonius largus*, compilateur célèbre, dont il reste un

ouvrage de matière médicale (*de Compositione medicamentarum*, 1529, in-8°, et beaucoup d'autres éditions), et *Xénocrate d'Aphrodisée*, ont été les plus extravagants dans les remèdes superstitieux, comme le marque le Dr Leclerc. *Xénocrate* attribuait des vertus médicinales au sang de chauve-souris, au cerumen des oreilles, au sang menstruel et à d'autres choses semblables. On allait chercher des remèdes dans tous les règnes de la nature, et en cela on avait raison, mais on employait les substances les plus repoussantes, et les plus extravagantes étaient les plus recherchées. La magie, dont nous parlerons dans le chapitre suivant, commençait à se développer et à s'unir à la pharmaceutique, à envahir la médecine. *Scribonius largus* indiquait un remède assuré contre la morsure des serpents : c'était une plante nommée *alleluia*, qu'on devait cueillir de la main gauche avant le lever du soleil. Il avait plusieurs compositions contre les soupirs. *Xénocrate* vantait encore des cervelles, du foie, de la chair ou du sang d'homme, de l'urine et de la fiente humaines, des ongles râpés, et d'autres matières plus sales encore, si c'est possible. Il indiquait *des remèdes pour donner de l'amour*, d'autres *pour faire haïr*, *pour envoyer à quelqu'un des songes qu'on souhaite*, *pour faire souffrir une personne ou pour la faire mourir*, *pour faire avorter et pour empêcher de concevoir*, etc.; l'extravagance et l'infamie n'avaient plus de limites. On peut difficilement se faire une idée de la connaissance des poisons à cette époque où l'empoisonnement était aussi fréquent que l'assassinat; que devait-il se passer dans les basses officines de la débauche où toutes les classes se donnaient rendez-vous?

Détournons les yeux pour reprendre la médecine sous un jour plus noble.

IV. Eclectiques-pneumatistes. On désigne sous ce nom un petit nombre de médecins qui commencèrent une sorte de restauration de la médecine grecque, admettant, outre les quatre anciens éléments, un quatrième l'*esprit*, sur lequel Zénon avait insisté. Ils répondaient aux tendances philosophiques de l'école du portique, dont Virgile avait formulé le génie dans ces vers :

Principio cœlum, ac terra, camposque liquentes,
Lucentemque globum lunæ, titaniaque astra,
Spiritus intus alit : totamque infusa per artus
Mens agitat molem ; et magno se corpore miscet.

Il semble que l'ancien dogmatisme ait profité de ces tendances pour reparaître sous une nouvelle forme, moins antique, et plus facile à s'insinuer dans le génie romain. Quelques médecins mettaient en avant le spiritualisme vague de Zénon et pratiquaient l'*éclectisme*, dont Potamon avait fait une école philosophique cinquante ans avant notre ère. Sous ces dehors, ils relevaient presque tous les principes hippocratiques et profitaient des dernières méthodes de traitement qui avaient le plus de succès. Aussi, comme on l'a remarqué, bien que tous ces médecins aient emprunté quelque chose au méthodisme et à la pharmaceutique de leur temps, ils n'étaient dans le fond que des dogmatistes, ils préparaient le galénisme.

*Athénée*, qui passe pour le fondateur de cette école, était d'Attalie ou de Tarse, en Cilicie. Il vécut au temps de Pline, sous les empereurs Néron et Vespasien. Il avait beaucoup écrit ; tous ses ouvrages sont perdus. On sait seulement qu'il combattait les principes d'Asclépiade, mais sans grand succès ; qu'il avait étudié sous les péripatéticiens et avait adopté tous leurs dogmes, spécialement la doctrine de la préexistence des germes ; qu'il suivait l'anatomie d'Aristote ; qu'il détermina les différentes espèces de pouls en dialecticien habile, et considérait le pouls fort comme un signe de puissance vitale; qu'il cultiva la diététique avec soin et indiqua les moyens de filtrer l'eau. Il eut plusieurs disciples ou sectateurs : *Agathinus*, *Théodore*, *Magnus*, *Hérodote*, *Archigène*, etc.

*Agathinus* suivit le pneumatisme de son maître, mais insista sur l'*éclectisme*, et désigna lui-même son école sous le nom d'*épisynthétique*. Il avaient écrit sur l'Ellébore, dont on commençait à faire grand usage, et des doctrines sur le pouls que Galien blâmait.

*Archigène*, d'Apamée, en Syrie, fut disciple d'Agathinus, et professa son art sous Domitien, Nerva et Trajan. Il était né en 54, et mourut en 117, au rapport de Suidas. Il avait beaucoup écrit sur la physique et sur la médecine; Galien cite de lui dix livres sur les fièvres, et douze lettres savantes. Nous ne possédons que quelques fragments qui se trouvent dans Aétius, lequel en faisait le plus grand cas, et avait commenté de lui un remarquable ouvrage sur le pouls. On sait qu'il voyait le plus haut degré de la maladie, et le moment le plus dangereux, immédiatement après le début. Il changea la série des jours critiques admise par Hippocrate, remplaçant le 20ᵉ par le 21ᵉ. Il distinguait toutes les variétés de la douleur, dont il tirait des signes pour diagnostiquer le siége de la maladie; ce qui montre qu'il s'était appliqué à la séméiotique, chose rare en ce temps. Les sympathies lui servaient à expliquer les relations des divers phénomènes morbides, étude bien remarquable pour l'époque; et il disait que les affections symptomatiques sont l'*ombre* de l'affection principale. Il étudia avec beaucoup de soin les plaies de tête et les signes de l'épanchement intra-crânien, ainsi que plusieurs autres maladies. On ne saurait trop regretter la perte de ses ouvrages.

*Arétée* de Cappadoce, vécut dans le temps de Galien,

qu'il ne cite pas et qui ne l'a pas cité. Comme il parle de la thériaque, il est par conséquent postérieur à Andromaque. D'un autre côté, s'il eût assez vécu avant Galien pour que celui-ci eût pu connaître ses ouvrages, il eût été cité; et s'il avait assez vécu après Galien, il en aurait parlé. On suppose donc qu'ils sont du même temps, et quelques-uns pensent qu'il a demeuré à Rome, dont il cite les boissons et les aliments journaliers. Nous avons de lui un traité des maladies aiguës et chroniques, bien des fois réimprimé, écrit en grec et traduit en latin (*de Acutorum et diuturnorum morborum causis et signis, lib. IV, de eorumque curatione lib. IV, Venitiis* 1552, in-4°). C'est un des chefs-d'œuvre de l'antiquité qui a fait placer son auteur immédiatement après Hippocrate. Les descriptions de maladie sont faites avec une élégante concision et une précision médicale d'un sens parfait; ce qui les fait considérer comme le modèle de la nosographie. Chaque espèce morbide est nettement isolée et définie; son siége est indiqué avec précision, l'auteur ayant soin de commencer par l'anatomie de l'organe malade. Cet ouvrage a eu le sort glorieux de charmer toutes les générations de médecins jusqu'à nous. Cela suffit bien certainement à la louange d'Arétée qu'on regarde comme le premier auteur des vésicatoires par les cantharides. Cette mouche n'avait été employée jusque-là qu'intérieurement, et même Hippocrate avait mis en garde contre son usage.

*Philippe* de Césarée, disciple d'Archigène, écrivit sur les médicaments et sur le marasme.

*Hérodote*, élève d'Agathinus, pratiqua la médecine à Rome sous Trajan; on le cite comme un observateur judicieux.

*Magnus* d'Ephèse fut archiâtre à Rome au temps de Galien.

*Posidonius*, médecin du temps de Valens, est mis par Aétius au nombre des éclectiques.

V. Anatomistes et Chirurgiens. — Les chirurgiens avaient fait, selon leur naturel, bande à part dans Alexandrie, et cependant un certain nombre de médecins pratiquaient la pharmaceutique et la chirurgie. A Rome, où l'on gardait rancune aux opérations en souvenir d'Archagatus, et où la sensualité s'arrangeait peu des moyens violents de l'art grec, la chirurgie fut d'abord confondue avec la médecine, comme on peut le voir dans l'ouvrage de Celse. Cependant quelques médecins trouvèrent là une occasion de spécialité, et s'adonnèrent à la pratique chirurgicale; quelques-uns, mais en petit nombre, acquirent de la réputation. Il faut remarquer du reste que la dissection des cadavres humains étant interdite, le défaut de connaissances anatomiques exactes nuisait singulièrement au progrès chirurgical.

*Megès*, de Sidon, disciple de Themison, observa le gonflement scrofuleux des seins, apprit à réduire la luxation du genou en avant, et pratiqua la taille avec un instrument de son invention.

*Lycus*, de Naples, laissa, dit Galien, de nombreux écrits sur l'anatomie, aujourd'hui perdus. Il est probable qu'ils n'étaient fondés que sur la dissection des animaux, la seule autorisée.

*Rufus*, d'Ephèse, est le plus célèbre anatomiste et chirurgien de ce temps, et encore mêlait-il la pharmaceutique à la chirurgie. Il vivait sous Trajan. Galien nous apprend qu'il avait écrit en vers hexamètres sur la matière médicale. Il nous reste de lui un livre sur les noms anatomiques, *appellationes corporis humani*, et un livre sur les *maladies des reins et de la vessie*, avec un fragment sur les purgatifs. Il faisait provenir les nerfs du cerveau et les divisait en deux classes, ceux de la sensibilité et ceux du mouvement; c'était une idée plus nette de ce qu'on avait commencé à voir à Alexandrie. Le premier, il décrivit, quoiqu'imparfaitement, la réunion des deux nerfs optiques à la hauteur de l'infundibulum. Il indiqua les conduits des trompes utérines, connut la capsule du cristallin, et enseigna qu'on ne doit pas juger du foie de l'homme par celui des animaux.

*Marinus* est appelé par Galien *le restaurateur de l'anatomie*. Il consacra sa vie entière à l'étude de l'anatomie et de la physiologie, et laissa un grand nombre d'écrits dans lesquels il paraît que Galien puisa amplement.

*Héliodore* fut un chirurgien célèbre sous Trajan. Il laissa des observations remarquables sur les plaies de tête, sur la dénudation des os, sur la nécrose, et des règles pour les amputations.

Nous pouvons encore citer *Antyllus*, bien que très-postérieur à l'époque où nous sommes, et appartenant au IV^e^ siècle. Il en est parlé par Oribase, Aétius, Paul d'Egine, Hobbée, Avicennes, Rhazès, ce qui fait supposer qu'il avait acquis une très-grande réputation. Sprengel a recueilli dans son histoire tout ce que les auteurs en ont rapporté sur ses principes méthodistes, sur la gymnastique dont il s'était beaucoup occupé, sur la préparation des onguents, sur la saignée et les ventouses. Il aurait pratiqué l'opération de la cataracte par extraction, la bronchotomie dans le cas d'angine suffocante, l'opération de l'hydrocèle par incision. Cela montre qu'il cultiva sérieusement son art, et les chirurgiens le comptent avec raison au nombre de leurs ancêtres illustres.

VI. De l'exercice de la médecine sous les Romains. — Avant de nous occuper de Galien qui clôt pour ainsi dire l'ère antique, nous devons enregistrer quelques détails, bien incomplets, mais encore intéressants, que l'histoire a recueillis sur l'exercice de la médecine pendant l'époque romaine.

La médecine était librement cultivée à Rome, mais quelques médecins étaient spécialement attachés au gouvernement et soldés par lui; ils portaient le nom d'*Archiatres*. De grands privilèges leur étaient accordés : ils étaient exempts d'emplois pénibles ou désagréables; on ne pouvait leur imposer la charge de tuteur ou curateur; ils n'étaient pas astreints à loger les troupes; n'étaient soumis à aucun impôt, même en temps de guerre; on ne pouvait les enrôler, non plus que leurs enfants; et leur famille jouissait des mêmes immunités. Ils étaient payés par les décurions, sans qu'on pût faire la moindre retenue sur leur traitement.

Il y avait deux sortes d'*Archiatres* : 1° l'*Archiatre palatin* était attaché au palais et à l'empereur, comme fut Andromaque qui porta le premier ce titre sous Néron. Plus tard on nomma plusieurs archiatres palatins, mais il y en avait toujours un attaché spécialement à l'empereur, occupant le premier rang et qui était le *maître des médecins*. Plus tard, ces archiatres furent décorés de titres honorifiques, comme *Præsul spectabilis*. Au v^e^ siècle, chacun d'eux obtint le titre de *Vicarius* et *Dux*, ce qui les mettait au rang des princes de l'empire. Les *Archiatres populaires* étaient établis dans les villes comme à Rome, chargés de former des élèves et de soigner les pauvres. Leur nombre était déterminé dans toutes les villes principales de l'empire : dix pour les grandes villes, sept pour celles de second ordre, et cinq dans les plus petites.

On accordait quelquefois le droit d'*extraordinaria cognitio*, aux aides que les Archiatres s'adjoignaient, aux sages-femmes, aux chirurgiens, aux dentistes. D'où il suit que les Archiatres seuls avaient un titre officiel, mais que les médecins libres pouvaient se rattacher à eux.

Il y avait aussi des médecins militaires attachés aux légions, qui probablement avaient des droits comme les Archiatres populaires.

Dans la suite, des ecclésiastiques se dévouèrent à soigner les malades et se mirent sous les ordres des médecins; on les désignait sous le nom de *Parabolins*.

Les médecins libres exerçaient sans aucune entrave connue; et rien n'indique même qu'ils eussent besoin d'un titre ou certificat quelconque. Ils pouvaient également fonder une école, professer sans aucune restriction.

### § 4. *Galien.*

Avec un génie assurément moins élevé et moins profond qu'Hippocrate, Galien remplit un rôle analogue et a mérité une place distincte dans l'histoire de la médecine. Il résuma tous les travaux antérieurs, replaça sur sa base dogmatique la médecine égarée dans les sectes dont nous venons d'esquisser l'histoire, et coordonna un corps scientifique destiné à traverser bien des siècles. C'est une des plus grandes figures de notre histoire, le dernier grand médecin romain en Occident, le dernier de l'antiquité. S'il n'a pas toujours compris exactement le dogme qu'il voulait relever, comme nous allons le voir, il eut au moins le mérite de le signaler et d'y rappeler les esprits.

Galien naquit à Pergame, dans l'Asie mineure, l'an 131 de notre ère. Son père, nommé Nicon, qui était architecte, lui fit donner une brillante éducation. D'abord il étudia la philosophie, premier élément de succès pour tout esprit qui veut s'élever et se distinguer. Il passa successivement de celle d'Aristote à celle de Platon, puis à celles de Zénon et d'Epicure, habituant de bonne heure son esprit, car il était très-jeune, à chercher les principes, à ne pas s'attacher à des écoles exclusives, à se plier à tous les dogmes pour les mieux comprendre, à ne préférer que la vérité dans un choix instruit et sensé. Son père, à la suite d'un songe où il entrevit sans doute la gloire future de son fils, l'engagea dans la médecine. Il commença par l'anatomie et la physiologie, bases fondamentales de la science, et les étudia avec ardeur. Les différentes sectes en vogue l'attirèrent, et il voulut les connaître toutes. C'est alors que, n'ayant encore que 21 ans, il perdit son père. Déjà instruit, esprit orné et brillant, il sentit le besoin de connaître les écoles de plus près, et il se mit à voyager pendant plusieurs années, visitant successivement les divers pays de langue grecque : Smyrne, la Palestine, Corinthe, Alexandrie. A l'âge de 28 ans, il revint dans son pays, et débuta obscurément dans la pratique médicale, occupé par les prêtres d'Esculape à soigner les athlètes. Il y demeura près de six ans, dans l'obscurité. Une révolution, une émeute dans Pergame lui fit prendre la fuite, et lui donna l'idée d'aller à Rome où il arriva à l'âge de 34 ans. Là, ses relations avec Eudême, philosophe péripatéticien très-influent, le répandirent rapidement ; et par sa grande érudition, son éloquence, sa rare sagacité dans le pronostic, et quelques cures heureuses qu'il exploitait du reste très-bien, il acquit en quelques mois une grande réputation. C'est alors qu'il prit définitivement sa ligne de conduite, se donna ouvertement pour un partisan de l'éclectisme, quoiqu'il fût dans le fond pour le dogmatisme d'Hippocrate, et se permit les critiques les plus acerbes, les plus violentes des diverses sectes qui subsistaient encore, traitant avec le plus grand mépris et la plus révoltante insolence, ceux de ses confrères attachés au méthodisme ou à l'empirisme ou aux idées d'Asclépiade. Soutenu par Eudême dont l'influence était considérable, et par l'intermédiaire duquel il connut le préteur Sergius Paulus, le consul Barbarus, oncle de l'empereur Lucius, Severus Septime qui fut depuis empereur, et un autre consul Boëthius, il sembla lui aussi vouloir faire régner le péripatétisme en médecine, comprenant très-justement l'alliance nécessaire d'Aristote et d'Hippocrate. Mais il se conduisit avec tant d'imprudence et en si mauvais confrère, se vantant outre mesure et méprisant tout autre, que les médecins le prirent en haine. Sur ces entrefaites, la peste se déclara dans Rome; et comme la lâcheté se joignait chez lui à l'insolence, ainsi qu'il en arrive d'ordinaire, il s'enfuit dans son pays après être resté trois ou quatre ans dans Rome. Il avait alors 37 ans. Les empereurs Marc-Aurèle et Lucius Verus, ayant entendu parler de lui, ne le laissèrent pas longtemps en Asie, et l'appelèrent près d'eux, à Aquilée, où ils étaient et d'où ils partirent bientôt; la peste s'y étant déclarée, Galien revint donc à Rome avec Marc-Aurèle, et il y demeura, ne voulant pas suivre l'empereur qui lui demandait de l'accompagner en Allemagne. Il fut ensuite le médecin de l'empereur Commode, et on peut croire par un passage de ses ouvrages qu'il était encore à Rome sous Pertinax et Septime-Sévère. On ne sait pas cependant combien de temps dura son second séjour dans Rome, ni même s'il y passa la fin de sa vie : l'opinion commune est qu'il mourut dans son pays où il était retourné. Suidas prétend qu'il atteignit l'âge de

70 ans. En réalité, tout est conjecture sur la fin de sa vie.

Nous n'avons pas à faire l'éloge de cet homme célèbre; l'histoire plus impartiale doit dire de lui qu'il fut grand par l'intelligence, qu'il fut petit par le caractère. On ne trouve pas dans sa vie un trait honorable à citer; triste remarque à faire. Les ouvrages qu'il a laissés en très-grand nombre, et desquels nous devons extraire sa doctrine, le montrent un esprit versatile, sujet aux contradictions, et s'inquiétant peu de les sauver, diseur abondant et même ennuyeux, logicien subtil et embrouillé, savant plein d'érudition, médecin très-sagace, homme de vanterie et de jactance insupportables: et au demeurant, intelligence de premier ordre.

L'œuvre qu'il avait entreprise était la restauration d'Hippocrate, au moyen de l'éclectisme, c'est-à-dire l'œuvre la plus juste, la plus légitime, et la mieux en rapport avec les besoins du temps et avec la vérité. Hippocrate lui-même eût applaudi aux visées de Galien, car le développement des principes traditionnels par le choix des vérités successivement découvertes, était la méthode même du grand médecin de Cos. Mais l'intention ne suffit pas; et l'on a pu, l'on a dû même reprocher à Galien de n'avoir pas toujours compris son modèle. Il voulut suivre la méthode dogmatique, mais il y mit trop d'éclectisme, et ne sut pas saisir les premiers principes; il allia la philosophie à la médecine, mais en la compromettant plutôt qu'en en tirant tout ce qu'elle pouvait lui donner. Il tint aux principes traditionnels mais sans un jugement assez sûr, fut bon observateur pour son temps, et employa beaucoup le raisonnement, mais une raison qui s'égarait le plus souvent dans ses propres subtilités, et qui ne savait pas toujours conclure.

I. Définition et divisions de la médecine. — Le premier, il embrassa les diverses parties que renferme la médecine, sans arriver à formuler nettement ses idées; ce sont les Institutaires du XVIe siècle qui ont dégagé sa pensée restée nuageuse.

Voulant définir la médecine, il dit : « Medicina est « scientia salubrium et insalubrium et neutrorum, » la médecine est la science des choses salubres, insalubres et neutres (*Ars medica*, cap. I). Ailleurs il s'exprime plus longuement : « Hippocrates in libello *de Arte*, « medicinam ita definit, ac primum medicinam existimavit esse quæ ægrotantium morbos plane tollit, morborumque vehementias coërcit, neque a morbo victis « manus curatrices admovet, quem hæc omnia restituere, medicinam artem non posse cuique notum sit. « Aliter. Medicina ars est, quæ in hominum corporibus « versatur ac sanitatem tuetur. Alio modo. Medicina ars « est, additio et detractatio; additio quidem eorum quæ « deficiunt; detractatio vero eorum quæ exuperant. Alia « ex Herophile. Medicina ars salubrium et insalubrium « et neutrorum. Vel sic. Medicina ars est sanitatis conservatrix. At plures hoc modo definierunt : medicina « ars est quæ sanis victus rationem, et ægrotantibus « medelas prescribit. » « Hippocrate, dans son livre *De l'Art*, définit ainsi la médecine : en premier lieu qu'elle enlève les maladies, qu'elle contient les mouvements morbides violents, ne s'éloigne pas de ceux qui en ont besoin, est chargée de tout restaurer, et ne peut être connue de tous. Autrement, la médecine connaît le corps humain et en protége la santé. D'une autre manière : la médecine est un art qui ajoute ou retranche, qui ajoute à ceux qui manquent, qui enlève à ceux qui ont de trop. Autrement, d'après Hérophile, la médecine est l'art des choses salubres, insalubres et neutres. Ou bien : la médecine est l'art qui conserve la santé. Ou bien encore selon d'autres : la médecine est l'art qui ordonne le régime de ceux qui se portent bien, et qui prescrit des remèdes aux malades. » (*Diffinitiones medicæ.*) On voit bien quelle peut être sa conclusion, et ce qu'elle peut être, mais il ne la donne pas.

Voici maintenant comment il divise la médecine, le passage est curieux, car c'est le premier exemple de coordination que l'on connaisse.

« Summæ partes medicinæ sunt duæ, speculatio et « actio. Præcedit autem actionem seu praxis, specu« latio. Speculari namque prius aliquid oportet, atque « ita deinde agere ; namque præceptio rationi constans, « coercendorum operum principium est. — Partes me« dicinæ sunt quinque, physiologia, pathognomica, « diætetica, materialis et therapeutica. Physiologia « equidem est, quæ in speculatione versatur regentis « nos, ac moderantis naturæ. Pathognomica vero, quæ « in rei quæ præternaturam est dignotione versatur. « Diætetica autem, quæ tum sanarum, tum ægrotan« tium victus incumbit. Materialis quæ materiam cor« pori nostro medentem continet. Therapeutica deni« que, quæ circa sanationem operam navat.» «Les deux principales parties de la médecine sont la théorie et l'action. La théorie précède l'action. En effet, il faut d'abord penser quelque chose avant d'agir ; car ce que la raison indique est le principe certain de ce qu'on doit faire. Les parties de la médecine sont au nombre de cinq : physiologie, pathognomie, diététique, la matérielle et la thérapeutique. La physiologie s'occupe de notre direction et de la modération de notre nature. La pathognomie s'occupe de ce qui est contre nature. La diététique dirige le régime de ceux qui sont sains et des malades. La matérielle contient la matière de ce qui doit guérir.

La thérapeutique enfin dirige l'opération curatrice. » (*Diffinit. med.*, 10 et 11.)

Ailleurs il dit autrement : « Partes medicinæ sunt physiologia, ætiologia, pathologia, diæta sanorum, semeiotia, therapeutica. Physiologia pars equidem illius « est, in qua de hominis natura disserimus ; dividitur « autem in tractationem elementorum, quibus homo « componitur, tum in eam quæ de generatione et formatione fœtus, tertio in interiorum et exteriorum corporis partium speculationum, cum cadavera dissecamus, ossiumque rationes perscrutamur. Ætiologia « quæ et pathologia in qua quæ præternaturam sunt « inquirimus, et morborum causas investigamus, et « symptomatum concursus, affectuum status diligenter « indagamus. Diæta sanorum dividitur in eam quæ sanitatem tuetur, et in eam quæ arcet provocandos, ac « in eam quæ a morbis surgentes reficit. Semeiotice in « tres partes dividitur, in præteritorum cognitionem, in « præsentium inspectionem, et futurorum providentiam. Similiter et ipsa therapeutica in tres partes dividitur, in diætam, chirurgiam et pharmaciam. »

« Les parties de la médecine sont la physiologie, l'étiologie, la pathologie, la diététique des bien portants, la séméiotique, la thérapeutique. La physiologie est cette partie où nous traitons de la nature de l'homme : elle se divise en traité des éléments du corps humain, traité de la génération et de la formation de l'enfant, et troisièmement le traité des parties internes ou externes du corps, connues par la théorie et par la dissection, et ce qui regarde les os. Dans l'étiologie et la pathologie qui traitent toutes deux des choses contre nature, nous recherchons les causes des maladies, le concours des symptômes et l'état des affections. La diététique des bien portants est divisée en celle qui protége la santé, celle qui préserve des causes mauvaises, et celle qui soutient ceux qui relèvent de maladie. La séméiotique est partagée en trois : la connaissance des choses passées, l'examen de ce qui se passe sous les yeux, et la prévision de ce qui arrivera. La thérapeutique est également partagée en trois parties : la diététique, la chirurgie et la pharmacie. »

Les noms de physiologie et pathologie apparaissent ici pour la première fois dans la science. Le mot de séméiotique également a remplacé le προγνωσις ; mais des auteurs prétendent que ce mot fut introduit par H. Etienne *in Progn. Hipp. Comment.*, dans les *Scholia in Hipp. et Gal.*, édit. de Dietz, tome II, p. 51. L'étiologie et la prognose sont ici séparées de la pathologie qui doit naturellement les renfermer. La *diæta sanorum* qui, plus tard recevra le nom d'*hygiène*, est considérée comme branche distincte.

Cette coordination n'est pas encore bien nette : nous verrons comment elle fut reprise et précisée au XVIe siècle ; mais elle est cependant quelque chose, et l'on peut s'étonner à bon droit que Galien n'ait pas tenté de l'exécuter en écrivant autant de livres distincts qu'il indiquait de branches principales en médecine.

Pour mieux voir la suite de ses idées, nous les rangerons sous ces trois chefs : physiologie, pathologie, thérapeutique. Cela résume en somme son enseignement, car il fait bien entendre que l'étiologie et la pathologie traitent toutes deux des maladies, l'une des causes, l'autre des manifestations.

II. Physiologie. — Il n'a pas écrit de traité de physiologie ; il n'a pas même fait un *de natura hominis*, comme Hippocrate, mais il indique que ce nom de physiologie comprenait la *science de la nature de l'homme à l'état de santé*. Le nom et la définition resteront, embrassant ce qui regarde l'anatomie, les principes, l'âme, les facultés, les tempéraments, les fonctions des organes ou des parties, la génération, et le traité séparément de tous ces points principaux.

Pour lui comme pour Hippocrate, il y a quatre éléments : le *feu*, l'*eau*, l'*air* et la *terre* ; et il y a quatre qualités premières, le *chaud*, le *froid*, le *sec* et l'*humide*. La théorie moléculaire est un roman, et devrait être rejetée quand elle n'aurait que cette première objection qui la renverse : la matière est inerte, et les molécules ne suffisent pas à expliquer le mouvement. Il accepte donc, outre les quatre éléments et les quatre qualités premières, un principe d'activité; il se range du côté d'Hippocrate, de Platon, d'Aristote et de Zénon. Mais qu'entend-il lui-même par là? C'est ce qu'il est difficile de dire. Tantôt il soutient la chaleur innée d'Hippocrate ; d'autres fois, il combat pour l'âme comme Platon; mais il ne dit pas si pour lui ce n'est qu'un principe, et quand il parle de l'âme, il rapporte les opinions sans conclure. « Anima, » dit-il, « est substantia incorporea, quæ per se, « ex Platone movetur, ex stoïcis vero, corpus tenuium « partium, quod ex ipso pro seminis ratione movetur. « At secundum Aristotelem, perfecti corporis naturalis, « organici, facultatem vitam habentis. Aliter : anima est « spiritus in toto corpore sensitus, per quem vivimus, ratio- « cinamur, ac reliquis subministrantis corporis sensibus « fungitur. » C'est de l'âme que découlent trois genres de *facultés* ou puissances, *naturelles*, *vitales* et *animales ;* c'est la division de Platon qu'il adopte de préférence à celle d'Aristote.

Le corps est composé de trois choses : les *parties*, les *humeurs* et les *esprits* ou *forces* Les parties sont *organiques* ou *similaires*, comme Aristote l'a enseigné : les unes sont des organes, les autres sont des tissus. Les humeurs sont le *sang*, la *bile*, la *pituite* et l'*atrabile*. Les esprits accomplissent le mouvement; les esprits naturels sont une matière subtile qui s'élève du sang, dans le foie où se fait le sang, et qui se portent dans le cœur; là l'*esprit naturel* est mêlé à l'air que nous respirons pour former l'*esprit vital;* et l'esprit vital, arrivé dans le cerveau, est changé en *esprit animal*. C'est la faculté naturelle siégeant dans le foie qui fait l'esprit naturel; la faculté vitale siégeant dans le cœur fait l'esprit vital; la faculté animale siégeant dans le cerveau fait l'esprit animal. Outre ces facultés principales, il en admettait de particulières pour chaque organe.

Mais, pour mieux comprendre sa physiologie, il importe de passer en revue, dans un résumé rapide, la manière dont il envisageait le jeu des principales fonctions, cela nous permettra d'entrevoir à peu près ce qu'il savait d'anatomie. Daniel Leclerc a fait ce résumé avec une parfaite entente de son auteur, en avertissant qu'il faut cependant lire Galien lui-même, ce qui veut dire qu'il n'a parlé que des choses principales. Nous serons cependant plus brefs encore. On doit se souvenir, pour juger impartialement, qu'il paraît très-probable que Galien n'a disséqué que des animaux, et surtout des singes, dont il conseille lui-même l'anatomie; s'il a disséqué des cadavres humains, ce n'a été qu'en très-petit nombre. Il faut d'ailleurs être prévenu que tout son savoir n'était pas absolument de lui, qu'il héritait des travaux de l'école d'Alexandrie et de Marinus.

Galien, admettant trois facultés principales, *naturelles*, *vitales* et *animales*, leur donnait une sorte de cantonnement dans les trois principales cavités du corps, le ventre, la poitrine et la tête.

Le *ventre* contient les organes où se déploie la faculté naturelle. Le foie est le siége principal de cette faculté : c'est un organe glandulaire où se fait le sang et les esprits naturels dont il est pour ainsi dire imprégné. Le sang s'échappe de là pour descendre par la veine cave inférieure et pour monter par la veine cave supérieure ou ascendante. C'est par les veines que le sang et les esprits animaux se distribuent à tout le corps. Le foie sert aussi à faire la bile jaune qui se rend dans un réservoir, d'où elle coule dans l'intestin pour y exciter les mouvements, et mettre en jeu sa faculté expultrice destinée à chasser les matières qui ne servent pas à la digestion. Du foie part aussi la veine porte qui s'irradie à l'estomac, aux intestins par les veines mésaraïques et à la rate. L'estomac, composé de trois tuniques, dont la moyenne est musculeuse, formée de fibres longitudinales et de fibres obliques: l'estomac est destiné à *cuire* les aliments. Dans les intestins, la coction continue et la partie nutritive se sépare, sous forme de *chyle*, des matières qui doivent être expulsées. Les intestins ou *boyaux*, comprenant le duodénum, le jéjunum, l'iléon, le cæcum, le côlon et le rectum terminés par un sphincter, sont maintenus en place par le péritoine qui les attache à l'épine. Les veines mésaraïques pompent le *chyle* et le portent au foie, pour faire le sang. Galien nie les vaisseaux chylifères découverts par Erasistrate, et il n'explique guère comment les veines mésaraïques amènent le sang du foie à l'estomac, aux intestins, et portent le chyle de l'estomac et des intestins au foie. Sous l'estomac se trouve le pancréas, organe charnu qui lui sert d'oreiller. La rate reçoit du sang par la veine porte, en extrait la partie la plus épaisse, dont il compose la *bile noire* ou *atrabile* qu'il envoie à l'estomac par *un vaisseau court*, où elle sert à cuire l'aliment et à détacher le chyle de la partie non alimentaire. De la veine cave partent deux veines courtes qui vont aux reins, où la partie aqueuse du sang est extraite et rejetée par les uretères dans la vessie, et de là par l'uretère. De la veine cave partent aussi les veines spermatiques, mais directement à droite, indirectement à gauche où elles viennent de la veine rénale; et cela, parce que les mâles devaient être produits à droite, les femelles à gauche. Ces vaisseaux se rendent aux testicules pour y faire le sperme; la fonction commence dans les vaisseaux et s'achève dans la glande. Le sperme se rend par les canaux spermatiques à la *parastate vésiculeuse* pour de là être éjaculé par la verge; il se mêle au col de la vessie à un liquide qui vient de la *parastate glandulaire* (prostate) qui en augmente la quantité. Chez la femme, les testicules (ovaires) reçoivent des veines comme les testicules, émettent leur sperme par des conduits qui le portent aux deux cornes de la matrice. Le vagin de la femme reçoit la verge de l'homme; l'utérus reçoit le sperme de l'homme qui vient se mêler à celui de la femme pour former l'embryon.

La *poitrine*, séparée du ventre par le diaphragme, contient les organes de la *faculté vitale*. La cage osseuse est formée par les côtes, le sternum, l'épine dorsale. Nous n'insistons pas sur les muscles. Les mamelles occupent le devant de la poitrine et sont en communication avec la matrice par deux veines; de sorte que, lorsque le sang monte aux mamelles, il est détourné de l'utérus; et c'est la raison pour laquelle les femmes n'ont pas leurs règles pendant qu'elles nourrissent. Les organes intérieurs de la poitrine sont le cœur et les poumons et le tymus chez les enfants. Le sang arrive au cœur par la veine cave dans l'oreille droite, passe dans le ventricule droit, et de là dans les poumons par la *veine artérieuse*. Dans les poumons où l'air arrive, la partie la plus subtile du sang se dégage, se mêle à l'air et revient au cœur par l'*artère veineuse;* et là, l'*esprit naturel* se change en *esprit vital* pour être chassé par l'*aorte* dans toutes les artères. Ce point physiologique est du reste très-obscur ; Galien explique mal ce que devient le sang, et tantôt il dit qu'il en revient au cœur, tantôt il ne parle que de sa partie la plus subtile. Les orifices du cœur sont garnis de petites membranes *triglochines*, parce qu'il y a trois languettes , *sigmoïdes*, parce qu'elles ressemblent au sigma grec. Les poumons reçoivent l'air en *aspirant* par l'*âpre artère*, qui se divise en deux branches ; ils envoient au cœur la partie la plus légère, et rendent par *expiration* la partie la plus grossière mêlée à des vapeurs du sang. C'est la partie expirée qui, passant par le larynx, sert avec les muscles de cet organe et les *nerfs récurrents* à faire la voix ; Galien s'attribue la découverte de ces nerfs récurrents, bien qu'ils eussent été indiqués par Rufus d'Ephèse. Le cœur se meut par une activité qui lui est propre et qui ne dépend pas des nerfs. Les nerfs qu'il reçoit ne sont que pour le sentiment, comme dans le foie, la rate, etc.

La *tête* contient les organes de la *faculté animale*, principalement le cerveau qui en est le siége principal, et qui est entouré par la membrane *dure*. Le sang y arrive par les deux jugulaires, branches de la veine cave ascendante, passe dans les veines de la membrane *dure* et en particulier dans le *pressoir* découvert par Hérophile, et se disperse dans le tissu *choroïde* pour s'irradier dans tout le cerveau. Les esprits animaux arrivent du cœur par les artères qui traversent les apophyses transverses des vertèbres cervicales, et surtout par les carotides. Les carotides s'élèvent au sommet du cerveau dans un *réseau merveilleux* pour de là pénétrer dans les ventricules par le plexus choroïdien. Au-dessus de ces ventricules sont la *voûte* et le corps calleux. Entre les deux ventricules est une cloison tendre et transparente formée de substance calleuse à leur partie antérieure; ils communiquent par l'os *ethmoïde* ou *cribreux*, c'est-à-dire criblé de trous, avec les fosses nasales; c'est par là que le cerveau *aspire* et *expire* l'air, qu'il lui apporte les odeurs, et par là qu'il se décharge de l'humeur *pituiteuse* qu'il forme sans cesse plus ou moins. Entre les deux ventricules et au-dessous d'eux est une fente qui forme le troisième ventricule, au-dessus et en arrière duquel se trouve le *conarium*, auquel s'attache la toile choroïdienne, et situé entre les *nates* et les *testes*. Au fond du troisième ventricule est l'*entonnoir*, qui le fait communiquer avec un organe mou, la *glande pituitaire*, située dans un enfoncement du milieu du *sphénoïde*, et entourée d'un réseau admirable. Le troisième ventricule communique avec le quatrième, et par lui à toute la moelle. Au-dessus et derrière le cerveau est le cervelet. L'*esprit vital*, qui arrive par les artères, se mêle au sang qui arrive par les veines, et il se forme l'*esprit animal*, agent de l'âme; c'est dans le troisième ventricule que se fait cet acte excellent; c'est par les nerfs que se distribuent le sentiment et le mouvement que produisent les esprits animaux. Nous omettons les détails sur les organes des sens qui ne pourraient entrer que dans une exposition plus étendue.

Ce résumé si court suffit à faire entendre dans son semble le système physiologique de Galien. Nous sommes loin de là aujourd'hui, et nous comprenons avec peine, même plusieurs parties de ces connaissances, avec notre science moderne si riche de découvertes. Et cependant, nous ne sommes peut-être vis-à-vis de ce qu'on connaîtra plus tard, que ce qu'est Galien à notre égard.

En tout cas, ses livres sur les *Facultés* et sur les *ad-*

*ministrations anatomiques* sont intéressants à lire, et on éprouve un certain plaisir à les feuilleter.

La santé, suivant notre auteur, n'est que la juste proportion, le concert harmonique de toutes choses dans l'économie. Mais elle peut se trouver sous des formes différentes qu'on appelle les *tempéraments*. Le *tempérament* n'est pas autre chose que l'harmonie établie malgré la prédominance d'une des principales fonctions; c'est une exagération sur un point qui se trouve *tempéré* par ce qui se passe dans tout le reste de l'économie. Or, si nous comprenons bien le système physiologique précédemment exposé, nous trouvons que les actes principaux se caractérisent par la production de quatre humeurs : le *sang* caractérise la nutrition de toutes les parties du corps ; la *bile* caractérise la bonne sanguification et la juste expulsion fécale des matières alibiles; l'*atrabile* caractérise la bonne digestion stomacale et la dépuration du sang; la *pituite* caractérise le jeu du cerveau, parce qu'elle est la dépuration de l'organe. Si l'un des actes de l'économie se développe sans troubler la santé, c'est par l'excès tempéré de l'une de ces quatre humeurs que le fait se dénote. Il y a donc quatre tempéraments principaux : le *sanguin*, le *bilieux*, l'*atrabilaire* et le *pituiteux*. Et comme les tempéraments peuvent se compliquer deux à deux, il y a le *sanguin-bilieux*, l'*atrabilaire-pituiteux*, le *bilieux-atrabilaire*, le *sanguin-pituiteux*. Galien multipliait encore les tempéraments, en raison des qualités premières; il admettait les tempéraments *chaud*, *sec*, *froid*, *humide;* puis ceux *chaud et sec*, *chaud et humide*, *froid et sec*, *froid et humide*. Enfin il admettait dans chaque individu des qualités *occultes* ou *cachées*, particulières, constituant l'*idiosyncrasie* de la personne.

III. Pathologie. — La physiologie s'occupant des choses naturelles, la pathologie s'occupe des choses *contre nature* ou pour mieux dire *præter naturalem*. Il y a trois choses contre nature : la *maladie*, la *cause* et le *symptôme;* d'où il suit que la cause est elle-même déjà quelque chose de morbide. L'étude des causes est l'*étiologie;* celle des symptômes étudiés comme signes, la *séméiotique;* celle des maladies, la *nosologie* ou *nosographie*.

1° *Etiologie*. Galien admet deux sortes de causes, *externes* et *internes*. Les *causes externes* sont six choses dont on ne peut point se passer, et qui servent à la conservation de la santé, lorsqu'elles sont bien disposées, et lorsqu'on en fait un bon usage ; mais qui font un effet contraire lorsqu'on n'en use pas bien, ou qu'elles sont mal disposées. Ce sont : *l'air que nous respirons*, le *manger* et le *boire*, le *mouvement* et le *repos*, le *sommeil* et les *veilles*, ce que *nous retenons* dans nos corps et ce *qui en sort*, et enfin les *passions*. On les appelle *causes procathartiques* ou *commençantes*, parce qu'elles mettent en mouvement les causes internes.

Les *causes internes* sont l'*antécédente* et la *conjointe*. L'*antécédente* comprend le *pléthore* ou plénitude, excès des humeurs, et la *cacochymie* ou l'altération des humeurs. Il peut y avoir *pléthore* bilieuse, atrabilaire, sanguine, pituiteuse; ou *cacochymie* bilieuse, atrabiliaire, pituiteuse, sanguine. La pléthore peut exister *par rapport aux vaisseaux*, quand les humeurs sont si abondantes que les vaisseaux ne les peuvent contenir : ou *par rapport aux forces*, quand le malade ne peut supporter une certaine quantité d'humeur quoique médiocre. La cacochymie vient de ce que les humeurs acquièrent des qualités vicieuses, qu'elles deviennent ou plus froides ou plus chaudes, ou plus sèches, plus humides, plus aigres, plus salées, etc. Et il faut remarquer que le *doux*, l'*âcre*, l'*aigre*, le *salé*, viennent de l'humide, du sec, du froid et du chaud. La *cause conjointe* n'est autre que celle qui entretient la maladie par sa présence, et qu'on appelle *cause prochaine* parce que c'est elle qui est la plus proche de la maladie. Ainsi, dans la pleurésie, la cause prochaine est l'humeur versée dans la plèvre, et la cause antécédente est cette même humeur qui était dans les vaisseaux et en a été séparée par un effort de la nature pour s'en débarrasser. La *cause prochaine* est ce qu'on appelle aujourd'hui la *lésion*.

Ce système étiologique est manifestement vicieux, et il a déplorablement influencé tout le reste de la pathologie. D'après lui, l'excès ou le vice des humeurs n'est pas encore la maladie; et le dépôt de l'humeur en excès ou viciée dans une partie n'est pas encore la maladie, ce n'en est que la cause prochaine: la *maladie n'est que l'action lésée de l'organe*, ou mieux la *disposition de l'organe empêché*. De sorte que lorsqu'il dira que le *symptôme* est l'action de l'organe lésé, on ne comprendra plus ce qu'est la maladie : celle-ci paraîtra être ou une lésion ou un symptôme, comme l'a justement fait ressortir M. Tessier, de notre temps.

On comprend de là l'immense difficulté qu'avait Galien à définir la maladie. Il s'y est repris à plusieurs fois, toujours sans succès. Ainsi il dit : « Morbus est pri- « morum quæ secundum naturam consistunt, corporum « intemperies. Vel : eorum quæ nobis insunt humorum « intemperies. Vel : naturalium facultatum impeditio. « Vel : eversio corporis ab eo qui secundum naturam est « status in eum qui præternaturam est. Vel : morbus « est primorium intemperies, in qua siccum, aut frigi- « dum, aut calidum, aut humidum exasperat. » (*Diffinit. medic.*, 133.) Le fond de toutes ces définitions c'est que la maladie est une *intempérie*; et il le répète ailleurs :

« Est igitur sanitas commoderatio quædam, morbus « vero incommoderatio. » (*De morb. differ.*, lib. I, cap. 2.) Mais alors il confond la maladie avec la cause antécédente, car la cause antécédente est elle-même une intempérie, une pléthore ou une cacochymie. Et en effet, si l'humeur est en excès ou viciée, il y a déjà état anormal, contre nature, état morbide ; la maladie existe là ; ce n'est pas une cause morbide, mais un état morbide.

Ailleurs il dit encore : « Equidem morbus definitur « constitutio quædam præter naturam, a qua primum « actio læditur. » (*De sympt. differ.*, lib. I, cap. 1.) Ce que D. Leclerc traduit de cette manière en l'étendant : « Une disposition générale, διάθησις, ou affection contre nature des parties du corps vivant, qui empêche premièrement et par elle-même leur action. » Autre confusion de la cause et de la maladie, et dont l'esprit doit être bien remarqué parce que c'est là le point de départ de grandes erreurs. Galien connaissait la doctrine d'Hippocrate, disant que *la maladie est une* διάθησις ou *disposition générale du corps vivant à agir morbidement* ; lui-même le constate : « Sic vero et morbus constitutio corporis est præter naturam et causa læsæ actionis » (*De morb. diff.*) ; et comme il l'a dit dans le passage ci-dessus : « constitutio quæ-« dam præternaturalem a quo primum actio læditur. » Il y a donc d'abord là un premier point de départ tout hippocratique, tout dogmatique, et très-juste : *la maladie est une disposition générale du corps vivant à agir morbidement.* Si Galien s'en était tenu là, il serait resté dans une généralité abstraite, où il ne s'égarait pas. Mais, il ne se rendait pas bien compte lui-même de ce mot *disposition générale* emprunté à Hippocrate, et il éprouvait le besoin de matérialiser son sujet dans une *cause conjointe.* L'humeur déposée dans la partie pouvait seule être cette cause conjointe ; et il l'acceptait comme telle, ne s'apercevant pas que cette humeur déposée dans la partie n'expliquait que la lésion de cette partie, et ne rendait pas compte de la *disposition générale du corps vivant.* Il ne voyait pas qu'il se séparait ainsi profondément du dogme ; car, tandis qu'Hippocrate faisait de la maladie une disposition générale, il n'en faisait, lui, qu'une lésion des parties, une lésion organique. La maladie n'était plus tout le corps malade, mais une ou plusieurs parties malades ; et c'était là le fondement de l'*organicisme*, qu'on a restauré de nos jours.

Aussi, tandis qu'on a reproché à Hippocrate d'avoir eu une pathologie humorale, on a reproché à Galien d'avoir eu une pathologie organicienne. Le point de départ était dans la doctrine étiologique. Pour Hippocrate, l'homme devient malade sous l'influence des causes externes qui jettent l'économie tout entière en perturbation, et cette perturbation se traduit par des humeurs dévoyées ou viciées. Pour Galien, la cause externe ne fait qu'être l'occasion du déplacement d'une humeur déjà viciée, malgré la santé, et la maladie est cette humeur jetée sur un organe dont l'action est alors lésée. Les différences sont radicales.

Du reste, je n'oserais pas dire absolument que Galien ne s'en est pas aperçu; je soutiendrais plutôt qu'il a senti combien ce sujet renfermait des difficultés dont il ne savait comment sortir, et que, tout en se croyant d'accord avec Hippocrate, du moins il le disait, une confusion lui restait dans l'esprit, et il s'en apercevait. Je n'en veux pour preuve que les nombreux essais de définition de la maladie qu'il a tentés et les efforts qu'il faisait pour se rendre clair. Il cherchait l'idée hippocratique, la retournait en tous sens pour se l'approprier, employait les mêmes termes que le maître pour la rendre, et semblait près de toucher le but. Mais l'idée de la *cause conjointe* lui revenait, et tout était perdu. Il ne se rendait pas compte de la physiologie générale, il ne voyait que la physiologie organique; il ne comprenait pas la vie de tout le corps, et ne voyait que l'action des organes. De même dans l'état de maladie, l'acte lésé des organes était pour lui toute la maladie; il ne comprenait pas cette lésion autrement que par les humeurs; et il lui fallait admettre pour cela des humeurs pléthoriques ou cacochymes, ne s'apercevant pas que ces humeurs viciées étaient déjà un fait de maladie.

Il divisait encore les causes en *manifestes* et *cachées*, ou propres à la maladie spécifique (*specificus vel ignotus*).

2° *Séméiotique, symptomatologie.* — Galien définit le symptôme : *une affection contre nature, qui dépend de la maladie, ou qui la suit comme l'ombre suit le corps.*

Il range les symptômes dans trois classes, et cette division est restée dans la science : « Actio læsa, qualitatum externarum corruptiones, excretorum vitia; » « lésions de fonctions, corruptions des qualités externes, vices des excrétions. »

Les actions lésées sont *abolies*, *diminuées* ou *dépravées*. Les qualités externes changées doivent être successivement examinées par chacun des cinq sens; les excrétions doivent être examinées, selon qu'elles renferment des matières anormales, comme la lithiase dans l'urine, selon qu'elles se peuvent faire par des voies extraordinaires, ou qu'elles peuvent demeurer dans le corps, selon leur qualité et leur quantité. Du reste, l'excrétion peut n'être pas un symptôme, mais une *crise;* on a dit plus justement depuis que ce pouvait être un symptôme critique.

Des symptômes et des causes de la maladie, il tirait les *signes*, qu'il divisait en *diagnostiques* et *pronostiques.*

Pour le diagnostic, il s'occupait d'abord de la *con-*

*stitution lésée des parties*, ou de l'*affection*, examinant cinq choses : *l'action lésée*, *la nature ou l'espèce de douleur sentie*, *la situation du lieu de la douleur ou du phénomène morbide*, *les accidents propres à chaque partie*, et enfin les *excrétions de cette partie*. Il recherchait ensuite la *maladie*, selon l'intempérie ou la mauvaise conformation du corps, et selon les différences tirées de la bénignité ou de la malignité, de l'acuité ou de la chronicité. Les symptômes l'éclairaient après : il examinait successivement ceux des facultés naturelles, des facultés vitales et des facultés animales. Le pouls dont il avait fait une étude toute particulière lui fournissait un grand nombre de signes. Enfin, il étudiait les causes, la pléthore ou la cacochymie de l'une des principales humeurs ; pléthore du sang, de la bile, de la pituite, de la mélancolie ; cacochymie du sang, de la bile, de la pituite, de l'atrabile.

Les signes pronostiques regardent : l'issue de la maladie, la guérison ou la mort ; le temps qu'elle doit durer, la crudité ou la coction des humeurs ; la manière dont elle doit se terminer, les crises particulières. Ils se tirent tous des trois sortes de symptômes, de l'action lésée, de la qualité corrompue, de l'excrétion viciée. Le pouls est d'une importance capitale pour le pronostic comme pour le diagnostic ; et Galien en a donné une étude très-remarquable, qu'on a méprisée pour ses subtilités, mais qui a été reprise et contrôlée dans les siècles modernes.

3° *Nosologie*. — C'est une partie que Galien a presque complétement négligée, et pour laquelle il reste bien inférieur à Arétée et à Alexandre de Tralles.

On a même pu croire qu'il s'occupait peu des *espèces morbides*, beaucoup moins surtout qu'Hippocrate, et qu'il s'inquiétait plus particulièrement ou de la partie malade, de la maladie organique, comme on le faisait à

Alexandrie, ou du mouvement morbide en général, comme le faisait l'école de Cos. Cependant il n'allait pas aussi loin qu'on le pourrait croire.

Dans un passage de son traité *Methodi medendi* (lib. I, cap. 3), je trouve une preuve qu'il comprenait tout au moins la distinction des espèces. Il combat précisément Thessalus et les méthodistes, leur reprochant de considérer le *relâchement* et le *resserrement* comme des maladies, tandis que ce ne sont que des différences; « non « intelligens (Thessalus) se differentiam quamdam morborum dixisse, quam utique prisci (ut ostendemus) « probe norunt, ceterum nemo tam rudis fuit, ut differentias morborum ipsos esse morbos putaret, ac remediorum indicationem ab iis sumeret, substantia ipsa « prætermissa. » Sans doute, il y a des différences communes; il y en a entre les animaux comme entre les maladies; mais énumérer ces différences, ce n'est pas énumérer les espèces; les différences entre les animaux ne font pas des espèces animales, de même que les différences entre les maladies ne font pas des espèces morbides : « Quod si quis differentiis omissis (sicut plane « ratio exigit) equum, bovem, canem, hominem, aquilam, apem, formicam, leonem, et ovem respondeat, « reliquaque omnia per species animalia communeret, « constat hunc quærenti, quot sint cuncta animalia, « recte respondisse. Quin si multa quidem sermone « animalia memoret, testetur autem enumerare se omnia non posse, sic quoque commodissime responderet. « Similis agitata quæstio de morborum numero, et omnibus antiquis medicis est, aliis septem eos in totum « esse affirmantibus; omnibus tamen ad species, quæ « in substantia, non quæ in differentia essent, respectum habentibus. Nemo enim ita erat indoctus, aut « logicæ speculationis rudis, ut differentias speciorum

« pro substantia loquendi usurparet. Ad eumdem mo-
« dum arbitror, si quis omnium morborum comprehen-
« dere studens, speciem quidem ullam morborum, ve-
« luti phlegmonem, scirrhum, vel œdema, referre non
« curet, solas autem differentias memoret, sive astric-
« tum et fluidum, sive rarum et densium, sive durum
« et molle, sive tensum et laxum, verum hic quoque
« dixerit, minime tamen ad quæstionem responderit. »

On pourrait citer tout ce chapitre, mais il faut se borner. Il nous suffit de dire que suit toute une page in-folio, où l'auteur explique comment les différences ne peuvent seules ou par leur réunion établir des espèces morbides. Cela montre assez qu'il connut au moins cette question. Il a décrit quelques *maladies des femmes*, et s'est contenté de commenter les descriptions d'Hippocrate. Cependant, dans son traité de *Locis affectis*, il fait preuve parfois d'un grand talent de description, et on se prend à le suivre avec beaucoup d'intérêt. Ce livre est un de ceux qu'on pourrait lire avec fruit. On ne peut le citer comme un nosographe; et c'est un défaut par lequel il nuisit sensiblement à la tradition qui le suivit. Ce qui différencie radicalement Galien d'Hippocrate sur le terrain nosologique, c'est qu'Hippocrate décrivait des maladies naturellement distinctes, comme la pneumonie, la peste, le choléra, l'angine, et beaucoup d'autres, tandis que Galien fait arbitrairement des maladies selon le lieu malade et le genre d'affection; Hippocrate suit les essences morbides naturelles, Galien les méconnaît. Nous verrons comment, au XVI<sup>e</sup> siècle, l'idée de l'essentialisme s'est définitivement dégagée des enveloppes galéniques.

IV. Thérapeutique. — Galien reçut le dogme hippocratique que *la nature guérit les maladies;* mais il l'entendit si différemment qu'il fut mené à le négliger.

Peut-être fut-il quelque peu influencé par les déclamations d'Asclépiade, dont le souvenir était encore très-vivace de son temps. Toujours est-il qu'au lieu de trouver dans ce principe l'indication basée sur l'expérience raisonnée ; comme l'avait fait Hippocrate, il posa toute l'indication sur le raisonnement comme avaient fait les faux dogmatistes de l'école d'Alexandrie. A la tête de sa méthode, il mettait certainement l'*indication ;* il combat les empiriques qui ne l'entendaient que dans le sens purement expérimental; il combat les méthodistes qui la resserraient dans leur dichotomie du *laxum* et du *strictum ;* mais lui-même ne l'interprétait que dans un esprit purement rationaliste. On peut dire qu'Hippocrate tirait l'indication du mouvement morbide de sa nature, de sa tendance et de l'action possible. Galien parle autrement. C'est pour lui, comme le signale D. Leclerc, *une insinuation de ce qui doit être fait par rapport à quelque chose, tirée de la propre nature ou du propre état de cette chose ;* de là, chez Galien, une thérapeutique qui combat de front la maladie, et semble s'attaquer à elle comme à quelque chose de réel, de subsistant. La cause *antécédente* et la *conjointe* se présentent incessamment à son esprit, en obscurcissent la pensée.

La première indication est donc d'attaquer la maladie par quelque chose qui lui est contraire ; de combattre le chaud par le froid, le froid par le chaud, le sec par l'humide, etc. « Que si l'on employe quelquefois des choses semblables, et non des contraires, c'est-à-dire si l'on employe un remède chaud dans une maladie chaude, cela arrive ainsi par accident, par l'intervention de quelque autre chose qui est directement opposée à la maladie. » (D. Leclerc.)

La seconde indication, aussi importante que la première, se tire de la cause ; évacuer dans la pléthore, ou sanguine, ou bilieuse, ou pituiteuse, ou mélancolique; agir sur la cacochymie par des compositions et les médicaments que depuis on a nommés des *altérants*.

Le symptôme n'est une altération que dans quelques cas; d'ordinaire il disparait quand la maladie disparaît; ce n'est que lorsqu'il peut être lui-même cause d'autres symptômes, ou qu'il peut altérer les forces, qu'on le doit combattre directement.

Les *forces et la constitution naturelle du corps* sont une autre source très précieuse de l'indication; car l'action médicale doit tenir grand compte des forces du malade, pour que le remède ne soit pas pire que le mal, du tempérament, de la coutume, du sexe, de l'âge, de l'état des parties.

Enfin, il faut tenir compte de *l'air qui nous environne;* et par là on doit entendre ce qui se rapporte aux saisons, au climat, aux localités, à l'endémie et à l'épidémie.

Les moyens thérapeutiques se rangent dans trois classes : *diététiques*, *pharmaceutiques*, *chirurgicaux*.

Les moyens pharmaceutiques comprennent les *médicaments simples ou composés*. Chaque médicament jouit d'une qualité principale, chaude ou froide, sèche ou humide; et le salé dépend de la chaleur, l'amer du sec, l'âcre du très-chaud, l'aigre du froid, le doux de l'humide. Sur quoi cela est-il basé, demandera-t-on? Galien ne le dit pas, et il est bien difficile de l'expliquer. On attribue à un médicament d'être chaud ou froid, et encore de l'être *actuellement* ou en *puissance*, car l'alternative est admise sur une simple supposition et que l'expérience confirmera ou ne confirmera pas. Ainsi telle maladie développée, suppose-t-on, par la chaleur est combattue par tel médicament qui doit être froid : si le succès répond à l'attente, c'est que le médicament avait bien évidemment une qualité froide.

Les médicaments agissent encore par *toute leur substance*, produisant une action dont on ne se rend compte que par les effets. Les *spécifiques* et *contre-poisons* agissent ainsi, et les poisons agissent de même. Les *purgatifs* ont également une action analogue ; chacun d'eux attire une certaine humeur plutôt qu'une autre, par l'influence de toute leur substance sur cette humeur et parce que, comme l'avait dit autrefois Anaxagore, le semblable attire le semblable. Les *sudorifiques*, les *sommifères* et les *anodins* dont on avait plusieurs compositions dans lesquelles entrait de l'opium ou du suc de pavot, étaient dans le même cas.

Galien employait encore la *saignée* et les *ventouses*. Il tirait quelquefois jusqu'à six cotyles de sang en un jour, ou plus de trois livres ; saignait surtout au commencement de la maladie, et quand le pouls était vigoureux ; tenait compte de l'état des forces ; ne saignait jamais avant quatorze ans. Il ouvrait surtout les veines du bras, quelquefois la jugulaire ou les saphènes, et même les artères. Son but était surtout de diminuer la pléthore, et de *faire diversion* ou *révulsion du sang*.

Il usait très-souvent du *bain* et des *frictions* comme moyens sudorifiques, dans les fièvres et dans les maladies chroniques.

Cette thérapeutique était en somme beaucoup plus développée, plus riche et plus active que celle d'Hippocrate, mais elle était posée sur des principes moins sûrs et moins bien entendus. Il faut croire que Galien en savait tirer parti, grâce à une grande sagacité particulière, puisqu'il acquit une immense réputation près de ses contemporains et des maîtres du monde de ce temps ; mais, dogmatiquement, il est bien au-dessous du rôle qu'il aurait pu tenir.

Les œuvres de Galien sont considérables, autrefois lues et étudiées avec passion, aujourd'hui complétement délaissées. On en a blâmé le style obscur plein de subtilités, de longueurs et de redites : tout cela est vrai. Il y aurait profit cependant pour beaucoup de médecins à lire plusieurs de ses principaux ouvrages, à parcourir au moins les principaux : je citerai entre autres : *De Anima; ad Sectas; de placitis Hippocratis et Platonis; de Facultatibus; Facultates naturales; de Anatomicis administratibus; de Locis affectis; Mulierum affectus*; *Methodus medendi*. M. Darembert avait commencé une traduction des principales œuvres, il en a donné deux volumes très-bons et très-intéressants ; on doit regretter qu'il se soit arrêté en route, et il faut espérer encore qu'il reviendra sur ses pas pour compléter son œuvre. S'il veut bien y joindre une étude un peu large sur celui qu'on peut nommer le dernier grand médecin de l'antiquité, les hommes de science et en particulier les médecins lui seront redevables d'un beau monument.

Un de nos bons confrères, M. le Dr Ravel, a exposé, dans sa thèse inaugurale, *les principes thérapeutiques de Galien*; Paris, 1849. C'est une étude soignée, très-érudite, et où il a beaucoup à apprendre pour ceux qui aiment l'antiquité.

---

## CHAPITRE III

### DEPUIS GALIEN JUSQU'AU XVIe SIÈCLE.

Après Galien, la médecine tombe pour longtemps dans un état de déplorable décadence. La science se traîne et s'éteint plutôt qu'elle ne vit dans les derniers siècles de l'empire romain. Elle semble comme renaître un instant sous la domination des Arabes, mais elle ne reprend vraiment son essor qu'avec le développement des écoles chrétiennes en Occident.

Pendant cette longue période que nous voulons embrasser dans ce chapitre, l'histoire ne trouve vraiment un peu d'intérêt qu'au travail des écoles chrétiennes au sein desquelles apparurent, du XIIIe au XVe siècle, les idées qui devraient ultérieurement vivifier la science jusqu'à notre temps ; car nous aurons beau faire avec l'esprit sceptique dont nous sommes agités aujourd'hui, nous n'en sommes pas moins les fils et les continuateurs des générations du moyen âge, ce temps si décrié par les ignorants.

Aussi, des trois phases que renferme cette période de près de quatorze siècles, la dernière est celle qui doit plus particulièrement nous arrêter, après avoir vu à vol d'oiseau ce que la médecine devient sous la décadence romaine et sous la domination arabe.

### § 1. *La médecine sous la décadence romaine.*

Les médecins qui suivirent le temps de Galien jusqu'à la fin de l'empire d'Orient se rattachent à une des sectes que nous avons examinées, et n'eurent qu'un faible éclat. Seules, les sectes magiques émergèrent avec un certain et triste brillant de ce temps de détritus moral et scientifique.

I. Sectes magiques. De tout temps s'était développé à côté de la médecine, et parallèlement à ses dogmes, un enseignement démoniaque faisant appel aux puissances mauvaises pour la guérison des malades, mais il avait été certainement repoussé de la science; Hippocrate l'avait récusé, et Galien également. Il reparut, plus puissant que jamais, sous l'influence des philosophes de l'école d'Alexandrie, et la science médicale commença d'être souillée par les superstitions.

Nous avons déjà vu quelques-unes de ces aberrations; il faut nous y arrêter un moment pour mieux voir où elles aboutirent. Quoique ces idées n'appartiennent pas en propre à la médecine, nous devons les examiner pour comprendre la déplorable influence qu'elles eurent sur notre art, et pour nous garer de celles qu'elles semblent vouloir reprendre de nos jours.

La magie apparaît dans l'histoire à l'origine de toutes les sociétés payennes; il n'en est pas une qui ne nous montre, à ses premiers temps, des sorciers ou des enchanteurs. En Égypte, au temps de Moïse, nous voyons les pratiques magiques très-développées, et régnant sans partage sur le gouvernement, sur les sciences, sur la médecine. En Grèce, des enchanteurs et des sorciers apparaissent dès les premiers temps; et nous pouvons juger, par l'énergique répulsion qu'Hippocrate leur témoigna, combien les pratiques superstitieuses étaient vives à cette époque dans les temples d'Esculape et d'Hercule; retirer alors la médecine des temples, c'était vraiment la retirer des foyers de la superstition. Chez tous les peuples sauvages, on a toujours vu, dans chaque tribu, le sorcier faisant office de prêtre et de médecin, joignant à quelques connaissances naturelles empiriques, des pratiques monstrueuses et mystérieuses. Cela s'est retrouvé aussi bien près des grands lacs de l'Amérique que dans les vastes plaines de la Mongolie, ou dans les profondeurs de l'Afrique.

Cependant, le pays où ces pratiques déplorables semblent s'être constituées d'une manière régulière dans l'antiquité, et où elles jetèrent le plus d'éclat, fut la

Perse. Là, *Zoroastre*, à une époque fort incertaine, établit la magie sur la doctrine des deux principes, dont l'origine se perd dans le vague des traditions primitives. Suivant cette doctrine, premier faux pas de la philosophie sortant de son berceau, le monde est sous la dépendance de deux principes toujours en lutte : *Ormutz* le principe bon, qui lutte contre *Ahrimann*, le principe mauvais, duquel dérivent toutes les maladies. De ces deux principes émanent quatorze ordres de *démons* ou *anges*, sept bons et sept mauvais, et les bons sont perpétuellement en lutte avec les mauvais. L'homme peut se vouer à Ormutz ou à Ahrimann, en portant quelque objet qui leur est consacré ; il trouve alors à son service les anges ou démons du principe auquel il s'est donné. Mais, si Ormutz doit être vainqueur un jour d'Ahrimann, ce ne sera qu'à la fin des temps ; d'ici là, Ahrimann doit dominer, il est le prince de ce monde et peut avec ses mauvais anges tout changer dans les choses naturelles, les préserver ou les affecter de maladie. En se consacrant à Ahrimann et à ses mauvais anges, on participe à leur puissance sur les choses naturelles, on en obtient la préservation ou la guérison des maladies ; et ceux qui ont obtenu de se mettre en communication avec ces puissances, sont les adeptes, les *magiciens*, qui peuvent changer une chose en une autre, l'eau en sang, affecter quelque être de maladie ou le guérir.

Ce système, dont on rapporte la constitution à Zoroastre, et qui n'est qu'une altération ridicule des traditions religieuses primitives, s'était considérablement répandu dans toute l'antiquité et se trouvait connu dans tout l'Orient, au moment où débutait l'ère chrétienne. Tout le monde sait les tentatives de Simon le Magicien pour obtenir des apôtres, à prix d'argent, le pouvoir de guérir les malades et de ressusciter les morts ; et l'on sait encore la lutte de saint Pierre avec ce même Simon, qui mourut de sa chute. Les apôtres et les premiers disciples du Christ étaient considérés par les païens comme des adeptes particuliers d'une science magique ; et les nombreux miracles qu'ils obtinrent ne firent que répandre dans la foule ignorante la croyance à une véritable puissance magique. Beaucoup ne voyaient en eux que la puissance surnaturelle, méconnaissaient la vraie doctrine chrétienne et ses vertus, et ne recherchaient que cette puissance, objet de leurs convoitises. Plusieurs de ces hommes adonnés à la magie acquéraient une certaine célébrité. On cite *Simon*, dont nous venons de parler, *Apollonius de Tyanes*, à la fin du Ier siècle, dont la réputation fut immense, qui séduisit les philosophes, fit un grand nombre de cures merveilleuses, passa même pour avoir ressuscité des morts, et dont la statue fut placée par Septime Sévère dans son laraire particulier, à côté de celle du Christ ; *Barcochébas*, qui donna lieu à la célèbre révolte juive sous Hadrien, dans le IIe siècle, que beaucoup de juifs acceptèrent comme le Messie, et qui mourut dans la révolte qu'il avait suscitée.

En s'unissant à quelques doctrines émanées de la synagogue, le magicien donna lieu à la kabbale, dont les fondateurs paraissent avoir été au IIe siècle de notre ère : *Acibha*, auteur du livre *Jezirah*, et son successeur *Simon ben Jochaï*, auteur du livre le *Sohar*. Dans leur système, il y a trois mondes émanés de l'infini, comme des cercles émanés d'un centre : ces trois cercles sont en relations réciproques par des puissances surnaturelles correspondantes ; et il suffit d'être en rapport avec les puissances correspondantes du monde supérieur au nôtre pour avoir la puissance de guérir. Un écho de ces idées a donné lieu à la théosophie qui brilla dans la suite, au XVIe siècle de notre ère.

En s'alliant à la philosophie, la magie se transforma et prit les noms de *théosophie*, *théurgie*, *goétie*. AMMONIUS SACCAS paraît être l'auteur de cette transformation ; il eut pour disciples et sectateurs, PLOTIN, JAMBLIQUE, PORPHYRE et PROCLUS, qui furent ses vulgarisateurs. Dans ce système, le monde est rempli de *génies* qui sont tous liés par des sympathies, comme toutes les particules du corps sont liées entre elles ; par la contemplation, la sobriété, la continence, on s'unit aux bons génies et même à Dieu, auteur de tout bien, et l'on peut dompter les génies malfaisants; chacun peut avoir un génie particulier, au moyen duquel il peut en conjurer d'autres d'un ordre inférieur ; les génies malfaisants peuvent être également conjurés et enchantés par des offrandes et des pratiques occultes; la contemplation et une certaine science occulte mettent en communication avec les génies, d'où découle la connaissance et la puissance des *gnostiques*. La *gnose* est la science supérieure, c'est la *théosophie ;* la *théurgie* est le culte des bons génies; la *goétie* agit par l'intermède des mauvais génies. Ils appelaient ces génies des *æons*, et N. S. J.-C. n'était qu'un *æon*, ou émanation de la Divinité. — A ce système se rattachèrent, sous des formes plus ou moins variées, les divers hérésiarques des siècles suivants : Saturnin, Basilide, Carpocrate, Marcion, Valentin. Une autre secte, celle des *Ophianiens*, adorait le serpent comme symbole du bon démon et opérait par son invocation des cures merveilleuses et toutes sortes de supercheries. Il en est resté en Egypte la tribu des *Ophiites*.

Il y avait des livres qui contenaient les formules d'invocations, de conjurations et de pratiques diverses ; ces formules portaient des noms bizarres et étaient attribuées à de prétendus usages anciens. Parmi les moyens de guérison étaient ceux que l'on appelait *talismans* et *amulettes*. De tout temps et dans toutes les religions, les objets qui ont été offerts ou consacrés à la divinité, ont été considérés comme des témoignages d'invocation et comme des objets de consécration et de protection. C'est cette idée qu'exploitèrent les païens et les sectes magiques ; le talisman était un objet de protection, soit un morceau de papyrus, soit une image, soit une figure, soit une médaille ; plus tard, on y grava des signes, des noms, des invocations que l'on devait réciter d'une certaine manière. On cite, entre autres, les mots αβρας, αβρασας, αϐρακαδαϐρα.

A côté de la magie, concurremment avec elle, ou même conjointement avec elle, se développaient l'astrologie et l'alchimie, deux autres branches des sciences occultes qui firent invasion en médecine sous les Arabes et au XVI<sup>e</sup> siècle.

Toutes ces choses étaient acceptées avec une sorte de fureur par les Romains dégénérés et démoralisés, qui d'ailleurs y avaient toujours été enclins, puisque du temps de Caton on avait des amulettes et que Caton lui-même en portait. Claude protégea la théurgie et fit élever une statue à Simon le Magicien. Hadrien s'occupa lui-même de magie et favorisa les sectateurs.

Antonin le Pieux et Marc-Aurèle employèrent tous leurs moyens à les propager. Alexandre Sévère défendit un moment l'astrologie, mais il avait des adeptes à sa solde et rendait un culte à Apollonius de Tyanes. Les évêques seuls s'opposèrent à ce débordement de superstition et de manœuvres démoniaques. Julien l'Apostat protégea toutes les sectes magiques qui, pendant son règne, prirent une grande extension, mais pour dépérir bientôt sous les poursuites rigoureuses de Valens et de Valentinien. Elles se réfugièrent alors dans l'empire d'Orient et chez les Arabes, d'où elles devaient revenir plus tard en Occident. Nous en parlerons alors pour exposer nettement pourquoi et comment la médecine est posée en dehors de ces questions du surnaturel.

II. Médecins grecs de la décadence. Revenons à la médecine proprement dite et voyons quels furent les rares médecins qui alors conservèrent au moins les traditions de leurs ancêtres ; presque tous vivent en Orient.

Suivons l'ordre des temps :

Aux IIIe et IVe siècles, on cite les auteurs suivants : *Marcellus de Sida*, en Pamphylie, écrivit sur la médecine 42 livres en vers hexamètres, dans lesquels il décrivit la *lycanthropie ;* — les deux *Serenus Sammonicus*, père et fils, écrivirent également en vers ; — *Vindicien*, médecin de Valentinien, a laissé un poëme sur la thériaque ; — *Théodore Priscien* suivit quelques principes de méthodistes ; — *Sextus-Placitus-Papiniensis* est cité comme un empirique superstitieux ; — *Marcellus Empiricus*, de Bordeaux, archiâtre sous Théodose et sous ses deux fils, Arcadius et Honorius, a rassemblé un grand nombre de recettes empiriques et de moyens goétiques ; — *Zénon*, de Chypre, sous l'empereur Julien, enseignait avec éclat à Alexandrie. Il eut pour disciples *Magnus d'Antioche* et le suivant.

*Oribase*, de Pergame ou de Sardes, fit une collection des principaux médecins qui l'avaient précédé, en suivant l'ordre des parties de la médecine. Il en fit ensuite un abrégé. La grande collection comprenait 72 livres dont il ne nous reste que les quinze premiers, le 24e et le 25e. L'abrégé, qui porte le nom de *Synopis*, et que nous possédons en entier, comprend 9 livres. Il a laissé, en outre, un *Euparista*, ou choix de remèdes faciles, en

4 livres. Ces ouvrages, qui ne sont que des compilations, sont encore très-intéressants à consulter.

Dans ses collections il parle d'abord, dans les livres VII et VIII, des moyens d'évacuation, de la saignée, des ventouses, de la scarification, des sangsues, des purgatifs et vomitifs, des masticatoires, des errhins, de la fumigation, des lacrymatoires, des diurétiques, des hémagogues, des sudorifiques. Il y examine les deux questions de la déplétion et de la révulsion. — Dans les livres IX et X, il examine les moyens externes : l'air, les saisons, les pays, les vents, l'action astrale, les localités, la chambre du malade, le coucher, la température du pays, les plantes salubres, les exhalaisons, la disposition des rues, les fermentations, les cataplasmes et les ventouses, les embrocations, les affusions et lotions, les bains artificiels, les bains minéraux, le bain froid, le bain de sable, l'exposition au soleil, les sinapismes, les épilatoires, les fumigations, les collyres, les pastilles, les pessaires, les onguents, les injections, les malagmes, les acopes, les stimulatoires, les bains d'huile, bains d'eau de mer, étuves naturelles, médicaments rubéfiants. — Les livres XI, XII et XIII sont les descriptions de médicaments d'après Dioscoride. — Les livres XIV et XV sont la systématisation des médicaments simples : il y a là les échauffants, les rafraîchissants, les desséchants, les humectants, les renforçants, les maturatifs, les suppuratifs, les ramollissants, les endurcissants et relâchants, les emplastiques, les béchiques, les désobstruants, détersifs et atténuants, les raréfiants, condensants, resserrants, attractifs, répressifs, astringents, perspirateurs, les emménagogues, ceux qui donnent du lait, ceux qui donnent ou tarissent le sperme. — C'est, comme on le voit, un résumé de toutes les idées empiriques, dogmatistes et méthodistes. Au reste, cet ouvrage est vraiment très-curieux et très-intéressant, et l'on peut tirer d'excellentes choses de sa lecture. M. Daremberg a fait une œuvre utile à la tradition en rééditant ce qui nous reste d'Oribase.

*Némésius*, évêque d'Émèse au temps de Théodore, écrivit un livre intitulé *De la Nature de l'homme*, qui a eu une grande célébrité, et où l'on a cru voir une indication claire de la circulation du sang.

Au v^e^ siècle, les *Nestoriens*, qui formaient une secte chrétienne, établirent à Édesse, en Mésopotamie, une école de médecine un instant célèbre, mais qui ne fut pas de longue durée. Dans le milieu de ce siècle, il y eut, à Constantinople, un médecin célèbre nommé *Jacques Psychrestus* : on ne sait rien de lui.

Au vi^e^ siècle, on cite deux hommes qui ont joui d'une grande réputation. — *Aëtius d'Amide*, en Mésopotamie, compilateur dans le genre d'Oribase, dont on possède les ouvrages, au moins en grande partie. — *Alexandre de Tralles*, dont on possède quelques livres (*de Arte medica*); auteur estimable, érudit, sensé, et qui sait quelquefois reprendre Galien, surtout en thérapeutique, sur laquelle il a donné quelques remarques précieuses. Il est surtout admiré pour ses descriptions de maladies, et il est considéré, avec *Arétée*, parmi les premiers nosographes. Il prend chaque maladie l'une après l'autre et donne, pour chacune, tous les remèdes que l'on connaissait.

Dans ce même siècle, une épidémie des plus meurtrières se répandit de tous côtés : parue en 541, d'abord en Éthiopie, selon les uns, ou en Égypte, suivant d'autres, elle se répandit en Palestine et dans les pays voisins, en Grèce, à Constantinople, désola quatre fois la ville d'Antioche, gagna l'Italie, ravagea la France de 564 à 568, reparut dans l'Arabie en 572 et à Berne en 590. Dans plusieurs contrées, elle enleva la moitié de la population. C'était une sorte de peste, avec bubons, qui s'accompagna d'exanthèmes qu'on appela *variolas* ou *militnas*, *corales pustulas*. La plus ancienne description nous est donnée par l'Arabe Rhazès.

Au VIIe siècle, *Theophile Philotheus* ou *Philarète*, πρωτοσπαθαριος ou chef des hallebardiers, sous Héraclius, a compilé Galien et Rufus, et laissé quelques commentaires sur Hippocrate. — *Etienne d'Athènes*, l'un de ses disciples, a également fait des commentaires sur Hippocrate. — *Jean*, d'*Alexandrie*, est encore un commentateur.

*Palladius l'Iatrosophiste* écrivit sur les fièvres; il émit une théorie analogue à celle de Galien.

*Paul d'Egine* est célèbre comme chirurgien et accoucheur; il avait étudié à Alexandrie; c'est un de ceux qui ont le mieux écrit, dans l'antiquité, sur les opérations, et ses livres furent en grand honneur chez les Arabes. En beaucoup de points, il a suivi Alexandre de Tralles, qui était son auteur favori.

Les derniers auteurs que l'on cite sont :

Au Xe siècle, *Nonus*, qui fit un recueil de compilations d'après Aétius, Alexandre de Tralles et Paul d'Egine.

Au XIe siècle, *Michel Psellus*, qui écrivit sur les aliments, sur la magie et sur d'autres sciences.

Du XIe au XIIe siècle : *Siméon Seth*, qui refit le traité de Psellus, sur les aliments et les médicaments; *Nicétas*, qui composa un recueil de chirurgie de quelque valeur.

Au XIIIe siècle : *Jean Actuarius*, qui écrivit un livre sur l'*Action et les affections de l'esprit animal*, où il suit Galien; un autre livre sur la séméiotique des urines, où tout ce que les anciens ont laissé est très-bien exposé; il donna un *Traité des méthodes curatives*, qui est le compendium le plus complet de la médecine arabico-galénique. — *Demetrius Pepagomenus*, contemporain d'Actuarius, écrivit un traité sur la goutte. Enfin, *Nicolas Myrepsus*, natif d'Alexandrie, vivant dans le même temps, a fait une collection assez curieuse de tous les médicaments composés et de toutes les recettes dispersés dans les écrits des Grecs et des Arabes.

Ainsi se termine la médecine dans l'empire d'Orient, se perdant dans des compilations inférieures, livrée aux subtilités vaines de quelques commentateurs, et n'offrant plus rien d'original. Nous examinerons l'influence du christianisme sur la médecine plus loin.

## § 2. *Écoles arabes.*

La médecine, comme les autres sciences et les arts sérieux, ne pouvait plus vivre sous la domination romaine quand la décadence se fit sentir; de sa nature, le génie romain ne leur était pas favorable, mais il leur devint tout à fait hostile lorsque ce qu'il y avait de sérieux et de grand chez ce peuple fut détérioré par des mœurs infâmes, le goût du sang, l'abus du pouvoir et l'intrigue. D'ailleurs, les savants eux-mêmes étaient tombés dans les sophismes, les subtilités niaises et les superstitions tout à la fois horribles et ridicules. Bientôt des persécutions religieuses et scientifiques séparèrent définitivement les Romains et la science, et celle-ci partit pour d'autres contrées, chez un peuple hospitalier et dont le génie vif, fougueux et brillant promettait un avenir.

L'introduction de la médecine et des sciences chez les Arabes ne se fit pas, au reste, tout d'un coup et dans un seul temps. D'abord, des écoles de médecine, fondées par les Nestoriens, à Édesse et à Damas, au v^e siècle, furent chassées par la persécution de Léon l'Isaurien, et se réfugièrent à Dschondisabour, dans le Kurdistan. Là un collége de médecine fut établi, qui dès le VII° siècle était célèbre et desservait un hôpital public fondé par les chrétiens.

. Vers la fin de ce VII° siècle, deux médecins grecs, *Theodocus* et *Theodorus*, s'établirent dans l'Irak et eurent de nombreux disciples; et dans le même temps, des Syriens, emmenés captifs par Omar, traduisirent en arabe les écrits des anciens médecins. Dans la seconde moité du VIII° siècle, le calife Al-Manzor fonda Bagdad et y établit une académie, un collége de médecins, des hôpitaux, une pharmacie publique. Son successeur, le calife Haroun-al-Raschid, attira les chrétiens de Syrie et protégea l'école de Dschondisabour. Mais c'est au fils et successeur d'Haroun, à Al-Mamoun, qu'est due la grande impulsion donnée à la médecine chez les Arabes. Il fit surtout faire des traductions nouvelles des anciens médecins, plus soignées et plus complètes que celles que l'on possédait.

A partir de ce moment, aux IX°, X° XI° et XII° siècles, la médecine fut cultivée avec ardeur dans ces pays. On fonda des bibliothèques et des académies en Asie et en Espagne; en Asie, à Bassora, Feruzabad, Damas, et jusqu'à Bockara: en Espagne, à Séville, Murcie, et surtout à Cordoue. Au XII° siècle, on comptait 70 bibliothèques et plus de 200 auteurs.

Mais sous cette nouvelle domination la médecine ne jeta qu'un éclat passager, et ne s'enrichit que médiocrement. Les savants arabes bientôt dominés par des races plus barbares se réfugièrent en Espagne, où ils s'épuisèrent rapidement. Leur génie brillant, mais léger, plus sémillant que fort, plus éclatant que solide, n'avait pas la consistance et le sérieux que demandent les sciences. Les mœurs du Coran, d'un sensualisme galant, affaiblissaient encore le peu de solidité de leur esprit. Aussi, leur civilisation fut éphémère dans le IX^e siècle ; elle était complétement éteinte à la fin du XIII^e. Du reste, tout porte à croire que les Arabes eux-mêmes se livrèrent peu aux sciences, et que tous les savants célèbres qui en ont porté le titre furent, ou des chrétiens cachés ou des juifs convertis ou méconnus. La philosophie eut avec la médecine, chez les Arabes, les rapports constants que ces deux sciences ont toujours chez tous les peuples ; et, chose remarquable, tous les savants que les Arabes ont eus attachés à la *Filsafet* (philosophie) paraissent avoir été des médecins juifs ; d'ailleurs, cette philosophie, dès ces débuts jusqu'au *Moré-Nebouchin*, de Moïse Ben-Maïmoun, se rattache à celle de Philon, au *Jesirah* et au *Sohar*, sous le couvert de péripatétisme, dont elle s'est fait un simple manteau. Ces savants, dits Arabes, furent d'ailleurs des commentateurs souvent judicieux, mais le plus souvent subtils : méprisant l'anatomie, ils ne purent faire qu'une physiologie de raisonnement ; attachés à l'astrologie, leur séméiotique ne se composa guère que de l'uroscopie ; ils furent cependant d'assez bons observateurs en pathologie, et ils ont laissé quelques descriptions de maladies bien faites ; ils enrichirent même la matière médicale et la botanique ; mais leur thérapeutique, trop guidée par l'alchimie, fut encombrée de préparations multiples. On leur doit l'usage des potions, des juleps, des sirops, des tisanes de toutes espèces.

Parmi leurs auteurs, on cite les suivants :

Le premier, dont ils ont eu un traité, est *Ahrun*. Voici ce qu'en dit Sprengel : « Un prêtre d'Alexandrie, nommé *Ahrun*, publia le plus ancien traité de médecine que les Arabes aient possédé. Il était contemporain de Paul d'Egine, et son ouvrage, intitulé *Pandectes*, se composait de 30 livres auxquels un certain *Sylvius de Ros-ain* en ajouta quelques autres. Ces Pandectes, écrites originairement en grec, furent traduites en syriaque par un Juif de Bassora nommé *Maserdschawaih-Ibn Dschaldschal*, ou suivant d'autres, par *Gosius*, d'Alexandrie. Nous ne le possédons plus aujourd'hui ; mais Rhazès en a conservé quelques fragments. Ali-Abbas assure que la diététique et la chirurgie y étaient traitées d'une manière superficielle. Ahrun fixa particulièrement son attention sur la petite vérole, dont il a donné la première description ; car Paul d'Egine, son contemporain, n'en dit pas un seul mot. Il l'attribuait à l'échauffement et à l'inflammation du sang, ainsi qu'à l'effervescence de la bile. Cette théorie fut, dans la suite, adoptée par le plus grand nombre des médecins arabes.

Au VIIIe SIÈCLE : *Géber*, appelé l'*Arabe*, Grec de nation, suivant les uns, né à Séville et originaire de l'Arabie, selon d'autres, petit-fils de Mahomet, suivant quelques-uns, fut un des plus célèbres alchimistes ; on lui attribue d'avoir réformé cette science, et les alchimistes l'ont reconnu dans la suite pour le premier qui ait cherché le remède universel et la pierre philosophale. Mais nous avons vu que l'idée d'une panacée ou remède universel lui est évidemment antérieure ; quant à l'alchimie, ou la transmutation des métaux en or, elle paraît être née en Égypte, et elle était déjà très-vivace sous l'empereur Claude, auquel on avait proposé de faire de l'or. Enfin, l'idée d'une pierre philosophale, ou secret sublime, doit émaner des écoles magiques dont nous avons parlé.

Dans le même siècle, une famille de médecins nestoriens, du nom *Backtischwah* (serviteurs du Christ), fut célèbre à la cour des Califes.

Au IXe SIÈCLE : *Jahiah-Ibn-Masawaih* ou *Mesué l'ancien*, dont nous ne connaissons les écrits que par quelques fragments compilés par Rhazès.

*Honain*, son disciple, également nestorien, fut célèbre

comme traducteur. Il reproduisit en arabe les écrits d'Hippocrate, de Galien, de Pline, d'Alexandre d'Aphrodisée le philosophe, de Ptolémée et de Paul d'Egine. Ses fils, *Isaac* et *David*, furent également des traducteurs : le premier donna une version arabe du livre d'Aristote sur les plantes.

*Jahiah-Ibn-Serapion* ou *Jean Serapion*, originaire de la Syrie, fit une espèce de compilation des auteurs anciens et nouveaux.

*Jacob-Ibn-Izhak-Alkendi* fut un des écrivains les plus féconds. On a le catalogue de documents qu'il composa sur toutes les sciences, la philosophie, les mathématiques, la médecine et l'astrologie. L'un de ses écrits sur la matière médicale contient une théorie célèbre sur l'action des médicaments composés : d'après elle, l'action du médicament composé croît en proportions géométriques du mélange; l'action du premier degré est déterminée par la multiplication du nombre des éléments du mélange par deux; le second degré résulte du total du premier degré multiplié par deux, et ainsi de suite. Cette théorie confuse et qui est exposée par l'historien Sprengel, subsista jusqu'au XVIIe siècle. Ce fut lui qui, je crois, donna la première grande impulsion à la philosophie arabe, et qui suscita la grande colère que Al-Gazzali manifesta dans sa *Destruction des philosophes*.

*Tabeth-Ibn-Korrah* laissa un grand nombre d'écrits, un, entre autres, sur le repos de l'artère entre la diastole et la systole.

*Aben Guefith* écrivit un ouvrage sur les effets et les propriétés des médicaments. Il y établit, entre autres choses, que la maladie contre laquelle on veut essayer un remède doit être simple, qu'on doit essayer le remède sur des individus de complexions opposées, jusqu'à ce que l'on soit sûr de ses vertus; que ses propriétés médicales doivent être en rapport avec les forces de la maladie; qu'il faut faire attention aux effets qui se manifestent dans la première heure de son application, et les distinguer de ceux qui ont lieu plus tard; qu'il est nécessaire de comparer son action sur l'homme et sur les animaux. Guéfith, qui a précédé Hahnemann de tant de siècles, selon l'ordre des temps, paraît avoir été le premier dans la tradition à parler de matière médicale expérimentale.

*Razès* ou *Rasis,* ou encore *Albubécar*, *Albubet Mohammed*, dont le vrai nom est *Mohammed-ibn-scharjah-aboubekr-Arrasi*, est un des plus célèbres médecins arabes. Il a écrit 226 livres dont il ne reste qu'une partie. Sa chimie fut estimée par Arnaud de Villeneuve. Son principal ouvrage, que nous possédons, est intitulé : *El Kavi* ou *Khavi*, en latin, *Libri continentes*. Sa pathologie y est celle de Galien combinée à celle des méthodistes. Son traité sur la petite vérole et la rougeole est le plus ancien ouvrage que nous ayons sur ces deux maladies. Il y a de lui 10 livres dédiés à Almansor, qui contiennent un abrégé de toute la médecine des Arabes; on y remarque un traité sur les qualités nécessaires aux médecins ; un autre sur les manœuvres des charlatans; et un qui est le premier ouvrage en médecine où il soit fait mention de l'eau-de-vie; le 9e livre, qui traite de la thérapeutique, eut une grande célébrité jusqu'au XVIIe siècle. Il y a encore de Rhazès 6 livres d'aphorismes sur le modèle de ceux d'Hippocrate, mais fort inférieurs, et un *antidotaire*, ou recueil de médicaments simples et composés. Les livres de séméiotique sur le pronostic, les signes, les voies et les urines, eurent une vogue considérable jusque chez les Occidentaux.

Au Xe siècle : *Ali-Abbas* fit un traité complet de médecine, intitulé *Almeleky-y* ou *le Royal*, qui fut regardé comme un chef-d'œuvre d'érudition, mais qui fut surpassé par Avicenne. Son traité de la diététique est resté un livre remarquable.

*Avicenne*, surnommé *Scheikh-Reyes* (prince des médecins), et dont le véritable nom fut *Al-Hussain-Abou-Ali-Ben-Abdallah-Ibn-Sina*, fut à la fois un célèbre philosophe et un grand médecin ; les Arabes le considèrent tout ensemble, comme leur Hippocrate et leur Aristote. Son grand ouvrage intitulé *Canon* (règle) est un compendium complet et plein d'ordre où la médecine tout entière est renfermée. Il introduisit en médecine les quatre causes de l'école péripatéticienne ; les matérielles qui résident dans les viscères, les esprits et les humeurs ; les agissantes ou occasionnelles qui se rapportent aux six choses non naturelles ; les formelles qui sont les formes, les complexions ; les finales qui consistent dans les fonctions des organes. Il admit aussi les trois genres de causes encore reconnues aujourd'hui, les prédisposantes, les occasionnelles, et les prochaines. Il multiplia les facultés encore plus que Galien, bien plus qu'on ne l'avait encore fait. Sa théorie sur les humeurs est analogue à celle de Galien. Il fit quelques remarques en pathologie ; sur la mélancolie et sur la pleurésie qu'il distingue de la douleur des muscles intercostaux. En thérapeutique, il s'éloigne peu de ses prédécesseurs, et sa pratique est en général assez faible.

*Ishak-ben-Soleiman* a fait un des meilleurs ouvrages arabes sur la diététique, d'ailleurs composé sur le plan de celui d'Aben-Guefith.

*Sérapion le jeune* a écrit sur les médicaments un ouvrage célèbre ; c'est un recueil complet de tout ce que les Grecs et les Arabes avaient dit avant lui sur la matière médicale.

Au XI<sup>e</sup> siècle : *Mésué le jeune*, dont les ouvrages sur la matière médicale et la médecine pratique sont restés classiques jusqu'au XVIe siècle en Occident, suivit les théories de Galien sur les vertus des médicaments, tenta d'apprécier leurs propriétés par le tact et la couleur, et prétendit qu'elles pouvaient être influencées par le sol de végétation. Il enseigna, mieux que ses prédécesseurs, la manière de préparer les extraits.

AU XIIe SIÈCLE : *Albucasis*, ou mieux *Khalaf-Ibn-Abbas-Abu'l-Kasen*, né à Cordoue, a écrit un ouvrage célèbre sur la chirurgie; on y voit entre autres choses, que l'usage des caustiques était extrêmement répandu ; l'art des accouchements y est très-faible.

*Avenzoar*, ou *Abdel-Malek-Abou-Merwan-Ibn-Zohr*, natif de Séville, fut un praticien distingué, qui se piquait de n'être dirigé que par l'empirisme, et de mépriser les sophismes comme les subtilités de la dialectique. Il a écrit le *Taïsyr*, où l'on trouve quelques observations pratiques pleines de sens. Il est surtout célèbre comme philosophe.

*Averrhoës*, ou *Mohammed-Abou'l-Walid-Ebn-Achmed-Ibn-Roschd*, était de Cordoue, où il apprit la médecine sous Avenzoar. Il est plus célèbre par ses erreurs et ses hérésies en philosophie et en théologie, que par ses travaux sur la médecine.

AU XIIIe SIÈCLE : *Ibn-Beithar*, ou mieux *Abdallah-Ben-Achmed-Dhiaïddin*, né à Malaga, est le dernier auteur arabe, et celui dont l'étude serait peut-être la plus intéressante, si l'on en croit Casiri qui a lu ses ouvrages inédits. Sprengel dit qu'il a écrit « un grand ouvrage sur les médicaments simples, et spécialement sur les plantes, dans lequel on trouve non-seulement toutes les observations recueillies par ses prédécesseurs, mais encore une foule de découvertes qui lui sont particulières, et des remarques critiques sur Dioscoride. Il est malheureux que cet ouvrage, non traduit, reste en original enfoui dans les bibliothèques.

En résumé, les écoles arabes firent peu de choses pour la médecine ; elles ne furent qu'un dépôt, une transition. La science se réfugia chez eux pour ne pas périr, pendant tout le temps du grand ébranlement de l'empire romain par les Barbares ; mais quand ces Barbares eurent été civilisés par le christianisme, les Arabes leur rapportèrent les traditions scientifiques, comme aux légitimes propriétaires. M. de Blainville, dans l'ouvrage que nous avons cité, exprime très-bien ces grands événements de l'histoire ; il dit : « Les Arabes n'ont donc rien reçu des Grecs en littérature, et ils en ont tout reçu dans la philosophie et les sciences ; ils ont peu ajouté, si ce n'est en pharmacie quelques nouveaux remèdes ; le peu de progrès qu'on leur doit par ailleurs avaient leur racine dans Aristote et Galien. Mais ils ont transmis la science à l'Europe. Les écoles de Salerne et de Montpellier datent leur origine du commerce et de l'influence des Arabes. Ainsi, la science, après s'être réfugiée en Perse pendant que les Barbares allaient fondre sur l'empire romain, revient, par d'autres invasions, en suivant le périple de la Méditerranée, chercher son véritable centre de vie au sein des nations chrétiennes ; seules elles pouvaient lui assurer l'avenir. La Grèce et l'Orient avaient perdu leur gloire en abandonnant l'Église. Dans le silence des ruines, les principes, bases et mobiles du progrès, n'avaient plus d'action. Les hérétiques nestoriens et les philosophes, en fuyant le sol de l'empire, avaient emporté la science en Perse, mais ils en avaient laissé les grands principes au cœur de l'Église dont ils avaient secoué le joug ; la science alors, comme un arbre transplanté qui ne peut vivre qu'en serre, végéta, porta même quelques fleurs, mais il n'y eut point de fruits ; l'arbre ne grandit point, toute sa puissance vitale fut employée à l'empêcher de mourir. Les Arabes providentiellement chargés de reporter cet arbre dans son sol natal, en recueillirent d'assez grands avantages, mais ils n'avaient pas le secret de sa culture, ni surtout celui de sa fécondité. Toute science a ses racines dans les principes sociaux de l'humanité, et le christianisme seul possède ces principes complets ; ils sont le christianisme lui-même. Le christianisme est par cela même le pays indigène de la science, et son seul climat naturel. L'Europe en devenant chrétienne, appelait donc nécessairement les sciences naturelles, les plus sociales de toutes, et c'est là que désormais nous en suivrons le progrès. » (*Hist. des sciences de l'organ.*, t. II, p. 43.)

## § 3. — *Ecoles occidentales chrétiennes.*

Le Seigneur est le Dieu des sciences, dit l'Écriture : *Quia Deus scientiarum Dominus est, et ipsi præparantur cogitationes* (*Regum*, lib. I, cap. 2, v. 3). Toutes les sciences, et la médecine comme les autres, plus même que les autres, ne pouvaient prendre tout leur développement que sous le gouvernement et la direction de la véritable Église. Annoncées en Grèce, dispersées sous les Romains, elles furent en exil chez les Arabes, jusqu'à ce que les peuples barbares qui devaient les recevoir et les cultiver, eussent été civilisés et instruits par l'Église. La papauté, les évêques et les moines prirent soin de cette jeunesse barbare, l'éduquèrent, adoucirent ses mœurs, élevèrent son esprit et fortifièrent son cœur, de sorte qu'arrivée à l'âge viril, elle put accomplir l'œuvre scientifique qui lui était destinée. Il en fut alors, comme il en est chaque jour avec les enfants dont la jeunesse est nourrie de religion pour que leur virilité scientifique soit forte. Tel fut le travail d'éducation qui s'accomplit dans l'Occident, et qui fut d'autant plus long que les Barbares avaient un génie farouche et grossier, des mœurs cruelles, l'esprit antipatique à l'étude, et une humeur guerrière qui méprisait toute activité intellectuelle et ne se traduisait que par les armes. Cela dura de longs siècles.

Quelques historiens ont accusé l'Église et les moines d'avoir enrayé la marche des sciences. Mais, au milieu de leurs emportements, il y a des moments où ils sont comme obligés de rendre hommage à la vérité; et l'on voit Sprengel, entre autres, nous avouer que, « cependant, l'histoire atteste que les moines conservèrent les faibles restes des sciences chez les chrétiens d'Occident. »

Qu'on se reporte à l'histoire civile et politique de ces temps; qu'on examine à nouveau ce qu'étaient ces barbares, quelles furent leurs guerres, quel fut leur caractère politique et moral, et l'on reconnaîtra quelle rude tâche l'Église a accomplie en les civilisant. Et si l'on s'étonne encore que les sciences et la médecine aient mis tant d'années à s'implanter chez eux, qu'on se rappelle leur répulsion pour elles et leurs exigences. On en peut juger par leslois de Théodoric, roi des Visigoths (l'un de ceux qui est célèbre cependant pour avoir protégé les sciences), lois qui restèrent en vigueur jusqu'au XI^e^ siècle. D'après ce code, aucun médecin ne doit saigner une femme ou une fille noble, sans qu'un parent ou un domestique soit présent à l'opération, et il y a amende dans le cas de contravention : quand un médecin est appelé pour soigner une maladie ou panser une plaie, il faut qu'il fournisse caution : il ne peut exiger d'honoraires si le malade vient à mourir : s'il blesse un gentilhomme, même involontairement (ce dont on pouvait toujours l'accuser), il paye une amende : si le gentilhomme meurt, le médecin est livré aux parents du mort

qui peuvent le traiter comme bon leur semblera. Avec ce code, comment la médecine pouvait-elle se développer, quand sous un prétexte ou sous un autre, le médecin pouvait toujours être pris, mis à l'amende, torturé ou pendu? Quant aux sciences, elles n'étaient possibles que dans les monastères, en dehors desquels tout homme était soldat ou esclave, travaillant à la terre et aux corvées.

I. Fondation des hôpitaux. — C'est par la charité que le christianisme convertit les Romains et les Barbares, et c'est par la fondation des hôpitaux que l'Église donna ses premiers secours à la médecine. Ces asiles de la maladie, des infortunés et des voyageurs étaient inconnus à l'ancienne civilisation, et ils se développèrent dès les premiers siècles chrétiens sous la recommandation des évêques. On en établit de plusieurs catégories qui portaient des noms différents : le *Nosocomium* était destiné aux malades : dans le *Brephrotrophium*, on nourrissait les petits enfants à la mamelle, exposés ou autres : celui que l'on appelait *Orphanotrophium* était destiné aux orphelins : le *Gerontocomium* était pour les vieillards : le *Prochotrophium* était pour tous les pauvres en général : le *Xenochodium* contenait les logements pour les étrangers voyageurs. Saint Épiphane, qui écrivait dans le courant du IVe siècle, disait que c'était parmi les évêques une coutume d'établir des hôpitaux; voici ses paroles : « Les évêques, par charité pour les étrangers, ont coutume d'établir ces sortes de maisons, dans lesquelles ils placent les estropiés et les malades, et leur fournissent la substance autant qu'ils peuvent. » Il établissait des hôpitaux dans toutes les grandes villes, et c'était ordinairement un prêtre qui en avait l'intendance; on cite saint Isidore à Alexandrie sous le patriarche Théophile, saint Zolique et ensuite saint Samson à Constantinople. Il est présumable que l'on y appelait pour soigner les malades les chrétiens qui savaient la médecine et la pratiquaient. De riches particuliers, animés de la charité chrétienne, entretenaient des hôpitaux à leurs frais, et y soignaient eux-mêmes les pauvres et les malades, comme saint Pammachius à Pesto, et saint Gallicare à Ostie. Il y avait des médecins qui s'étant fait chrétiens, se dévouaient à soigner gratuitement les pauvres malades; tels furent *saint Côme* et *saint Damien* qui moururent martyrs au commencement du IVe siècle. En France, on établit les *maladreries* et *léproseries* pour les lépreux.

De tous les hôpitaux de l'Europe, le plus célèbre et l'un des plus anciens est l'Hôtel-Dieu de Paris, qui existait bien avant Charlemagne sous le titre de Saint-Christophe. Il était sous la dépendance et aux frais de l'évêque et des chanoines. Le huitième concile de Paris, tenu en 829, ordonna, pour son extension sans doute, que la dîme de toutes les terres concédées aux chanoines de Paris par l'évêque Incade, serait donnée à l'hôpital Saint-Christophe. En 1002, cet hôpital passa sous la direction spéciale des chanoines de Paris. En 1217 et 1223, il y avait pour le desservir trente-huit religieux et vingt-cinq religieuses. Ces religieuses montrèrent un dévouement sans bornes et au-dessus de tout éloge, dans la peste noire de 1348, qui enleva les deux tiers des habitants de l'Europe; et elles succombèrent en grand nombre.

Du VIe au XIe siècle. — Nous n'avons pas à parler des premiers savants que l'Église donna en Occident, de Boëce, Cassiodore, saint Isidore de Séville, Fulgence, Salvien, Denis le Petit, Evagre, Grégoire de Tours. Nous prenons le mouvement scientifique au VIe siècle, lorsque Rome sortie toute mutilée des mains de cent peuples dévastateurs, se remettait aux mains de la papauté qui l'avait sauvée d'une destruction complète. Saint Grégoire le Grand apparaît sur le saint-siége et constitue le centre civilisateur, d'où partent le moine Augustin pour la Grande-Bretagne, et peu après saint Wilfrid pour le nord de l'Allemagne. Alors aussi saint Benoît apparaît au Mont-Cassin où il fonde un ordre célèbre, et où s'établit le premier collége de médecine de l'Occident, l'illustre et célèbre *école de Salerne* qui se nourrit dabord de quelques livres apportés d'Orient.

Pendant les VIIe et VIIIe siècles, l'Europe était bouleversée par la guerre : l'Angleterre seule resta plus tranquille et profita des maîtres successeurs du moine Augustin que la papauté lui avait envoyé. On y compte dans ce temps, deux médecins célèbres : *Théodore*, archevêque de Cantorbéry ; et *Tobie*, évêque de Rosa.

AU IXe SIÈCLE, Charlemagne vient constituer l'Occident; il consolide la papauté, fait régner le génie franc sur les peuples barbares et fonde les universités. De l'Angleterre, il fait venir *Alcuin*, fils spirituel de ces évêques bretons que la science de l'Eglise a nourris; *Théodulphe* vient de l'Italie, sur le siége épiscopal d'Orléans; et ces deux grands maîtres réunissent en France, dans le palais de Charlemagne, les sciences du Nord et du Midi unies dans un même esprit. Des universités sont fondées près des cathédrales, et sous l'autorité religieuse, à Lyon, Metz, Fulde, Hirschau, Reichnau, Osnabruch. On y étudie la grammaire, les langues tudesque, latine, grecque, arabe, syriaque ; l'arithmétique y est cultivée, et les capitulaires de Thionville prescrivent d'enseigner la médecine aux enfants.

Mais tout l'élan de ce mouvement scientifique ne dura guère plus que Charlemagne lui-même ; les monastères seuls conservèrent ce feu sacré jusqu'au XIe siècle.

L'école de Salerne sur le mont Cassin paraît avoir été le premier foyer médical de l'Occident. Chez ces moines qui avaient choisi un lieu escarpé et désert à l'abri des incursions barbares, quelques livres anciens étaient conservés; et ce fut probablement avec Aretée, Alexandre de Tralles Cœlius Aurelianus, que la tradition médicale fut continuée. Dès le VIe ou le VIIe siècle, probablement, il y avait déjà des médecins et une école à Salerne, puisqu'on marque au VIIIe siècle que Charlemagne la releva et l'agrandit. Cette école fut célèbre par plusieurs médecins qui y ont attiré des malades et des élèves. On en connaît surtout le *Regimen salernitatis* qui paraît avoir eu plusieurs auteurs. M. Daremberg a réédité ce livre en y joignant une étude intéressante sur l'histoire de Salerne et les principaux médecins qui l'ont illustrée.

XIe SIÈCLE. — Le développement de la science en Occident ne recommença ou même ne s'établit réellement que vers la fin du Xe siècle et le commencement du XIe. Ce fut encore un pape, et un pape français, qui lui donna l'impulsion. GERBERT, né en Auvergne, élevé sur le saint-siége sous le nom de SYLVESTRE II, est l'un des plus grands hommes dont notre pays puisse s'honorer. Il s'adonna de bonne heure à la théologie et aux sciences, surtout aux sciences mathématiques et à la médecine, qu'il paraît avoir étudiée dans Celse; il propagea dans les couvents de l'Auvergne, et ensuite à Reims, où il fut archevêque, et de là dans beaucoup de facultés, les idées qu'il avait acquises; une fois élevé à la papauté, son influence grandit encore et son impulsion fut considérable, quoiqu'il mourût peu après.

C'est dans ce siècle que l'école de Salerne brillait de tout son éclat; on y remarque deux abbés, médecins célèbres, *Berthier* et *Désiré*. L'empereur Henry II s'y rendit pour s'y faire guérir. *Gariopontus* y fit un recueil de re-

mèdes pour toutes les maladies; *Cophon* y écrivit une sorte de thérapeutique générale, dans laquelle il a donné quatre indications principales, de resserrer, de relâcher, de dissoudre et de modifier. *Constantin l'Africain*, après avoir erré chez les Arabes, et cherché les sciences dans toutes les écoles, vint se réfugier à Salerne où il traduisit les Grecs et les Arabes, et où il écrivit ses propres connaissances; ce sont ces premières traductions qui répandirent dans l'Occident la science des Grecs et des Arabes. Cette école de Salerne se développait rapidement, et attirait un grand nombre de médecins et d'étudiants dans le royaume de Naples, et avec eux beaucoup de charlatans. Le roi Roger, pour mettre ses sujets à l'abri des séductions du charlatanisme et des fautes de l'ignorance, établit des lois qui sont restées célèbres parce qu'elles furent les premières sur l'exercice de la médecine en Occident, après celles de Théodoric dont nous avons parlé. D'après ces lois, quiconque voulait exercer l'art de guérir devait en demander la permission aux autorités civiles et se conformer à certaines règles sous peine d'amende et de confiscation. Frédéric, petit-fils de Roger, y ajouta plusieurs ordonnances qui soumettaient les étudiants au collége de Salerne, réglaient les études et prescrivaient, pour le moment de la réception, un serment analogue à celui d'Hippocrate. — On rapporte encore à ce temps et à cette école, *Eros* ou *Trotula*, inconnu, qui écrivit sur les maladies des femmes, et qui probablement était une femme.

C'est à Salerne que se firent les premières traductions d'Hippocrate, Galien, Soranus, Oribase.

Plusieurs personnages furent aussi célèbres comme médecins, pendant le cours de ce siècle, en France, en Italie, en Allemagne. — *Fulbert*, évêque de Chartres, qui avait été élève de Gerbert, et qui eut pour disciples

*Pierre de Chartres*, *Hildier* et *Jean de Chartres*, dit le Sourd, qui fut médecin du roi de France Henri I<sup>er</sup>. — *Theodig*, ecclésiastique de Prague, fut médecin de Boleslas, roi de Bohême. — *Hugues*, abbé de Saint-Denis, fut médecin du roi de France. — *Didon*, abbé de Sens. — *Sigoald*, abbé d'Epernay. — *Jean de Ravennes*, abbé de Dijon. — *Milon*, archevêque de Bénévent. — *Dominique*, abbé de Pescara. — *Campo*, moine du couvent de Parfa en Italie. — *Hermann*, comte de Verhingen. — On rapporte encore à ce siècle, quoique peut-être ils aient vécu dans le siècle suivant, ces trois auteurs : *Jean de Milan*, qui passe pour le premier auteur du *Regimen sanitatis*, déjà cité, livre de diététique en vers, qui contient les principes de l'école de Salerne, où il a été écrit ; *Romuald*, évêque de Salerne et membre du collége médical ; *Ægidius de Corbeil*, près Paris, qui fit ses études à Salerne, et qui fut plus tard le médecin de Philippe-Auguste, roi de France.

A la fin du XI<sup>e</sup> siècle, divers ordres hospitaliers se formèrent. Le premier en date fut établi à Jérusalem pour soigner les malades à l'hôpital Saint-Jean-Baptiste. Il se divisa plus tard en deux fractions : l'une resta hospitalière, l'autre devint militaire et forma le célèbre ordre des Chevaliers du Temple, ou Templiers. Dans le même temps, *Gaston*, gentilhomme du Dauphinois, dont le fils avait miraculeusement guéri par l'intercession de saint Antoine d'une maladie épidémique redoutable, qu'on nommait le feu Saint-Antoine, fonda également un ordre d'hospitaliers, les *Antonistes*. Cet ordre était destiné à soigner les malades atteints de cette épidémie, qui fit des ravages considérables dans toute l'Europe. Les règles de cet ordre furent confirmées par le pape Urbain II, l'an 1096.

XII<sup>e</sup> SIÈCLE. Ce siècle est, pour ainsi dire, tout entier consacré à la théologie et à la philosophie ; c'est le siècle de Guillaume de Champeaux, de saint Bernard, et aussi d'Abailard, de David de Dinan, d'Amaury de Chartres, de Pierre Lombard. La médecine semble s'être concentrée tout entière à l'école de Salerne qui est alors à l'apogée de sa célébrité, et où cependant l'on ne trouve aucun médecin à citer.

Dans le Nord, la célèbre abbaye de Saint-Victor était le refuge des sciences. Un de ses moines, *Obizo*, s'était attaché à la médecine; un autre, *Hugues de Saint-Victor*, mérite aussi d'être cité comme le véritable restaurateur des sciences à cette époque; M. de Blainville dit, très-justement, qu'il fut « le premier qui ait joint d'une manière positive l'étude des sciences naturelles à celles de la théologie. » En le lisant, on s'aperçoit qu'il possède également bien Aristote, Hippocrate et les Pères de l'Eglise. Ce fut le vrai précurseur d'Albert-le-Grand. Les quatre livres intitulés *de Bestis et aliis rebus* contiennent les caractères d'un certain nombre d'animaux et les allégories qu'ils représentent; c'est le premier ouvrage de l'Occident sur l'histoire naturelle. Dans les sept livres du Traité *Eruditionis didascalicæ*, il donna la méthode scientifique et les définitions des sciences. Dans le petit Traité *de Medicina animæ*, où il compare les maladies morales aux maladies physiques, il suit la doctrine d'Hippocrate. Dans plusieurs de ses livres, j'ai trouvé beaucoup d'intérêt à sa lecture, des observations fines, et souvent une grande élévation d'intelligence.

On cite, dans le même siècle, *sainte Hildegarde*, abbesse de Bingen au mont Rupert, près Mayence. Elle fut célèbre par ses prophéties et ses cures merveilleuses et miraculeuses. Elle a écrit un livre de matière médicale que nous possédons encore, et qui mériterait d'être dépouillé, mais qui offre de grandes difficultés en raison des noms qu'elle a employés et dont la synonymie nous échappe.

J'espérais trouver quelques renseignements physiologiques dans ses *Révélations*, mais la pensée y est diffuse et souvent insaisissable; on y trouve plutôt des vues de l'esprit que des renseignements positifs.

Dans plusieurs conciles des XII^e^ et XIII^e^ siècles, l'Eglise fit défense aux clercs de se livrer aux opérations chirurgicales, parce que les mains qui offraient le saint sacrifice ne devaient pas répandre le sang.

XIII^e^ SIÈCLE. C'est ce que l'on peut appeler le grand siècle du moyen âge; il apparaît comme nul autre avec une magnifique couronne de grands hommes et de grandes institutions. Deux grands saints, saint François d'Assise et saint Dominique, fondent deux ordres célèbres qui doivent être les foyers où les sciences modernes prendront leur vigueur; c'est de ces deux ordres que sortent tous les grands hommes de ce siècle. Albert-le-Grand, saint Thomas, Roger-Bacon, Raymond Lulle, Vincent de Beauvais, saint Bonaventure, sont les principaux grands hommes qui marquent cette période.

La décadence de l'école de Salerne se termine avec la première partie du moyen âge; mais, à côté de cette décadence, apparaît la célébrité de Bologne, et surtout de Paris, où tous les grands hommes viennent étudier et professer, et que les papes enrichissent de privilèges.

D'autres universités sont fondées; l'une à Montpellier en 1220, l'autre à Naples en 1225, d'autres à Ferrare, Padoue, Pavie, Milan et Plaisance.

L'université de Montpellier a été précédée d'une école de médecine, qui paraît avoir été fondée par des Juifs vers l'an 1000, et qui se rattache sans doute à la grande émigration judaïque dans la Narbonnaise, dans les XI^e^

et XII$^{e}$ siècles. Le D$^{r}$ Ravel a fait sur ce point d'histoire un travail inséré dans la *Revue thérapeutique du Midi*, et analysé dans *l'Art médical*, août 1856, t. IV.

A Paris, *Jean Pitard* fonde un collége de chirurgie, sous l'invocation de saint Côme et de saint Damien, en 1275.

L'ordre des Servites est fondé en 1233, dans le but spécial de cultiver les sciences. C'est aussi vers ce temps que fut fondé l'ordre des *Béghines*, sœurs hospitalières attachées ou alliées à l'ordre de Saint-François et qui paraissent avoir été instituées par un prêtre de Liége nommé Beggh, vers le temps de saint François, ou un peu avant. Cet ordre a été confondu avec les *Begghards*, ou bien ceux-ci en sont dérivés ; mais ce qu'il faut remarquer, c'est que les Béghines restèrent sœurs hospitalières, pendant que les Begghards, qui comprenaient des hommes et des femmes, s'unirent aux Albigeois, ou tombèrent dans le libertinage et furent condamnés par les papes et les conciles.

La médecine est, dans ce temps, pénétrée par l'astrologie; on commence à ne purger, ni saigner, sans consulter les astres et les phases de la lune. Alors, aussi, on commence à mieux connaître la distinction qui sépare la médecine des Arabes de celle d'Hippocrate et de Galien ; et deux camps se forment parmi les médecins, les uns qui adoptent la médecine grecque, les autres qui préfèrent la doctrine des Arabes mêlée d'alchimie et d'astrologie.

Venons maintenant aux hommes qui ont illustré ce siècle.

*Albert-le-Grand* ou *Bolstadius*, appelé encore *Grotus*, est né en 1205 à Lavingen en Souabe, de la famille de Bolstadt, alors puissante et célèbre. Après avoir parcouru diverses écoles, il entra dans l'ordre de Saint-

Dominique, devint professeur à Paris, puis à Cologne, fut pendant quelques années évêque de Ratisbonne, revint de nouveau professer à Cologne, où il mourut en 1289. Nous ne pouvons entrer ici dans tous les détails de son histoire; mais étant obligé d'abréger, nous engageons à étudier cette grande figure scientifique, soit dans l'ouvrage de M. de Blainville, soit dans celui de M. Pouchet et mieux encore dans ses propres livres. Albert-le-Grand est le plus grand génie qui ait jamais paru : on l'a appelé l'*Aristote du moyen âge;* mais il est encore supérieur au grand philosophe de Stagire, car il embrassa l'universalité des sciences avec une élévation de génie qu'on n'a jamais surpassée. L'ensemble de ses œuvres est renfermé dans 21 vol. in-folio, dont 7 sont consacrés aux sciences. Le plus souvent, il prend Aristote, Galien et Avicenne pour texte qu'il développe dans un savant et immense commentaire. Sur plusieurs points, il a émis des idéés grandes et supérieures. C'est surtout dans l'histoire naturelle qu'il a excellé. On lui rapporte d'avoir établi la distinction et la stabilité des espèces; voici comme en parle M. de Blainville : « La stabilité des espèces est une condition nécessaire à l'existence de la science; leurs variations et leurs perturbations continuelles excluent tout principe et toute prévision; l'école qui nie les espèces, et par conséquent la science, est réfutée d'avance par Albert-le-Grand. Comprenant l'impossibilité de la science sans la perpétuité des espèces, il soutient qu'elles sont perpétuelles comme le monde. «*Mundus totalis est* perpetuus, semper in tem-« pore permanens nec unquam in alio tempore cessavit « generare plantos et animalia secundum species planta-« rum et animalium..... Ici, il a peu ajouté à ce qu'avait fait Aristote, l'espèce et le genre sont pourtant nettement définis. L'espèce, dit-il, est la réunion des individus qui naissent les uns des autres ; les espèces constituent le genre. Le germe des idées développées par Buffon, sur ces importantes questions, est dans Albert-le-Grand. » (*Hist. des sc. de l'org.*, II, p. 85, 86.) En anatomie et en physiologie, il n'a fait que suivre Aristote et Galien ; toutefois, l'auteur que nous venons de citer lui rapporte d'avoir donné « un plan anatomique remarquable pour l'anatomie, » d'avoir pensé le premier à « déterminer les facultés de l'âme d'après les organes extérieurs du crâne » et d'avoir ainsi précédé Gall et Spurzheim, de s'être arrêté sur la cause formatrice ou *nisus formativus*. Enfin, le même auteur résume ce qu'Albert-le-Grand a laissé à la science dans les dix thèses suivantes : « 1° Il a complété et terminé le cercle des connaissances humaines, en ajoutant à ce qu'avait fait Aristote la démonstration scientifique des rapports de l'homme avec Dieu ; — 2° il a donné à l'étude de la nature un véritable caractère, l'utilité physique immédiate et l'utilité théologique, beaucoup plus importante, socialement parlant ; — 3° il a étendu la voie de l'observation, en la portant sur tous les êtres de la nature et sur toutes les circonstances où ils existent, sauf l'anatomie ; — 4° il a créé la description des corps naturels, inconnue aux anciens ; — 5° il a senti et exprimé les rapports naturels des êtres, quoiqu'il n'ait pu, faute des éléments nécessaires, en faire l'application à la classification ; — 6° il a mesuré en quoi consiste la perfection et l'imperfection, en plus ou en moins des êtres organisés ; — 7° il a senti et souvent heureusement défini les degrés qui forment les corps naturels, et il en a fait une application heureuse à quelques cas ; — 8° en acceptant les principales thèses de l'école péripatéticienne, il les a éclaircies, rectifiées et développées d'une manière convenable ; — 9° il a le premier employé, d'une manière générale, la forme de *dictionnaire* ou d'ordre alphabétique pour la description des corps naturels, et en en signalant les avantages et les désavantages ; — 10° il est encore le premier qui ait embrassé toutes les parties des sciences naturelles sur un plan complet, parfaitement suivi et logique, puisqu'il a souvent complété les lacunes d'Aristote. » (*Ibid.*, t. II, p. 94.)

Son Traité *de Homine* ou *de Natura hominis*, qui ne contient pas moins de 78 questions, est une véritable psychologie physiologique pleine d'arguments scolastiques et de curieuses remarques d'observation.

Albert-le-Grand résume toute la science de son temps, aussi bien la théologie que les sciences naturelles ; mais il est suivi par deux autres savants qui se partagent pour ainsi dire son œuvre.

*Saint Thomas*, de la famille des comtes d'Acquin, élève d'Albert-le-Grand et son émule, comme lui attaché à l'ordre de Saint-Dominique, s'adonna également aux sciences naturelles, mais brilla surtout dans les sciences théologiques et psychologiques, dans lesquelles il surpassa son maître. La *Summa theologica* et la *Summa contra gentiles* sont deux monuments admirés de tous les siècles, qui se les ont transmis.

*R. Bacon*, qui paraît avoir avoir été aussi élève d'Albert-le-Grand, représente sa succession dans l'ordre des sciences naturelles. Il était de l'ordre de Saint-François et vécut à Oxford, sa patrie. Il est véritablement le fondateur de la méthode expérimentale, dont il indiqua les règles par ses préceptes et par son exemple. Il poussa très-avant l'étude des sciences physiques et chimiques et fit comprendre, qu'à côté de l'autorité et de la raison, il y a l'expérience sur laquelle on doit surtout s'appuyer quand il s'agit de faits à constater. On lui a attribué, quoique peut-être à tort, la découverte de la poudre à

canon, de la boussole, des lunettes achromatiques, du télescope. On ne connaît, du reste, qu'une très-minime partie de ses œuvres.

Son *Opus majus* dénote une prodigieuse imagination, et on y trouve beaucoup plus de choses indiquées comme faisables que comme faites; c'est dire qu'il se promettait beaucoup plus qu'il n'a embrassé. On sait, du reste, qu'accusé de sorcellerie, il fut séquestré et privé de toute possibilité de travailler. Cet *Opus majus* qu'il adressa au pape est plutôt une explication de ses intentions et de ses conceptions qu'une exposition de ses travaux. On le lit avec intérêt malgré son emphase.

Parmi les autres savants qui se sont occupés des sciences et de la philosophie, et qui se rattachent aux précédents, nous devons citer *saint Bonaventure* et *Duns Scott*, qui furent les émules de saint Thomas dans la théologie et la philosophie, et qui soutinrent contre les Thomistes le principe d'*hœccéité*; *Raymond Lulle*, qui fut très-célèbre comme naturaliste et alchimiste, entra dans l'ordre de Saint-François et alla mourir en martyr célèbre à Tunis; *Vincent de Beauvais*, de l'ordre de Saint-Dominique, précepteur des enfants de saint Louis, que Sprengel appelle le *Pline du moyen âge*, et dont l'ouvrage intitulé *Speculum naturale* est une immense encyclopédie comprenant trois parties : le *Speculum naturale*, ou science naturelle, le *Speculum doctrinale* et le *Speculum historiale*. C'est dans le *Speculum doctrinale* ou *miroir* scientifique, qu'il expose la médecine telle qu'elle était au temps de saint Louis.

Nous reviendrons plus loin sur l'influence que la scolastique a eue sur la médecine, et plus particulièrement sur la doctrine des maladies.

Parmi les médecins, on cite les suivants : — *Gilbert l'Anglais*, qui fit un *compendium* de médecine, où il allia les Arabes et la scolastique. Il est le premier qui ait donné une exacte description de la lèpre ; et le premier aussi, peut-être, qui ait parlé de l'onguent mercuriel. — *Pierre d'Abano*, surnommé le *conciliateur*, à cause de son livre *Conciliator differentium*, dans lequel il chercha à concilier Galien, les Arabes et les scolastiques. Il fut célèbre à Padoue où il résidait, fut zélé partisan d'Averrhoës, très-versé dans la scholastique, et adonné à l'astrologie, ce qui le fit passer pour magicien. — *Thaddeus*, de Florence, fut très-attaché à Hippocrate et servit beaucoup par ses commentaires à en répandre la doctrine. — *Simon de Cordo*, médecin du pape Nicolas IV, parcourut la Grèce et l'Orient pour connaître les vertus des médicaments ; il fit disparaître de la matière médicale la confusion que les Arabes y avaient introduite en multipliant les noms de médicaments. — *Pierre d'Espagne*, né à Lisbonne, cardinal-archevêque de Braga, fit un recueil de formules thérapeutiques. — *Jean de Saint-Amand*, chanoine de Tournay, écrivit un livre de thérapeutique générale ; c'est, suivant Sprengel, un ouvrage très-utile à consulter et qui contient des études remarquables sur les indications. — *Arnaud de Villeneuve*, le premier grand représentant de l'alchimie, sorte de médecin ambulant, élève de l'école de Montpellier. On lui attribue la découverte de l'essence de térébenthine, et même de l'esprit de vin, qui cependant paraît avoir été découvert par les Arabes. — *Jean Platearius* est le dernier grand médecin de l'école de Salerne ; il était français et très-versé dans la botanique et la thérapeutique.

On cite aussi comme chirurgiens : — *Guillaume de Salicet*, professeur à Bologne ; *Lanfranc*, de Milan, son disciple, qui vint à Paris et illustra le collége de Saint-Côme et Saint-Damien ; *Brunus*, professeur à Padoue ; *Théodoric*, religieux dominicain, qui fut le premier à se servir de *lacs* dans le pansement des fractures.

XIV^e SIÈCLE. — La médecine est envahie par l'alchimie, l'astrologie, la magie. — Renaissance de l'anatomie à Bologne où Mondini est professeur et où, pour la première fois, on dissèque publiquement deux cadavres de femmes. C'est de là que s'introduisit dans les universités l'usage de disséquer publiquement, une ou deux fois chaque année, des cadavres humains. — Deux grandes épidémies affligent l'humanité : l'une, de chorée, régna en Allemagne sur des personnes de tout âge, de tout sexe et de toutes conditions ; l'autre fut cette célèbre *peste noire* qui, originaire du Levant, ravagea toute l'Europe, et dans laquelle Venise seule perdit 100,000 habitants. Elle a été décrite par Pétrarque, Gentilis de Foligno, Guy de Chauliac et Marsigli de Sainte-Sophie. — L'ordre des *Cellites* fut fondé par *Meccio* en 1348, pour soigner les malades atteints de cette peste noire, ou malades de maladies contagieuses. — Les *Jésuates* furent fondés à Venise, en 1367, dans le but de s'adonner spécialement aux sciences, et surtout à la chimie et à la pharmacie ; ils furent supprimés et confisqués par les Vénitiens, à cause des richesses qu'ils avaient amassées. — A Paris, il s'élève entre la Faculté de médecine et le Collége des chirurgiens une querelle de préséance et d'autorité, qui doit durer plusieurs siècles.

Parmi les auteurs de ce siècle, on cite : — *Mondini*, auteur d'un manuel d'anatomie qui est le signal de la renaissance de cette science. — *Nicolas Bertrucci*, qui fit un compendium dans le genre de celui d'Avicenne. — *Jacques* et *Jean de Dondis*, père et fils, tous deux professeurs à Padoue, célèbres par leurs ouvrages sur la matière médicale. — *Vitalis du Four*, cardinal, un des célèbres minorites ; il faisait de l'alcool une panacée. —

*Torrigiano*, chartreux, philosophe éminent attaché au réalisme, qui soutint que les médicaments agissent par leurs forces spécifiques. — *Garbo*, de Florence, père et fils, professeurs à Padoue, commentateurs d'Avicenne. — *François de Piémont*, qui fit le compendium médical le plus complet de toute cette époque. — *Bernard de Gordon*, professeur à Montpellier, compilateur des Arabes et de la scolastique. — *Jean Gaddesden*, professeur à Oxford, se donnait pour posséder de puissants arcanes; il a été flétri comme charlatan. — *Guillaume Varignana*, juif d'origine, professeur à Bologne, polypharmaque. — *Gentilis de Foligno* a donné un *Recueil de consultations médicales*. C'est un des plus célèbres médecins de ce temps.

On cite deux chirurgiens principaux : *Guy de Chauliac*, né en Auvergne, médecin du pape Urbain V à Avignon est considéré comme le restaurateur de la chirurgie française. — *Pierre de la Cerlata*, ou *Argelata*, professeur à Bologne.

XV^e^ SIÈCLE. — Le XV^e^ siècle est le véritable point de départ d'un nouvel ordre pour les sciences. C'est à tort qu'on fait partir du XVI^e^ siècle le mouvement dit de renaissance scientifique, il remonte plus haut. Après la grande inondation des barbares sur l'empire romain, un premier mouvement de renaissance a lieu au VI^e^ siècle, comme nous l'avons vu ; puis un second apparaît sous Charlemagne, qui fonde les universités et agrandit l'école de Salerne. Au XII^e^ siècle, l'école théologique commence avec saint Bernard et Pierre Lombard, et l'école de Paris devient illustre. Au XIII^e^, avec Alexandre de Hales, Albert-le-Grand, saint Thomas, Roger Bacon, saint Bonaventure, l'élan est donné aux sciences physiques et naturelles par la théologie ; et déjà Atratus, Basinge, Campano, Léonard de Pise, Sacrobosco, Arnaud

de Villeneuve, Raymond Lulle, se font remarquer dans la physique et les mathématiques, sans compter les médecins que nous avons cités. Au XIVe siècle, pendant que l'Europe occidentale, et la France en particulier, gémissent sous le poids des guerres et des famines, pendant que les querelles scolastiques s'épuisent entre les réalistes et les nominaux, entre les scottistes et les thomistes, entre les averrhoïstes et les alexandristes, on sent la nécessité de recourir aux sciences expérimentales, si bien lancées déjà au XIIIe siècle ; et c'est alors qu'en outre des médecins, on trouve comme physiciens et mathématiciens, les Bradwardin, Dace, Dagomari ou Abace, les Dondi père et fils, Muris ou Jean de Meurs, Walingfort, qui suivaient les traces du grand Léonard de Pise et de Jean de Holywood (Sacrobosco). Le XVe siècle héritait donc de ce mouvement en avant donné aux sciences diverses par la théologie au XIVe siècle; et comme d'une part la France secouait le joug de l'étranger et allait revivre d'une vie nouvelle, que d'une autre part les querelles scolastiques s'épuisaient, le péripatétisme cédait la place à un platonisme plus littéraire que scientifique, les idées devaient être portées en grande partie vers les sciences d'observation et d'expérience.

Les sciences étaient alors cultivées par deux sortes de personnes : les savants engagés dans les ordres ecclésiastiques et un petit nombre de laïques, plus particulièrement occupés d'alchimie et de médecine. Dans les siècles précédents, il y avait eu quelques mathématiciens et médecins laïques et mariés, comme Fibonacci, les Dondi, et la plupart des chirurgiens ; car il était défendu aux clers de répandre le sang. Cependant l'université de Paris voulait maintenir la cléricature et le célibat pour les savants et les médecins, lorsque le cardinal d'Estouteville, envoyé par le Saint-Siége pour la réformer en 1452, fit lever cette interdiction. A partir de ce moment, il y eut encore quelques ecclésiastiques adonnés aux sciences mathématiques et physiques, mais la plupart des médecins furent laïques.

Du reste, le mouvement donné aux sciences fit dès lors des progrès rapides. Ainsi, dans l'ordre physique et mathématique, nous pouvons citer plusieurs noms restés célèbres. Le cardinal Cusa donna l'idée d'une nouvelle entente de l'astronomie et remit le premier en honneur l'ancienne théorie de Pythagore, qui supposait que la terre est ronde et qu'elle tourne autour du soleil. L'Autrichien Peurbach suivit la même voie, donna la *Theoria planetarum* qui fait époque et fut publiée en 1488. L'Anglais Batecombe écrivit le *De sphaeræ concavæ fabrica et usu*, *De sphaera solida*, *De operatione astrolabii.* Cordova, médecin astronome de Séville, compléta l'almanach perpétuel de Zacuth. J. Muller, dit Regiomontanus, enseigna l'astronomie à Padoue et publia des éphémérides astronomiques, un calendrier, des tables d'observations. Bernard de Trévise écrivit quatre livres sur la *philosophie hermétique*, ou alchimie, et sur la *recherche de la pierre philosophale.* L. B. Alberti, neveu du cardinal du même nom, acheva le palais Pitti à Florence et construisit le palais Buccellaï, ainsi que plusieurs églises. Il est le premier, paraît-il, qui inventa les écluses, et la chambre noire destinée à observer les étoiles. Bernard de Lates, médecin, inventa un anneau dont on se servit longtemps pour mesurer la hauteur des étoiles et du soleil. G. Nardi et de Féravant sont célèbres pour avoir transporté la maison de ville de Bologne, haute de 80 pieds. Le cordelier Paccioli reprit les mathématiques de Fibonacci, suivit l'application de l'arithmétique au commerce et enseigna le premier la tenue des livres en partie double. Toscanelli fut l'un des meilleurs mathématiciens conseillers de Christophe Colomb.

La médecine, on le comprend, se ressentit de ce mouvement, mais aussi des agitations fiévreuses et souvent folles de cette époque.

L'astrologie, l'alchimie, la magie, la théosophie prennent une grande extension et préparent les doctrines du XVI^e^ siècle. On explique les maladies épidémiques par la conjonction des planètes et les influences astrales. Cependant la Faculté de Paris, à l'occasion du procès de l'astrologue Pharès, condamne la théosophie comme un art diabolique. D'un autre côté, à Venise, où l'on dépouille les jésuates, l'alchymie est formellement interdite en 1488. — Les sciences s'affranchissent de plus en plus de l'influence théologique : après avoir vanté l'autorité d'Aristote, comme égale à celle d'Albert le Grand et de saint Thomas, on commence à ne vouloir d'aucune autorité : les uns s'adonnent à l'observation et à l'expérience ; d'autres cherchent la science dans la théosophie. Ce sont les préludes du XVI^e^ siècle. — La division entre les médecins et les chirurgiens vient se compliquer de l'intervention des barbiers et des baigneurs, et de là les grandes disputes de la Faculté de Paris, comme nous l'expliquerons plus loin. — Les pharmaciens sont soumis en France à la surveillance des facultés et à celle de médecins salariés par l'Etat (nouveaux Archiâtres). — Un grand avantage pour la médecine résulte de l'invention de la typographie, qui reproduit en gravures les figures des plantes de l'ouvrage de Dioscoride et des planches anatomiques.

Des maladies épidémiques nouvelles vinrent encore dans ce siècle désoler l'Europe. — La *suette* ou *sueur anglaise* parut pour la première fois en Angleterre et y fit de grands ravages. Elle se répandit de là en Picardie et dans le Poitou, où dominaient les Anglais pendant les malheurs de la France. — Le *scorbut* se déclara, pour la première fois, sur un navire qui visitait l'Islande et la Norvége; il s'étendit ensuite sur l'escadre de Vasco de Gama dans son voyage à Calicut; et plus tard encore, en 1515, sur l'escadre de Cartier pendant son séjour au Canada. — La *coqueluche* se déclara à Paris et dans les environs, pendant la guerre des *Maillotins*. — La *plique polonaise*, qui existait chez les Tartares dès 1287, se propagea lors de la troisième éruption de cette race au xv^e^ siècle, et se répandit en Bohême, en Autriche, dans toute l'Allemagne. — Enfin, la *syphilis* et la *gonorrhée* éclatèrent dans plusieurs parties de l'Europe en même temps, sans qu'on puisse savoir exactement leur lieu d'origine. Quelques médecins pensèrent qu'elle n'était qu'une dégénérescence de la lèpre qui n'existait presque plus; mais d'autres soutenaient que les maladies ne se transformaient pas, comme Freind le rapporte, et prétendaient que c'était une importation d'Amérique. Ce qui est certain, c'est que la syphilis, à laquelle on rattachait la gonorrhée, éclata subitement et simultanément dans plusieurs parties de l'Europe, pendant l'été de 1493; les Français l'appelaient le mal napolitain, et les Napolitains l'appelaient le mal français.

Parmi les auteurs de ce siècle, on cite : — *Valescus de Tarenta*, en Portugal, pratiqua à Montpellier et y publia une compilation de matière médicale. — *Jacques de Forli*, commentateur d'Hippocrate et de Galien. — *Leonicène*, de Padoue, le premier qui ait traduit Galien en latin. — *Concoregio*, de Milan, qui exerça à Montpellier. — *Bencius* ou *Hugues de Sienne*, qui se distingua comme commentateur, professeur célèbre à Parme et à Ferrare. — *Guainer*, professeur à Pavie. — *Montagnana*, professeur à Padoue. — *Linacre* étudia à Florence et revint professer à Oxford, sa patrie, et à Londres, où il établit un collége et fit des traductions des anciens. — *Savonarole*, qui a laissé deux ouvrages estimés sur les fièvres et sur les bains. — *Achillini*, de Bologne, sectateur zélé d'Aristote et des Arabes. — *Despars*, chanoine et trésorier de la Faculté de Paris, né à Tournay, traducteur et commentateur estimé de Galien.— *Champier*, archiâtre des rois Charles VII et Louis XII, auteur de nombreux ouvrages. — *Colot*, chirurgien, le premier lithotomiste. — *Victoriis de Kaënza*, célèbre aussi comme philosophe. — *Fracastor*, fit un poëme sur la syphilis, où il en donna la première description fidèle. Il fut très-attaché à l'astrologie. Enfin, il est célèbre pour avoir établi la doctrine de la contagion par des *contages*. — *Fracastor* fut, au xve siècle, la personnification la plus considérable de la théorie astrologique qui admettait, comme causes des maladies, les *influences astrales*. Mais c'est par son ouvrage *De contagione libri tres*, dont la publication eut lieu au xvie siècle que ce médecin fut surtout célèbre. Il y enseigna la doctrine de la contagion, c'est-à-dire que certaines maladies se propagent en se communiquant d'un individu à un autre, par l'entremise de principes contagieux qui viennent des exhalations du corps des malades et se répandent dans l'air à une petite distance, au delà de laquelle ils n'ont plus d'action, ou s'attachent à certains corps comme des brins de paille, des morceaux de corde, des lambeaux d'étoffe, des mouches, des toiles d'araignée, qui les transportent au loin et suffisent à répandre la maladie dans des villes entières. Certains corps, tels que ceux que nous venons de nommer, sont plus susceptibles que d'autres de répandre la contagion, ils sont appelés *contumaces*. Fracastor admettait ainsi trois sortes de contagion : la contagion par contact, la contagion par l'air et la contagion par des corps intermédiaires. — *Benivieni*, de Florence, fut célèbre pour avoir donné les premières observations d'anatomie pathologique, et *Montagnana* ouvrit beaucoup de cadavres à Padoue. — *Alexandre Benedetti*, professeur à Padoue, est l'un des plus anciens anatomistes. — Mais à la fin du siècle, paraît *Berenger de Carpi*, qui imprima réellement l'impulsion à la renaissance de l'anatomie, et que Fallope appelle *le premier des restaurateurs de l'anatomie moderne*. — On pourrait encore citer *Zerbi*, qui publia un livre sur l'anatomie, mais sans importance. — *Hundt*, célèbre médecin de Leipsick, appartient plus au XVI^e^ siècle qu'au XV^e^.

DOCTRINE PSYCHOLOGIQUE AU MOYEN AGE. — La physiologie n'était encore constituée dans l'antiquité que sur un petit nombre de dogmes et d'expérimentations. Avant que les sciences modernes se fussent livrées à l'expérience, l'époque du moyen âge était une sorte de période de transition qui prépara les principes généraux de la science. Aussi, la physiologie était alors partagée en deux branches, l'une de doctrine générale, se confondant avec l'étude philosophique du traité de l'âme, l'autre toute particulière qui ne s'occupant que du jeu des fonctions organiques s'alliait intimement à l'anatomie et se confondait avec elle. C'était dès lors dans l'étude du traité de l'âme que pour les médecins du moyen âge résidait plus particulièrement l'étude de la physiologie.

N'était-ce point là d'ailleurs le vrai point de départ de la science de l'homme? Nos modernes, il est vrai, ne le pensent point et ils ont élagué de leurs occupations scientifiques cette partie générale de la science qui en est la base fondamentale : pour eux, il n'y a pas de physiologie en dehors de l'étude des fonctions des parties ; mais aussi, leur science est tombée dans un matérialisme, autant sot et ridicule qu'il est grossier et méprisable. En attendant, il faut bien courber la tête sous la brutale violence de l'opinion qui nous gouverne : je la méprise et je la hais, mais je suis bien obligé de reconnaître qu'elle est glorieuse et triomphante, et que je suis vaincu. Cela étant, ne nous occupons plus que du passé.

J'ai examiné assez longuement cette question de la doctrine psychologique au moyen âge, dans un travail intitulé : *Du passage de la psychologie d'Aristote à la psychologie des philosophes chrétiens;* travail inséré dans la *Revue du monde catholique;* Paris, 1866. Je n'en reprendrai ici que les traits principaux et derniers.

L'École d'Aristote à laquelle Galien s'était rattaché sans l'avoir jamais bien comprise, fut modifiée après la mort du maître. Aristoxène et Dicéarque faisaient déjà de l'âme une harmonie au lieu d'un principe substantiel. Straton de Lampsaque réunit l'intelligence à la sensation dont il la faisait dériver, précédant ainsi de près de vingt siècles, dans les mêmes idées, notre Condillac.

Les stoïciens rattachés à Zénon et à Cléanthe, et surtout Chrysippe, leur vrai maître, reconnurent l'unité et la substantialité de l'âme dont ils admettaient huit parties, mais à laquelle ils attribuaient une partie dominante résidant dans le cœur. C'est ainsi qu'aux lieu et place des cinq facultés de l'âme admises par Aristote, de nutrition, d'appétit, de sensation, d'intelligence et de locomotion, ils n'admirent plus qu'une seule faculté capitale, d'où ils faisaient dériver les autres, la *faculté vitale.*

Posidonius qui combattit contre Chrysippe, soutint qu'on avait trop exalté l'âme et pas assez accordé au corps, auquel il voulait reconnaître une certaine influence dans la vie. Il disait que trois choses sont capitales dans l'homme : l'appétit des actes naturels, le courage ou la vigueur de la vie, et la raison. C'est sans doute des enseignements éclectiques de ce maître de Cicéron, que Galien dériva sa doctrine des trois facultés : naturelles, vitales et intellectuelles.

A l'École d'Alexandrie, Philon, d'origine judaïque, tenta d'allier la philosophie grecque aux traditions rabbiniques d'où allait dériver le Talmud. Il admit que l'âme tire son intelligence de la raison divine qui lui peut être associée, et qu'elle est ainsi formée de deux parties, l'une corporelle et vitale, imparfaite et destinée à mourir, l'autre divine, raisonnable, qui lui peut être accouplée pendant la vie et retourne après la mort à son foyer divin. Cette doctrine si fortement empreinte de manichéisme se perpétua avec cette hérésie et a formé le duo-dynamisme physiologique qui, par les écoles arabico-judaïques, est venu s'implanter dans la Faculté de Montpellier.

Alexandre d'Aphrodise, qui fut un des premiers à faire revivre Aristote et qui combattit le stoïcisme, est considéré comme ayant admis un principe intermédiaire entre l'âme et le corps, pour en faciliter l'union; c'est l'opinion que lui ont prêtée plusieurs auteurs, entre autres Vincent de Beauvais et plus tard Fernel. Mais, quand on lit son commentaire sur la métaphysique, sa doctrine paraît tout autre : il fait de l'âme une simple figure, non plus une forme active, une entéléchie; il lui supprime sa réalité substantielle; et il s'inspire de Philon pour faire de l'intelligence une puissance associée à l'âme et la seule partie immortelle de l'homme.

Les médecins dits arabes qui paraissent avoir connu Aristote expliqué par Alexandre d'Aphrodise et qui avaient de grandes associations d'idées avec les doctrines de Philon, accentuèrent cette théorie. Ces médecins dits arabes et qui paraissent n'avoir été que des juifs déguisés, comme je l'ai montré dans un travail sur *Averrhoës et l'averrhoïsme* (*Revue du monde catholique*, 1864), avaient déjà paru hétérodoxes au parti religieux musulman dans la personne d'Ibn-Sina (Avicennes); et c'est contre cette hétérodoxie que Al-Gazzali avait dirigé son livre intitulé *la Destruction des philosophes*. La philosophie, ou, comme les Arabes l'appelaient, la *filsafet*, n'était autre qu'une doctrine talmudiste propagée chez les médecins de Bassora ou de Bagdad, lesquels médecins étaient presque tous, sinon tous juifs, en relation avec les traditions de l'École de Philon d'Alexandrie. Ces doctrines indiquées déjà dans les enseignements d'Ibn Zohr et Ibn-Gebirol, s'accentuèrent chez Ibn-Tofail dans l'Andalousie, et ce fut de cet Ibn-Tofail que Ibn-Roschd ou Averroës les reçut pour les diluer et les répandre.

A partir du XIe siècle, elles se répandirent dans la Gaule narbonnaise, en Italie et jusqu'à Paris avec le livre *de Causis*, dont on a tant parlé à cette époque, et semblent avoir eu pour adeptes chez nous Amaury de Chartres, David de Dinan et Michel Scott, le traducteur à la cour de Frédéric. Censurées et condamnées dans la Faculté de Paris, en 1209, elles ne se répandirent pas moins en s'unissant aux théories hérétiques des Albigeois, avec lesquels leur origine manichéenne était un trait commun.

Cependant, les philosophes chrétiens avaient réagi vigoureusement contre ces erreurs et les hérésies qui en découlaient. Saint Augustin luttait en faveur de l'unité du principe animateur. Saint Grégoire de Nysse, dans son *Traité de la formation de l'homme*, établit trois sortes de vitalités : une vitalité nutritive dépourvue de sentiment ; une vitalité à la fois nutritive et sensitive; une vitalité de raison et de perfection. Au VI$^{e}$ siècle, nous trouvons avec Boëce cette doctrine implantée dans la psychologie, et nous lisons dans son *Commentaire sur Porphyre* que l'âme a trois facultés maîtresses : une de nutrition, une autre de sensibilité et de mouvement, une troisième de raison. Au VII$^{e}$ siècle, Jean Philopon fait de ces trois puissances trois âmes distinctes, ce qui était contraire à l'unité du principe animateur.

C'est alors qu'arrivent enfin les grands siècles de la scolastique, où avec Albert-le-Grand et saint Thomas, la doctrine psychologique unanimement reçue enseigne que l'âme est la forme active du corps et lui est substantiellement unie, qu'elle développe tous les actes de la vie par trois facultés principales : la faculté végétative ou nutritive, la faculté sensible-motrice ou animale, et la faculté intellectuelle. Le concile de Vienne en 1311 et celui de Latran plus tard, en 1515, censurèrent définitivement la théorie des deux âmes, issue du manichéisme, propagée dans les sectes des Albigeois, de l'averrhoïsme et de l'alexandrisme.

La doctrine scolastique parfaitement étayée chez tous les grands docteurs du moyen âge, fut certainement reçue par tous les médecins jusque vers la fin du XIV$^{e}$ siècle ou jusque dans le XV$^{e}$. Ils étaient tous clercs, attachés à l'Église, et en cette qualité vivaient dans l'orthodoxie. Mais, à partir du XV$^{e}$ siècle, la médecine fut pratiquée par bien des laïques qui n'avaient plus des raisons autant majeures d'être orthodoxes et qui, plus soucieux de Galien que de saint Thomas ou d'Aristote, déclaraient qu'on devait bien plus s'en rapporter à l'expérimenté Galien qu'au philosophe inexpérimenté; et dès lors, en médecine, la division psychologique de Galien prenait le pas sur celle de saint Thomas.

Cette double tendance, l'une scolastique, l'autre galénique, se perpétua quelque temps dans la phychologie médicale. Nous verrons comment au XVI^e siècle Fusch et Fernel s'en tirèrent par une sorte de synchrétisme, où cependant l'influence de Galien domina.

De la doctrine pathologique du XII^e au XVI^e siècle. — Il faut nous arrêter sur un point capital de notre histoire, touchant la discussion doctrinale qui se manifesta vers le XIII^e siècle et eut un grand retentissement dans les siècles suivants.

Nous avons indiqué la querelle qui s'éleva entre deux deux écoles qui apparurent vers le XIII^e siècle : l'école qui tenait pour l'antiquité et celle qui tenait pour les Arabes. Nos historiens qui s'en sont occupés l'ont tellement mal jugée qu'elle est demeurée une obscurité historique. J'espère la faire voir dans tout son jour et en montrer l'importance.

Un premier démêlé tout théologique au premier abord s'éleva dès la fin du XII^e et le commencement du XIII^e siècle, entre nos théologiens et les philosophes qui nous apportèrent les commentateurs arabiques d'Aristote. Michel Scott, l'introducteur d'Averrhoës (Ibn-Roschd), et les autres averrhoïstes ou arabisants, soutenaient tout à la fois le panthéisme et le manichéisme; et ce sont ceux qui formulaient les théories que les Albigeois mettaient en pratique (1). Ils admettaient deux âmes dans l'homme, et en même temps deux principes dans le monde, le principe du bien et le principe du mal. On comprend que nos théologiens ne dûrent pas être insensibles à de pareilles doctrines et on entrevoit la vive discussion doctrinale qui dût s'ensuivre.

(1) J'ai étudié cette question dans mon travail sur *Averrhoës et l'averrhoïsme*, inséré dans la *Revue du Monde catholique*. 1864.

Mais, il est bien clair que cette discussion ne pouvait demeurer sur le terrain purement théologique : elle touchait de trop près aux intérêts et aux questions capitales de notre science pour que les médecins n'y prissent point part. Il s'agissait poux eux de savoir si la maladie a une existence propre, une réalité substantielle ou non. Les livres des médecins arabes nous apportaient la description des maladies nouvelles, la rougeole, la variole, qu'ils attribuaient à des principes particuliers, et le fond de leur thérapeutique était moins dans les sirops, les alcoolats et les remèdes qu'ils employaient, que dans leurs tendances spécificiennes qui consistaient à traiter la maladie comme un être morbide habitant en nous. Joignons-y leurs doctrines astrologiques qui faisaient intervenir des influences astrales, sortes de principes malfaisants, et nous comprendrons toute la portée que pouvait avoir en médecine ce qu'on nommait les doctrines des Arabes. C'était une préparation de la Kabbale et du Paracelsisme, deux modes du spécificisme dont nous verrons l'éclosion au XV$^{e}$ siècle.

Nos médecins, liés avec les théologiens, théologiens eux-mêmes pour la plupart, faisaient appel aux doctrines catholiques sur la nature du mal ; et de là la lutte.

Voyons donc d'abord cette doctrine du mal telle que les Pères et nos grands docteurs la soutenaient, et quelle pouvait être son influence en médecine.

Saint Denys l'Aréopagite est de tous les auteurs le plus clair et le plus complet sur cette question ; non-seulement il a sondé la nature du mal en général, il a aussi indiqué ce qu'est le mal dans la maladie. Ne pouvant citer tout le chapitre qui s'y rapporte, et que j'engage à consulter, je citerai au moins les principaux passages qui nous regardent. Il dit : « Tous les êtres procèdent du bien. De plus, le bien dépasse infiniment tous les êtres : d'où il suit qu'en une certaine manière le non-être a place en lui. Mais le mal n'est ni être, car alors il ne serait pas absolument le mal, ni non être, car cette appellation transcendantale ne convient qu'à ce qui est dans le souverain bien d'une manière surémi-nente. Le bien s'étend donc loin par delà tout être et tout non-être; et le mal ne sera ni être, ni non-être, mais quelque chose de plus étranger au bien que le non-être, quelque chose qui n'arrive pas même à la hauteur du non-être..... Le mal, en tant que mal, n'engendre ni ne produit aucun être et tend, au contraire, à vicier et à corrompre la nature des choses. Si l'on dit qu'il est fécond en ce que, par l'altération d'une substance, il donne l'être à une autre substance, nous répliquerons, avec vérité, qu'autant qu'il est corruption et mal, il ne produit pas, mais plutôt dégrade et ruine, et que le bien seul est un principe d'existence. Ainsi, de lui-même, le mal est destructeur, et il n'est fécond que par le bien : tellement que, de sa nature, il n'est rien ni auteur de rien, et qu'il doit à son mélange avec le bien, et d'exister, et d'avoir et de produire quelque chose de bon. De plus, ce n'est point sous le même rapport qu'une chose sera bonne et mauvaise à la fois; la faculté de produire et d'altérer ne sera pas identique, et ne s'exercera pas indépendamment du sujet où elle réside. Le mal absolu n'a donc ni être, ni bonté, ni fécondité, et n'engendre aucun être, ne produit aucun bien..... Si donc, par la corruption d'une substance, une autre substance se produit, il ne faut pas l'attribuer à la vertu du mal, mais à la présence d'un bien incomplet. De même la maladie est une altération partielle de l'organisation; je dis partielle, et non pas totale, parce qu'alors la maladie elle-même aurait disparu. Mais l'organisme subsiste; et c'est l'anomalie dont il est atteint qui constitue la maladie. Ainsi ce qui ne participe nullement au bien n'a de subsistance réelle ni en soi, ni dans les êtres. . . . . . . . . . . . . . . . .

. . . . . . . . . . . . . . . . . . . . . .

On ne doit pas attribuer au mal une existence propre et indépendante, ni un principe où il trouve sa raison d'être. Oui, il revêt une couleur plausible aux yeux de quiconque s'y abandonne, parce qu'on recherche le bien; mais au fond, il n'est que désordre, parce que l'on estime bon ce qui n'est pas véritablement tel. Car autre est l'intention adoptée, autre le fait accompli. Donc le mal fausse la route, n'atteint pas le but, trahit la nature, n'a ni cause ni principe formels, est en dehors de la fin, des prévisions, des désirs, et ne subsiste réellement pas. Par suite, il est une privation, une défectuosité, un dérèglement, une erreur, une illusion ; il est sans beauté, sans vie, sans intelligence, sans raison, sans perfection, sans fixité, sans cause, sans manière d'être déterminée. Il est infécond, inerte, impuissant, désordonné, plein de contradiction, d'incertitude, de ténèbre ; il n'a pas de substance et n'est absolument rien de ce qui existe. Comment donc le mal est-il quelque puissance? Par son mélange avec le bien ; car ce qui est entièrement dénué de bien n'est rien et ne peut rien. . . . . . . .

. . . . . . . . . . . . . . . . . . . . . .

Le mal donc n'est point un être et ne subsiste dans aucun être. Le mal, en tant que mal, n'est nulle part, et quand il se produit, ce n'est pas comme résultat d'une force, mais d'une infirmité. » (*Des Noms divins*, chap. 4, Œuvres de saint Denys, traduction de Mgr Darboy.)

Cette doctrine, qui est la doctrine catholique, se retrouve tout entière dans saint Thomas, qui s'appuie des déductions de saint Denys. « *Utrum malum sit natura* « *quædam?* — Respondeo dicendum quod unum opposi-

« tum cognoscitur per alterum, sicut per lucem tene-
« bræ. Undè et quid sit malum, oportet ex ratione boni
« accipere. — Diximus autem supra, quod bonum est
« omne id quod est appetibile; et sic, cum omnis natura
« appetat suum esse et suam perfectionem, necesse est
« dicere quod et perfectio cujuscumque naturæ rationem
« habeat bonitatis. Unde non potest esse quod malum
« significet quoddam esse, aut quamdam formam, seu
« naturam, relinquitur ergo quod nomine mali signifi-
« cetur quædam absentia boni. — Et pro tanto dicitur
« quod malum neque est existens, nec bonum, quia
« cum ens, inquantum hujusmodi, sit bonum, eadem
« est remotio utrorumque. — Ad primum ergo dicen-
« dum quod Aristoteles ibi loquitur secundum opinionem
« Pythagoricorum, qui malum existimabant esse natu-
« ram quamdam; et ideo ponebant bonum et malum
« genera. Consuevit enim Arosteles, et præcipue in lo-
« gicalibus, ponere exempla quæ probabilia erant suo
« tempore secundum opinionem aliquorum philosopho-
« rum. Vel dicendum sicut dicit philosophus (in-4° *Me-*
« *taph.*, text. 6), quod prima contrarietas est habitus et
« privatio, quia scilicet in omnibus contrariis salvatur;
« cum semper unum contrariorum sit imperfectum res-
« pectu alterius, ut nigrum respectu albi, et amarum
« respectu dulcis. Et pro tanto bonum et malum dicun-
« tur genera non simpliciter, sec contrariorum; quia
« sicut omnis forma habet rationem boni, ita omnis pri-
« vatio, in quantum hujusmodi, habet rationem mali.
« — Ad secundum dicendum quod bonum et malum
« non sunt differentiæ constitutivæ, nisi in moralibus,
« quæ recipiunt speciem ex fine, qui est objectum vo-
« luntatis, a quo moralia dependent. Et quia bonum
« habet rationem finis, ideo bonum et malum sunt dif-
« ferentiæ specificiæ in moralibus; bonum per se, sed

« malum, in quantum est remotio debiti finis. Nec ta-
« men remotio debiti finis constituit speciem in mora-
« libus, nisi secundùm quod adjungitur fini indebito;
« sicut neque in naturalibus invenitur privatio formæ
« substantialis, nisi adjuncta alteri formæ. Sic igitur
« malum quod est differentia constitutiva in moralibus,
« est quoddam bonum adjunctum privationi alterius
« boni; sicut finis intemperati est non quidem carere
« bono rationis, sed delectabile sensu absque ordine
« rationis. Unde malum, in quantum malum, non est
« differentia constitutiva, sed ratione boni adjuncti.....
« — Ad quartum dicendum quod aliquid agere dicitur
« tripliciter. Uno modo formaliter, eo-modo loquendi
« quo dicitur albedo facere album; et sic malum etiam
« ratione ipsius privationis dicitur corrumpere bonum,
« quia est ipsa corruptio, vel privatio boni. Alio modo
« dicitur aliquid agere effective, sicut pictor dicitur fa-
« cere album parietem. Tertio modo per modum
« causæ finalis, sicut finis dicitur efficire movendo effi-
« cientem. His autem duobus modis malum non agit
« aliquid per se, id est, secundum quod est privatio
« quædam, sed secundùm quod ei bonum adjungitur.
« Nam omnis actio est ab aliqua forma, et omne quod
« desideratur ut finis, est perfectio aliqua. Et ideo ut
« Dionysius dicit 4 capit. *de Divin. homin.*, part. 4,
« aliq. a princ. lect. 23 : *Malum non agit, neque deside-*
« *ratur, nisi virtute boni adjuncti; per se autem est infinitum,*
« *et præter voluntatum et intentionem*. — Ad quintum di-
« cendum quod, sicut supra dictum est, partes universi
« habent ordinem ad invicem, secundum quod una agit
« in alteram, et est finis alterius et exemplar. Hæc
« autem, ut dictum est in solut. ad 2 arg., non possunt
« convenire malo nisi ratione boni adjuncti. Unde ma-
« lum usque ad perfectionem universi pertinet, neque

« sub ordine universi concluditur, nisi per accidens, id « est, ratione boni adjuncti. » (*Summ. Theolog.*, pars 1, quæst. 48, art. 1.)

Il faut bien méditer ces solutions, parce que la question est grave, plus grave que peut-être on ne le pense. Nous allons voir ses conséquences pour la médecine.

Il n'y a au fond de la question du mal que deux doctrines. L'une catholique, que nous venons de présenter, et qui admet que le bien a seul un principe et que le mal n'en a pas, que le bien a une existence réelle et que le mal n'en a pas, que le bien est quelque chose de subsistant et que le mal n'est qu'une négation, une privation. L'autre doctrine, considérée comme fausse, admet que le mal a un principe comme le bien a le sien : c'est, on le sait, la doctrine des *Manichéens*.

Si nous appliquons ces doctrines à la médecine, nous voyons qu'il résulte alors aussi deux doctrines médicales. L'une, d'accord avec la doctrine catholique, admet que la maladie n'est rien de réel, n'a pas de principe ni de cause spéciale; qu'elle n'est qu'un désordre, qu'un état anormal, une mauvaise disposition de l'organisme, une mauvaise manière d'être, une forme morbide de la vie. L'autre doctrine, en rapport avec celle des Manichéens, admet que la maladie a un principe d'existence comme la santé a le sien, qu'il est vrai que la maladie n'est qu'un désordre de l'économie, mais un désordre qui a son principe, sa substance, sa forme, sa cause d'être. Pour la première doctrine, la maladie n'est qu'une forme abstraite et négative, opposée à la santé. Pour la seconde doctrine, la maladie est quelque chose de concret, qui a son principe morbifique réellement subsistant dans l'organisme.

Saint Thomas, nous l'avons vu plus haut, attribue la doctrine d'un principe du mal à Pythagore, et il croit qu'Aristote lui prête l'appui de sa logique en faisant du mal un prédicat ou attribut. Or, c'est sur cet appui, doublé de l'appui du manichéisme, que la doctrine s'est fait jour en médecine et a voulu représenter la maladie par un principe morbifique, opinion que nous verrons se produire vigoureusement dans les siècles modernes.

Mais, cette opinion n'est vraiment pas celle de la tradition médicale. Hippocrate, tout en croyant avec Pythagore que la maladie est une αμητρια de l'organisme, n'admet pas cependant que la maladie ait un principe morbifique. On lui a attribué, il est vrai, cette opinion, mais elle n'est pas de lui : elle vient de l'école d'Alexandrie et du méthodisme, éclosions malsaines du pythagorisme où Manès a puisé son hérésie. Hippocrate admet bien une altération première des humeurs, des solides ou des facultés, en un mot, ce que l'on a appelé une cause prochaine ; mais nulle part il ne l'a donnée pour la maladie elle-même, elle n'est en réalité pour lui que l'effet premier de la maladie, que la source de l'indication. Et les empiriques, ensuite Galien, ont très-bien montré aux dogmatistes égarés et aux méthodistes que la cause prochaine n'était pas la maladie, mais l'effet premier de la maladie. Nous l'avons vu plus haut dans le chapitre précédent.

La véritable tradition médicale est donc avec la doctrine catholique, non avec l'opinion opposée. Et elle pourrait encore s'étayer des raisonnements et de l'autorité de Platon, qui comparant la maladie au désordre de l'injustice, fait venir le mal de l'ignorance, et ne manque jamais l'occasion de traiter le mal comme une chose qui n'existe pas par elle-même, qui n'est qu'un désordre et qu'une privation de bien. On peut voir, entre autres, le premier livre de *la République et des Lois* et quelques *Dialogues*.

Il suit de là, que la maladie n'est qu'une mauvaise manière d'être de l'organisme vivant, et, comme on l'a dit, une privation de la santé, une forme morbide de la vie, qu'elle n'est rien par elle-même, rien d'existant, rien de réel, rien de subsistant, qu'elle n'a pas de principe d'existence, pas de cause formelle. Donc, dire qu'il y a un principe morbifique subsistant de la maladie, c'est aller tout à la fois contre la doctrine catholique, contre la raison qui l'appuie, contre la tradition médicale qui s'y conforme.

Mais, de ce que les maladies sont des formes morbides de la vie, sans existence réelle, s'ensuit-il qu'elles ne sont pas distinctes les unes des autres comme espèces distinctes? Saint Denys dit bien que le mal est *sans forme, sans fixité, sans manière d'être déterminée ;* mais ce qu'il dit s'entend du mal absolu, du mal en lui-même. Le mal n'est rien en lui-même, il n'est pas même rien ; donc il est bien certainement sans forme, sans fixité, et sans manière d'être déterminée ; mais le mal dans les êtres se présente sous des formes déterminées, non pas lui, le mal, encore une fois, mais l'être qui est dépravé. Ce n'est pas la maladie que le médecin considère : la maladie n'est rien, ce n'est que l'homme malade qui est quelque chose, quelque chose de différent de l'homme en santé, et différent dans telle ou telle disposition générale qu'on nomme une maladie. Aussi, saint Thomas, dans le passage que nous avons cité, explique que le mal n'est rien, même en morale, mais qu'il se présente en morale sous des formes d'espèces différentes, selon la fin qui le détermine, c'est-à-dire que le vice en lui-même, pris absolument et en dehors de tout être, n'est rien, moins que rien, mais que dans les êtres vicieux, les vices se présentent sous des formes d'espèces, comme le mensonge, la gourmandise, l'assassinat. Encore une fois, même dans ce cas, le vice n'est rien, mais c'est l'être vicieux qui est menteur, gourmand, assassin. Il en est de même en médecine, où chaque espèce morbide n'est qu'une forme de l'état maladif, une manière spécifique d'être malade.

La plupart des médecins des XIIIe, XIVe et XVe siècles, alliés à des théologiens, ou théologiens eux-mêmes, comme nous l'avons dit, se rattachaient complétement à cette doctrine pathologique, assurée sur les dogmes théologiques et si bien d'accord avec les doctrines anciennes, en particulier avec les doctrines hippocratiques. Mais quelques-uns se laissaient entamer soit par l'averrhoïsme, soit par les systèmes astrologiques qui enseignaient des principes malfaisants réellement subsistants. Ils se laissaient surtout fortement impressionner par ces éclosions de maladies nouvelles que l'antiquité n'avait pas connues : la rougeole, la variole, le feu Saint-Antoine, la coqueluche, la suette, le scorbut, la plique polonaise, la syphilis, la gonorrhée ; et ils trouvaient à expliquer ces maladies nouvelles soit par des influences astrales particulières, soit par des influences démoniaques spéciales, soit par des principes matériels malfaisants et contagieux.

Ainsi, naissait et se développait, d'abord sous le couvert de l'arabisme, la doctrine du *spécificisme* matérialiste qui venait faire échec à la doctrine hippocratique, aussi bien qu'à la doctrine catholique, et qui devait avoir de si grands retentissements dans les siècles suivants. Nous avons vu comment plusieurs médecins la propagèrent, comment quelques autres tentèrent une conciliation sur le terrain thérapeutique, et comment Fracastor fut, en définitive, le héros des tendances nouvelles. C'est par lui, et avec lui, que le *spécificisme* matérialiste se transmit dans toute sa vitalité aux siècles suivants.

En résumé, la tradition médicale, écrite dans Hippocrate, avait consacré que les maladies sont d'espèces différentes les unes des autres, et que dans leur nature elles sont de simples modifications de l'être, sans existence substantielle. Cette doctrine, soutenue par les successeurs d'Hippocrate contre ceux qui voulaient assimiler la maladie à un empoisonnement, reçut une nouvelle démonstration rationnelle de la philosophie chrétienne. Mais le spécificisme matérialiste reçut un renfort de la philosophie arabiste, de l'éclosion des maladies nouvelles, et de la théorie des contages dont Fracastor fut le héros.

Des anciennes Facultés de médecine. — Nous avons déjà indiqué comment naquirent les Facultés en Occident sous l'influence de la papauté, des rois francs et des évêques. Nous avons vu le mouvement de renaissance scientifique et lettrée en Occident, briller un moment sous l'inspiration heureuse de Charlemagne, puis s'éteindre et s'arrêter sous les descendants du grand empereur, enfin reparaître pour s'établir définitivement sous l'influence du pape français Sylvestre II, au temps des premiers rois de la troisième race. Examinons maintenant comment les Facultés se constituèrent, quelles règles elles suivirent.

Dans ces premiers temps de la fondation des Universités, des savants qui avaient étudié dans les cloîtres, loin du monde et du tumulte des guerres, furent appelés par les évêques près des cathédrales pour donner l'instruction aux clercs ou jeunes gens destinés à l'Église. Ainsi, dès le début, c'est l'évêque qui fonde un enseignement sous sa haute tutelle : les professeurs sont des moines ou des membres du clergé séculier : les élèves sont des clers appartenant à l'Église.

Bientôt, l'affluence des élèves fut grande, et le nombre

des professeurs augmenta, en ce sens que les élèves devinrent professeurs; leur talent reconnu les désignait. Ces nouveaux professeurs n'entraient pas dans les ordres, ils restaient clercs sans être plus; quelques-uns seuls étaient ordonnés et se rattachaient de plus près à l'Église. L'affluence des élèves, le nombre des professeurs, la nécessité de mettre de l'ordre dans l'enseignement nécessitèrent une organisation : dès lors, les Universités et les Facultés furent constituées; l'évêque les établissait, le pape leur donnait une organisation et le roi subvenait à l'entretien et au bon ordre. Une Université instituée dans une ville ne relevait que de l'évêque, du pape et du roi : elle était en dehors et au-dessus de l'autorité seigneuriale, en dehors et au-dessus de l'autorité des communes. Les professeurs, les élèves et tous les gens qui en dépendaient, formaient un monde à part dans la société, qui bientôt eut son organisation, ses coutumes, ses privilèges, et par conséquent ses abus. Dans les premiers temps, les Universités dépendaient immédiatement de l'évêque; mais quand elles furent organisées, qu'elles eurent leur grand maître, leur justice, leurs traditions, elles vécurent pour ainsi dire en dehors de l'évêque, s'affranchirent peu à peu de son autorité, en appelaient au pape contre l'évêque, en appelaient au roi contre le pape, et trouvaient ainsi le moyen d'être pour ainsi dire indépendantes, comme celle de Paris le devint.

Un grand nombre d'Universités furent fondées dans le moyen âge. Les trois premières furent celles de Paris, de Bologne, et de Montpellier, à la fin du XIIe et au commencement du XIIIe siècle; puis vinrent celles de : Vicence, 1204; Padoue, 1222; Naples, 1224; Verceil, 1228; Toulouse, 1228; Salamanque, 1240; Lisbonne transportée à Coïmbre, 1290; Lyon, 1300; Rome, 1303;

Cahors, 1332; Avignon, 1340; Pise, 1343; Prague, 1347; Cracovie, 1347; Huesca, 1354; Pavie, 1361; Angers, 1364; Vienne en Autriche, 1365; Funfkirchen en Hongrie, 1367; Cologne, 1388; Heidelberg, 1387; Erfurth, 1392. Ce mouvement de fondation se continua dans les siècles suivants.

L'Université de Paris était le modèle et comme le type de toutes les autres : il nous suffit de la faire connaître pour que l'on sache l'organisation commune à toutes les autres, aux exceptions près bien entendu. Nous prenons d'ailleurs cette organisation telle qu'elle résultait au commencement du XVIe siècle de ce qui avait été constitué antérieurement.

On appela d'abord Université la réunion des *clercs* étudiants venus de pays différents, ainsi que les professeurs; c'était l'ensemble des individus enseignant et étudiant. Et, comme on distinguait quatre provenances principales des élèves, on divisait l'Université en quatre nations, *France*, *Picardie*, *Normandie*, *Angleterre-Allemagne*. C'était là une division toute provisoire évidemment, et l'on comprend ce qui l'avait provoquée. Les jeunes gens se rapprochaient entre compatriotes, et comme ils constituaient quatre groupes de nationalités, on y a vu quatre sections de l'Université. Cette division qui fut plutôt une distinction parmi les élèves qu'une division parmi l'Université, n'empêcha pas l'organisation Universitaire en *Facultés*, qui eut lieu peu après. Pendant longtemps, et jusqu'au XVIe siècle, les clercs de l'Université se réunissaient en nationalités; mais la division en Facultés existait dès la fin du XIIe siècle. Il y avait alors, comme il y eut toujours depuis, quatre Facultés, de *Théologie*, de *Médecine*, de *Droit*, des *Arts*. Chaque Faculté avait une vie à part, un dogme, des professeurs, des gradés. Les quatre Facultés réunies formaient l'Université qui avait son chancelier ou grand maître.

L'organisation de l'Université de Paris fut réformée sur quelques points et constituée définitivement par le cardinal d'Estouteville, en 1452.

La Faculté de médecine de Paris enseignait dans une salle basse de la rue du Fouarre, salle denudée, et garnie seulement de paille dont on obtenait le renouvellement de la bonté du roi. Elle avait un doyen, des professeurs et des gradés, docteurs, licenciés, bacheliers. Son assemblée générale se faisait au bénitier de Notre-Dame, plus tard elle eut une chapelle. Tous les ans, à la Saint-Luc, le 18 octobre, la Faculté, doyen en tête, suivi du massier, des professeurs et de tous les élèves, assistait à une grande messe; il y avait amende pour quiconque y manquait.

Voici maintenant l'organisation des grades, qui n'ont été institués d'abord que dans le milieu du XIII$^{e}$ siècle.

Quand les élèves arrivaient à la Faculté, ils se faisaient inscrire sur des registres. Dès ce moment, ils étaient clercs attachés à l'Université, et jouissaient de tous ses priviléges.

Après deux ans d'étude, on pouvait passer l'examen de baccalauréat. Les docteurs chargés de faire passer l'examen interrogeaient les candidats tous les jours, pendant une semaine, sur les diverses branches de l'enseignement. Le dernier jour, tous les docteurs de la Faculté étaient tenus de venir poser des questions; il est probable que lorsque leur nombre fut considérablement augmenté, quelques-uns seuls étaient désignés.

Une fois reçu, le bachelier prêtait serment, et continuait ses études pendant deux autres années pour passer l'examen de licencié. Pendant ces deux autres années, non-seulement il était tenu de suivre les cours de la Faculté : il devait encore répéter les leçons des professeurs pour ceux qui aspiraient au baccalauréat; il était ainsi répétiteur pour les matières qu'il avait apprises dans les deux années précédentes, et il lui devenait ainsi impossible de les oublier, puisqu'il était tenu de les enseigner et de se familiariser avec elles. Combien il est fâcheux qu'un si excellent principe ne soit plus mis en pratique; de nos jours, on voit des jeunes gens qui, à la fin de leurs études médicales, passant leurs thèses, ont oublié ce qu'ils avaient appris leurs premières années, pour leurs premiers examens.

Les examens pour le grade de licencié duraient huit jours, comme pour le grade de bachelier, mais avec beaucoup plus de sévérité. Au dimanche qui suivait cette semaine, toute la Faculté était reunie, et alors avait lieu l'acte de *Paranymphe* qui était une sorte de consécration : le candidat à genou, tête nue, prêtait serment et ensuite recevait du chancelier de l'Université la *licence* d'exercer et d'enseigner *hic et ubique terrarum*. Le licencié pouvait assister aux assemblées de la Faculté, mais il n'avait ni voix délibérative, ni voix consultative; il ne participait pas à la direction de la Faculté. Pour avoir ce droit, il lui fallait devenir docteur-régent ou maître-régent.

La licence avait d'abord été exigée vers le milieu du XIIIe siècle comme une garantie de l'orthodoxie dans l'enseignement. Jusque-là il n'y avait aucune restriction, et tout maître, se déclarant tel, pouvait enseigner, sauf à encourir des censures, s'il s'écartait de l'esprit général ou s'il tombait dans l'hérésie.

La pratique médicale était accordée comme un droit de la licence, mais il fallait bien du temps pour que l'Université imposât ses grades à la société, et il me paraît que la libre pratique de la médecine par des médecins non reçus se perpétua pendant bien des siècles. Au commencement du XVIIIe siècle, on voit la Faculté, selon Crevier, réclamer contre les médecins non diplômés ; ce qui suppose que l'autorité universitaire voyait encore s'élever contre elle bien des opposants.

On arrivait au doctorat quelques mois après la licence. Le candidat présentait une requête, comme pour les autres grades : le doyen fixait alors la vespérie et le jour de réception. La vespérie était, comme son nom l'indique, un acte qui se passait le soir ; un docteur-régent ayant au moins dix ans d'exercice, le présidait et ouvrait la séance par une discussion avec le récipiendaire; puis le docteur, qui avait présidé l'examen de licence du candidat, entrait également en discussion ; enfin, le président prononçait un discours latin, dans lequel il indiquait les devoirs et l'importance du doctorat. C'était là le premier acte. Quelques jours après le jeune docteur, escorté de deux bacheliers et des appariteurs de l'école, allait rendre visite à tous les docteurs-régents. Enfin, avait lieu la réception à laquelle assistaient au moins vingt docteurs : il y avait serment du candidat, discussion avec le plus jeune des docteurs, discussion scientifique entre le président et le docteur qui avait présidé la vespérie, puis discours latin du récipiendaire.

Tous les docteurs-régents étaient égaux entre eux, avaient les mêmes droits et constituaient la partie dirigente de la Faculté de Paris. Cependant on distinguait les *jeunes* et les *anciens*, les uns ayant moins, les autres plus de dix années d'exercice. Tous avaient le droit de pratiquer et d'enseigner dans le ressort de la Faculté. Cela existait dans toutes les Facultés, mais il y avait une exception honorable pour celle de Paris, dont les licenciés et les docteurs avaient droit de pratique et d'enseignement *urbi et orbi*, droit qui leur fut conféré par le pape Nicolas V, en 1460. Tout savant ou docteur étranger qui venait à Paris ne pouvait y enseigner que sous la permission et l'autorité de la Faculté; il en était de même dans toutes les Universités.

Quoique l'enseignement fût libre, la Faculté nommait des professeurs et des examinateurs, pour assurer la continuité et la fixité des cours qui, sans cela, eussent pu dépendre de la bonne ou mauvaise volonté de tel ou tel. C'était un acte de sagesse. Mais ce que l'on ne saurait trop louer, surtout quand on voit ce qui se passe aujourd'hui, c'est le principe que l'on avait établi, que ceux-là qui sont professeurs ne peuvent être examinateurs. On comprenait la partialité révoltante que pouvait avoir un professeur examinateur ; on ne voulait pas qu'il pût favoriser à l'examen ceux qui suivaient assidûment son cours et nuire à ceux qui préféraient suivre un cours libre ; on craignait que le professeur ne fît de questions que sur les matières qu'il aurait spécialement enseignées, et qu'ainsi l'élève fût tenté de n'apprendre que ce qui dépendait d'un seul professeur. Il suffit de voir ce qui se passe actuellement pour juger combien ce principe des anciennes Facultés était sage : aujourd'hui l'on suit assidûment quelques professeurs, on se fait voir à leurs cours, on n'apprend que ce qu'ils enseignent; la science est toute renfermée dans l'école officielle; et les jeunes gens sont tenus de ne rien connaître en dehors de ce qu'elle professe. Monstruosité révoltante de partialité et d'intolérance chez les professeurs, d'ineptie et d'incapacité dans les études, d'arrêt et d'abaissement dans la science.

Tous les deux ans, la Faculté se reconstituait pour deux années. Tous les docteurs de la Faculté étant réunis, les appariteurs apportaient deux urnes : l'une contenait les noms des *jeunes*, l'autre les noms des *anciens*. On tirait au sort *deux* noms dans l'urne des jeunes, et *trois* noms dans l'urne des anciens : à ces *cinq* docteurs élus par le sort, la Faculté conférait ses pouvoirs pour nommer le doyen, les professeurs et les examinateurs. Au jour désigné, les cinq électeurs assistaient avec toute la Faculté à une messe du Saint-Esprit, puis se réunissaient dans une salle isolée et procédaient à l'élection. D'abord, ils s'entendaient sur trois docteurs dignes du décanat, mettaient les trois noms dans une urne et tiraient au sort : le premier sortant était élu. Les mêmes formalités étaient suivies pour la nomination des professeurs et des examinateurs : on désignait trois fois plus de noms qu'il en fallait, et l'on tirait au sort le tiers.

La Faculté se constituait quelquefois en tribunal pour rendre des décisions administratives ou scientifiques, juger la conduite d'un de ses membres, prendre partie dans une question scientifique. Dans ces circonstances, on peut comprendre quelle pouvait être cette autorité, qui quelquefois suspendait un médecin dans son exercice, admettait ou récusait telle opinion, telle formule de traitement. La majorité constituait un corps tout puissant qui, souvent emporté par ses préjugés ou ses passions, nuisait non-seulement aux individus mais aussi à la science, en ne permettant de reconnaître comme bon que ce qu'elle jugeait tel. Nous en verrons les tristes résultats.

L'ancienne Faculté de médecine de Paris a duré cinq cents ans, depuis le milieu du XIII^e^ siècle jusqu'à la fin du XVIII^e^. L'Université existait dès le XII^e^ siècle, puisque le pape Célestin, mort en 1192, en fait mention, ainsi que le remarque J. Riolan ; mais il paraît probable qu'on n'enseigna d'abord que la théologie, qu'elle ne fut constituée par Philippe-Auguste que l'an 1200, et que ses statuts furent rédigés par Robert de Courson, en 1215. Ce n'est qu'un demi-siècle plus tard, vers 1270 ou 1280, qu'eut lieu la division et séparation des quatre Facultés de l'Université, Pierre de Limoges étant doyen de la Faculté de médecine. C'est alors que la compagnie prit un sceau particulier et la masse d'argent ou verge surmontée d'un globe et enlacée de deux serpents. Les statuts furent confirmés par Philippe de Valois, en 1331. Les premiers registres connus, et qui nous restent, datent de 1395.

C'est au XIV$^e$ siècle que la Faculté de médecine de Paris commence à briller de tout son éclat, et cependant elle était bien faible encore. On la voit professant dans les salles basses et non pavées de la rue du Fouarre, n'ayant pas même la propriété de ces salles et y enseignant de commun avec la Faculté des arts. Elle a une bibliothèque, mais fort peu riche ; on y compte huit ou neuf ouvrages : *la Concordance de Jean de Saint-Amand*, *la Concordance de Jean de Saint-Flour*, le livre de Galien *de Usu partium*, *les Médicaments simples* et *la Pratique* de Mézué, *le Traité de la Thériaque*, *l'Antidotaire* d'Albucasis, *l'Antidotaire clarifié* de Nicolas Myrepsus, et enfin *le plus beau et le plus singulier joyau* de la Faculté, ainsi qu'elle le disait à Louis XI qui lui demandait à l'emprunter (en 1471) pour le faire copier, et auquel elle le prêta moyennant une caution de douze marcs de vaisselle d'argent et un billet de 100 écus d'or que souscrivit un riche bourgeois pour le roi. Ce *plus beau et plus singulier joyau* de la Faculté était le *Totum continens Rhasis* en deux petits volumes.

A la fin du XIV$^e$ siècle, la Faculté comptait trente et un docteurs-régents. On ignore le nombre des licenciés qui avaient droit à la pratique. Il y avait également des chirurgiens, mais qui faisaient bande à part, et avec lesquels la Faculté venait d'entamer une querelle dont nous avons déjà parlé. Les chirurgiens formaient un collége à part et en dehors de la Faculté ; ils n'étaient pas même compris dans l'Université ; on ne les considérait que comme des artisans, et c'est à ce titre que saint Louis leur avait donné des statuts en 1268, sous la direction de Jean Pitart, les désignant sous le nom de *maîtres chirurgiens jurés de la ville et des faubourgs de Paris*. Cela demande une explication. L'Université était cléricale, tous ses adhérents étaient clercs, et comme tels inaptes à verser le sang ; l'Église le leur défendait. Les chirurgiens ne pouvaient faire partie de l'Université, on le comprend : ils versaient le sang. Mais, la Faculté, composée de médecins, avait la juste prétention d'être au-dessus des chirurgiens, et ne considérait la chirurgie que comme la servante de la médecine. Les chirurgiens, au contraire, ayant reçu une certaine instruction, étant *lettrés* comme ils s'intitulèrent alors, avaient aussi la prétention d'être les égaux des médecins. On voit de suite la rivalité et l'ombrage des deux côtés : les chirurgiens demandaient à faire partie de la Faculté. La Faculté les repoussait. Au milieu de cette discussion, la Faculté prit la détermination d'appeler à elle les barbiers, de leur enseigner l'anatomie et la chirurgie, et de les livrer à la pratique chirurgicale sous la direction des médecins. Ces barbiers n'avaient cependant pas de diplômes, et l'Université semblait ainsi accéder à la pratique libre, mais elle s'en tirait par une fiction, déclarant que ces barbiers n'étaient que les aides des docteurs et licenciés.

Dans le XVe siècle, la querelle dont nous venons de voir les débuts, continue. En 1425, les chirurgiens *de robe longue* ou *lettrés* obtiennent du Parlement un arrêt qui interdit aux baigneurs et aux barbiers de faire de la chirurgie, et ne leur permet que de panser les plaies et d'arracher les cors : mais la Faculté prend les barbiers sous sa protection et les couvre de son autorité.

En 1452, le cardinal d'Estouteville fut chargé par le saint-siége de réorganiser les Facultés de théologie, de droit et de médecine. Il abolit la coutume qui jusque-là exigeait que tout médecin, bachelier, licencié ou docteur fût célibataire; il disait que les hommes mariés sont surtout ceux auxquels il convient d'accorder le droit d'enseigner et de pratiquer la médecine. Cet acte était d'une importance extrême, car il consommait la séparation de la médecine d'avec la cléricature; c'est de cette époque en effet que l'on commence à voir un moins grand nombre de médecins engagés dans les ordres. Le cardinal d'Estouteville exigea aussi que l'hygiène, jusqu'alors négligée, fît partie de l'enseignement, et qu'une thèse fût soutenue sur cette matière par les bacheliers. C'est lui aussi qui fit prendre la robe rouge aux professeurs.

En 1454, la Faculté existait toujours rue du Fouarre, dans la même situation où nous l'avons vue, et ses assemblées se tenaient, soit au bénitier de Notre-Dame, soit à l'église des Mathurins. Mais elle s'était développée, elle comptait plus de soixante docteurs-régents, et sa réputation était universelle. Jacques Desparts, chanoine de l'église de Paris, et médecin du roi Charles VII, convoqua la Faculté au bénitier Notre-Dame, sous la présidence du doyen Denis-dessous-le-Four. « Là, dit M. Sabattier, après avoir fait sentir la nécessité de donner à la Faculté des écoles plus convenables, il proposa les moyens qui lui paraissaient devoir le mieux concourir à l'exécution de ce projet. Mais la guerre contre les Anglais obligea pour le moment d'en ajourner l'exécution; et lorsqu'on put y revenir, le défaut d'argent devint un obstacle non moins puissant. Alors, Jacques Desparts fit don à la Faculté de 300 écus d'or (3,450 livres), et d'une bonne partie de ses meubles et de ses manuscrits pour opérer cette construction qui fut commencée au bourg de la Bucherie, sur le terrain d'une vieille maison qu'on acheta d'un bourgeois nommé Guillaume Chanteloup, et qu'on réunit à celui d'une autre non moins vieille, appartenant aux Chartreux, et achetée dès 1369, moyennant 10 livres de rentes que l'Université promit de payer à ces religieux. En 1495, la Faculté avait fait construire près de l'entrée de la principale porte de ses nouvelles écoles un petit bâtiment qu'elle érigea en chapelle en 1511. Elle abandonna dès lors l'église des Mathurins, où jusque-là elle avait fait célébrer ses offices. La plupart des docteurs remplissaient dans l'origine les fonctions de chantres, et la messe de saint Luc était chaque année chantée en grande musique. A l'égard de J. Desparts, la Faculté ne crut pouvoir mieux faire pour lui prouver sa reconnaissance, que de lui assurer, de son vivant même, afin qu'il n'en ignorât, un obit vigile et messe à chaque anniversaire de sa mort, qui eut lieu le 3 janvier 1457. Ce service fut même institué à perpétuité. Perpétuité! vain mot que les hommes attachent à leurs trônes comme à leurs autels, et qu'un coup de vent en efface comme des lettres sur le sable. Il n'y a plus de messes pour J. Desparts, mais honneur à sa mémoire, car il fut homme de bien, plein de zèle pour la science et pour ses progrès auxquels il contribua à la manière de ce temps. Il étudia les Arabes, commenta Avicenne, composa un abrégé alphabétique des maladies et des remèdes, un livre sur le régime, et une recette générale des médicaments internes et externes. Il légua par testament à la Faculté son Avicenne et ses commentaires. »

La Faculté s'installa dans son nouveau local, rue de la Bucherie, l'an 1505, et elle y demeura jusqu'à sa chute. En 1460, elle recevait du pape Nicolas V, une bulle qui accordait à ses docteurs le droit d'enseigner et de pratiquer dans toutes les Universités du monde catholique. Son autorité grandissait à chaque instant, ses décisions avaient force de loi dans toutes les écoles ; et dès lors elle dut entrer dans la décadence qui commence toujours par la tyrannie. Nous verrons plus loin ce qu'il en fut.

---

## CHAPITRE IV

### DE LA MÉDECINE AU XVI$^e$ SIÈCLE.

On considère souvent le XVI$^e$ siècle comme le point de départ de tout le mouvement scientifique moderne, et on le nomme le siècle de la renaissance. Nous avons vu comment, en réalité, les siècles antérieurs avaient préparé cette grande éclosion que nous avons maintenant à étudier. La philosophie scolastique avait perdu grandement de son importance auprès des savants ; et il semblait qu'elle ne fût plus apte qu'à servir la théologie, elle qui cependant se basait sur le péripatétisme, c'est-à-dire sur la philosophie scientifique et expérimentale par excellence (1). En sa place se montrait une sorte de néo-platonisme introduit en Italie, par les Grecs échappés de Constantinople, après la prise de cette ville par les Turcs en 1453 ; et, chose singulière, c'était cette philosophie nouvelle, toute imprégnée de

(1) J'ai tenté d'expliquer tout le mouvement scientifique qui a inauguré la science moderne, dans un travail qu'a publié la *Revue du monde catholique*, et qui a été édité séparément : *De la Scolastique à la science moderne*, chez Palmé ; Paris, 1867.

rêveries, et toute contraire à la science expérimentale, qui venait prêter la main à une révolte contre le péripatétisme. Il est vrai qu'en s'unissant aux sciences nouvelles, elle faillit les entraîner dans la voie pernicieuse de la Kabale, sous le prétexte de donner aux conceptions de l'esprit une réalité concrète.

Le XVIe siècle nous présente donc ce double courant singulier, d'une philosophie tout à la fois averrhoïste, astrologique et platonicienne, se repaissant de rêves imaginaires, et qui, pendant que les sciences particulières travaillaient à leur avancement par l'observation, l'expérience et le raisonnement sévère, s'attachait à matérialiser toutes les essences métaphysiques, ou tout au moins à leur donner une réalité concrète.

A un autre point de vue, ce siècle nous présente encore cette nouvelle contradiction de deux autres catégories de savants : les uns s'efforçant de faire revivre l'antiquité, s'attachant à la traduire et à la commenter ; les autres faisant fi de tout ce qui a été fait avant eux, et ne s'attachant qu'à trouver des voies nouvelles.

Le néo-platonisme était né singulièrement. En 1438, l'empereur Paléologue étant venu au concile de Florence pour traiter avec le pape Eugène IV, de la réunion de l'Église d'Orient avec celle d'Occident, union qui eut effectivement lieu pendant quelque temps, amena avec lui Gémisthius, dit Pléthon, Bessarion et Gennadius. Déjà Théodore de Gaza et Georges de Trébizonde étaient venus en Italie vers 1430, fuyant l'invasion des Turcs, le premier à Ferrare, le second à Venise. Quelques années plus tard, après la prise de Constantinople par Mahomet II, d'autres Grecs arrivèrent à Rome et à Florence, comme Argyropoule et Chalcondyle. Tous s'occupèrent de traduire les principaux livres grecs, et entre autres Aristote et Platon dont on eut ainsi des versions plus exactes, puis Homère, Théophraste, Alexandre d'Aphrodise. Mais ils apportèrent avec eux également leur esprit de passion et de division. Gémisthius se disait sectateur de Platon, Gennadius et Gaza soutenaient Aristote. Gémisthe fit paraître un *traité* comparatif des deux philosophes, où il donnait l'avantage à son maître. Bessarion, pris pour arbitre, apaisait les difficultés, lorsque Georges de Trébizonde entra en lice avec une grande vigueur dans un pamphlet célèbre où il établissait qu'Aristote avait soutenu des opinions plus rationnelles et plus en accord avec les dogmes chrétiens. La querelle se poursuivit jusque dans le XVIe siècle. Mais, pendant que Gémisthe se faisait et demeurait catholique en apparence, soutenant le platonisme qui s'accordait avec les *réalistes* (*anti-nominalistes*) alors triomphants, Georges restait schismatique et donnait à Venise des traductions soupçonnées fortement d'inexactitude. Le platonisme triomphait donc. Gémisthe, qui de retour dans le Péloponèse publia son *Traité des lois*, fortement imbu de paganisme, donna à Côme de Médicis l'idée de l'Académie platonicienne, dont Marcile Ficin fut ensuite pendant si longtemps l'inspirateur.

Cette école néo-platonicienne fortement imprégnée de paganisme, d'arabisme et des anciennes idées d'Alexandrie, fut représentée par Pomponace, Pomponius Lœtus, Marcile Ficin; et pour se soutenir donna la main à Reuchelin, Agrippa, à toute la nouvelle Kabale

(1) Il faut se souvenir qu'au XVe siècle, l'école philosophique, dite réaliste, triompha dans l'Université de Paris, et qu'à ce moment les médecins s'unirent aux théologiens pour chasser de l'Univrsité les adhérents au nominalisme. Ce fut certainement cette victoire du réalisme, qui, de Paris s'étendant dans toutes les écoles occidentales, prépara l'avénement du néo-platonicisme.

issue de l'école arabiste. Mais, d'un autre côté, par les littérateurs qu'elle contenait, elle suscita cette école d'humanistes si célèbre sous Léon X, au commencement du XVIe siècle, Laurent Valla, Ange Politien, Lascaris, Chalcondyle, Accolti, Bibbiéna, Bembo, Sadolet, Érasme ; et c'est par ces humanistes qu'elle suscita en médecine les traducteurs et commentateurs de l'antiquité.

La lutte contre la logique aristotélicienne était soutenue par le Picard Ramus qui luttait à Paris contre Charpentier, médecin de Charles IX, professeur de mathématiques au Collége de France, nouvellement fondé ; par le cardinal Patrizzi, l'un des plus grands détracteurs de la logique péripatéticienne ; par Cornelius Agrippa, médecin philosophe, professeur voyageur, qui en bloc repoussait toute l'antiquité, et qui fut suivi par Paracelse et son école.

Pendant ce temps, les travaux de détail, d'observation et d'analyse, se faisaient dans tout le domaine scientifique. La découverte de l'Amérique, les grands voyages autour du monde, donnèrent une impulsion considérable à toutes les études naturelles. La fondation du Collége de France donna une grande impulsion à l'étude des langes orientales.

Citons les principaux travaux de ce siècle pour donner une idée générale de son mouvement scientifique.

Nous signalons d'abord dans la linguistique, les travaux de Budé qui fut surnommé le prodige français ; ceux du voyageur G. Postel (1510-1584), plus ou moins visionnaire, qui a donné les premiers éléments de l'étude comparée des langues ; ceux du naturaliste Conrad Gessner (1516-1565), qui fut aussi voyageur et l'un des plus érudits de son temps, et qui, dans son *Mithridates*, donna les éléments de 130 idiomes anciens ou modernes, et la traduction du *pater* en 22 langues. Bibliander fit aussi de la linguistique comparée, et on peut dire qu'il en institua la science dans son *de Ratione communi omnium linguarum et litterarum Commentarius* (1548). Buxtorf donna une grammaire et un lexique de l'Hébreu, du Chaldéen et du Syriaque.

Les mathématiques étaient étudiées concurremment avec la mécanique et l'astronomie, ses alliées naturelles. P. Maurolico (1549-1575) perfectionna Archimède, Apollonius et Diophante, donna une nouvelle théorie des sections coniques, et rendit les gnomons plus justes. Tartaglia, mort en 1577, appliqua les mathématiques à l'art de la guerre, en déterminant le mouvement curviligne, découvrit le cube de deux valeurs, donna la solution d'équations diverses, indiqua le moyen de mesurer l'aire d'un triangle dont on connaît les trois côtés, sans chercher la perpendiculaire; enseigna à remettre un bâtiment à flot quel qu'en soit le poids, et entrevit la loi de la chute des corps. Cardan (1501-1576) trouva les racines négatives dans les équations carrées; la transformation d'une équation cubique en une autre manquant de second terme; le calcul des racines imaginaires; une méthode pour résoudre les racines bicarrées; l'application de l'algèbre à la géométrie; l'évaluation approximative de la pesanteur et de la résistance de l'air. On lui attribue aussi l'invention du cadenas à lettres. Viète (1540-1603) fut le véritable inventeur de l'algèbre; il indiqua la plupart des transformations des équations, la méthode pour se débarrasser du second terme et des coefficients, la résolution numérique pour un degré quelconque, l'analyse des sections angulaires. J. Napier, ou Néper (1550-1617) est connu pour l'invention des logarithmes.

H. Briggs (1556-1630) donna la formule du binôme et perfectionna les logarithmes. Ch. Harriot (1560 1621) acheva définitivement la constitution de l'algèbre, substitua les petits caractères aux majuscules, nota les inconnues par des voyelles, exprima les produits en mettant les facteurs côte à côte, et donna la solution du dernier terme de l'équation.

En astronomie, Copernic (1474-1548) reprenant la question du système planétaire et les idées du cardinal Cusa du siècle précédent, indiqua les révolutions des corps célestes en 1543, qu'il avait déjà trouvées en 1515, et qu'il ne cessa d'étudier. Tycho-Brahé (1546-1601) voulait que les planètes tournassent autour du soleil, et que le soleil tournât autour de la terre. Il découvrit l'inégalité des mouvements de la lune, indiqua que les comètes devaient être au delà de la lune, et nota un grand nombre d'étoiles. Galilée (1564-1642), qui joignit le XVI^e^ siècle au XVII^e^, et qui appartient plus encore à ce dernier par ses diverses découvertes et ses aventures, trouva la loi de la chute des graves, le mouvement parabolique des projectiles, la loi du plan incliné, la loi des oscillations du pendule, entrevit le thermomètre et la balance hydrostatique, découvrit le télescope après Jansen de Middlebourg, et le microscope. Avec le télescope il vit les taches et la rotation du soleil, déjà vues par Fabricius, les montagnes de la lune, les phases de Vénus et de Mercure, les satellites de Jupiter. Il vit encore, mais mal, l'anneau de Saturne que Huygens décrivit plus tard. Képler (1571-1631), qui appartient plutôt aux débuts du XVII^e^ siècle par ses découvertes, fit connaître le trois grandes lois astronomiques, l'inclinaison de l'orbite lunaire sur l'écliptique, la réfraction de la lumière qu'il applique à l'analyse de la vision, et eut l'idée d'amplifier la puissance du télescope.

En 1682, sous le pape Grégoire XIII, eut lieu la réforme du calandrier. Les découvertes astronomiques sont liées pour la plupart à la fabrication des lunettes ou verres grossissants, qui commença en Hollande vers la fin de ce XVIe siècle.

En physique, il nous faut signaler : l'étude des forces mécaniques, l'équilibre sur un plan incliné, la loi de la pression des liquides par Stevin de Bruges. Gilbert, mort en 1603, étudia le magnétisme et donna la grande hypothèse du magnétisme terrestre. J.-B. Porta (1540-1613) découvrit la chambre noire, interpréta les phénomènes de la vision, les lois de la réflexion de la lumière dans les mirois, et fut un des grands promoteurs de la physique moderne. *De Dominis*, évêque de Spalatro, expliqua l'*arc-en-ciel* et les couleurs par la réfraction de la lumière ; premier essai d'analyse que devait poursuivre Newton. B. Castelli (1579-1644) mesura la vitesse de l'écoulement des liquides, et préceda ainsi Torricelli, qui le rectifia dans le siècle suivant.

La chimie, qui n'était encore que l'alchimie dans le siècle précédent, fut portée à la recherche des essences et à la préparation des médicaments. Le mercure, le stibium découvert par Valentin, les mines d'alun découvertes par Challoner, les études sur la fabrication du verre que Néri divulgua le premier, semble-t-il, et des préparations diverses, occupèrent les chimistes de ce temps, Robert Fludd, Trollius, Libavius, Glauber, Fioraventi.

En histoire naturelle, les connaissances s'étendent d'une étonnante manière. Léonard de Pesaro ouvre le siècle avec son *speculum lapidum* (1505). Bientôt, Bernard de Palissy, le potier, trouvera la science des fossiles, Johnston donne une grande histoire naturelle des animaux. Salviani et Rondelet étudient les poissons, particulièrement ceux de la Méditerranée, et commencent une distribution méthodique. Le grand voyageur Belon cherche la conformité des types de l'organisation et compare le squelette de l'oiseau à celui de l'homme. Conrad Gessner, le plus grand naturaliste de l'époque, un des plus érudits de son temps, que nous avons déjà cité à propos de linguistique et que Cuvier considérait comme le fondateur de la zoologie moderne, quoiqu'il fût non moins grand botaniste, a donné la plus grande compilation naturelle de cette époque. Aldovrandi commença les collections de curiosités naturelles. P. Colonna s'occupa des coquilles, Olina des oiseaux, Mouffet des insectes ; O. de Valdès décrivit les plantes d'Amérique et fut suivi par Cabeza de Vacca, Lopez de Gomara, Seri, Acosta et d'autres. A. Césalpin étudia les organes de la fructification des plantes, et particulièrement les cotylédons qu'il comparait aux éléments de l'œuf, et rapprochait la génération végétale de la génération animale. Colonna commença à distribuer les plantes par genres.

Ces grands travaux scientifiques, propagés par l'imprimerie qu'on avait découverte récemment, et qui s'était enrichie de la découverte du papier, ne pouvaient manquer d'avoir leurs analogues en médecine, qui les avait en partie fournis. C'est en effet une remarque à faire que toutes ces grandes études et ces découvertes diverses étaient le fait d'ecclésiastiques ou de médecins, et ce sont presque tous des médecins que ces grands mathématiciens, physiciens chimistes ou naturalistes de ce temps. L'Église fournisait aussi des mathématiciens, mais plus encore des astronomes ; nous verrons comment, au siècle suivant, on vit paraître un nouvel ordre de savants d'abord amateurs, qui ensuite et peu à peu accaparèrent les sciences astronomiques, mathématiques, physiques et naturelles, en se couvrant des titres d'académiciens et professeurs.

En médecine, nous allons distinguer d'abord trois grands courants auxquels se rapportent les doctrines principales. Nous verrons ensuite quels ont été les travaux les plus remarquables dans les branches scientifiques auxquelles ils se rapportent. Enfin, nous nous arrêterons un instant sur les destinées de la *Faculté de Paris*, celèbre entre toutes.

## § I. — *Doctrines générales.*

I. Hippocrato-galénistes conciliateurs. — Dès les siècles précédents, on s'était attaché à traduire et à comprendre les anciens. Mais le XVIe siècle fut non moins célèbre par son mouvement littéraire que par son mouvement scientifique, et nous eûmes en médecine des hommes distingués qui s'attachèrent plus particulièrement à traduire les anciens et à les commenter; nous ne citerons que les principaux qui continuent le travail auquel Léonicène et de Linacre s'étaient adonnés au XVe siècle.

Guillaume *Kock*, docteur de la *Faculté de Paris*, traduisit plusieurs ouvrages grecs.

Jean *Gonthier d'Andernach*, dont le vrai nom était *Winther* (1487-1574), passa d'abord de l'Allemagne où il était né, à l'université de Louvain où il devint professeur de langue grecque, et où il eut Vésale pour élève. Il vint ensuite faire de la médecine à Paris, se fit recevoir à la Faculté, où il prit tous ses grades, et bientôt fut attaché comme médecin à la maison de François Ier. Il s'adonna à l'anatomie, comme nous le dirons plus loin, et fit en même temps des cours où il s'efforçait d'expliquer Hippocrate, Aristote et Galien, mais sans oublier Démosthène, l'un de ses auteurs favoris. Ayant embrassé le prostestantisme, il fut obligé de s'en aller à Metz, où il continua ses travaux, et mourut d'une fièvre grave près de Strasbourg, étant allé visiter un seigneur qu'il soignait. Il traduisit presque tout Galien, Oribase, Paul d'Egine, Alexandre de Tralles, et Cœlius Aurelianus. Il donna en outre de nombreux ouvrages de commentaires.

*Jean Hagenbut*, ou *Hagenpol*, traduisit aussi Hippocrate et Galien, Platon, Plutarque, Dioscoride et Aétius.

*Léonard Fusch* commenta Galien et Hippocrate, dont il revit les textes, donna plusieurs volumes de commentaires et plusieurs autres de botanique et de matière médicale, fit spécialement un ouvrage destiné à attaquer l'autorité des Arabes, et doit être remarqué comme un des premiers institutaires. A ce dernier titre, nous le retrouverons un peu plus loin. Il était né, vers 1501, à Wembdingen en Bavière ; vers l'âge de trente ans, il se rendit à Tubinge où il demeura jusqu'à sa mort, en 1566.

*Jean de Gorris*, ou *Gorreus*, était né à Paris en 1505, et y devint doyen de la Faculté, en 1548. Il occupa une grande situation médicale, fut lié avec de Thou, et universellement estimé pour son grand savoir, sa doctrine et son urbanité. Il a laissé plusieurs livres de commentaires sur Hippocrate et Galien. des livres sur la matière médicale et sur la saignée, et surtout un Dictionnaire *des définitions médicales*, aujourd'hui œuvre fort rare, mais qui est demeurée, malgré de nombreux imitateurs, le véritable tableau de l'ancienne médecine : c'est dans ce livre qu'il faut encore aujourd'hui aller chercher la véritable interprétation de la science ancienne.

*Castelli*, qui vécut vers la fin du même siècle, a repris l'œuvre de Gorreus, et son *Lexicon* a eu beaucoup plus de succès. Il est, en effet, plus complet dans l'ensemble, mais Gorreus sur quelques points me paraît préférable.

On ne peut séparer *Louis Duret* (1526-1586) et *Jacques Houiller* (1515-1562 environ), les deux plus grandes réputations de ce siècle, à Paris, comme médecins galénistes; et, l'un le maître, l'autre l'élève. *J. Houiller* était d'Étampes; issu d'une famille riche, il devint doyen de la Faculté de Paris, en 1546, et exerça dans la capitale jusqu'à sa mort avec un immense succès. Il s'attacha comme élève *Louis Duret*, né à Baugé-en-Bresse d'une famille de gentilshommes piémontais, qui, comme lui, était adonné à l'étude des lettres et des anciens, et qui devint professeur au Collége royal ou Collége de France. Les divers livres que ces deux médecins ont donnés, principalement les commentaires sur les *prénotions* et sur les *aphorismes*, ont joui longtemps d'une immense réputation.

*Anuce Foës* naquit à Metz en 1528, vint à Paris où il suivit les leçons de J. Houllier, et retourna plus tard à Metz, où il mourut en 1595. Outre plusieurs commentaires, il donna une sorte de dictionnaire semblable à celui de Gorreus (*Æconomia Hippocratis alphabeti serie distincta*); mais surtout, il édita le premier la collection complète des œuvres hippocratiques, sérieusement revues. Ce grand travail, édité un grand nombre de fois, et qui est resté dans la science, lui coûta six années de labeur, avec une incroyable ardeur, qui épuisa ses forces.

*Jean Kaye*, ou *Cajus*, professeur à Cambridge, corrigea les textes de Galien, de Celse et de Scribonus Largus. *Mercurialis* de Forli donna une édition critique des œuvres d'Hippocrate, fort inférieure à celle d'Anuce Foës, et un livre sur la gymnastique des anciens, œuvre d'érudition. *Montanus*, de Padoue, donna ses soins à l'édition des œuvres de Galien, publiée à Venise. *Christophe de Vega*, docteur et professeur en l'Université d'Alcala, est connu pour ses commentaires sur Hippocrate et Galien.

Quelques autres médecins de ce temps entreprirent de concilier la doctrine des Arabes sur les humeurs, avec celle de Galien. *J. Sylvaticus* serait le plus intéressant et le plus instructif de tous. On peut encore citer : *S. Champier*, médecin à Lyon, qui fut ensuite attaché aux ducs de Lorraine, *Jean Manard*, *Nicolas Borarius*, médecin à Udine, *F. Vallesius*, professeur à Alcala, *Al. de Neustain*, *Michel Servet*, dont nous reparlerons plus loin.

II. Institutaires. — On donne le nom d'institutaires aux médecins qui se sont plus particulièrement occupés de coordonner les diverses parties de la science médicale, par cela qu'eux-mêmes ont nommé leurs œuvres des *Institutes* ou *Institutiones medicæ.*

Ces mots ne sont pas très-anciens, non plus que les idées qu'ils représentent; leur origine est du XVI^e siècle. Hippocrate avait bien indiqué ses idées générales sur la science dans plusieurs livres, mais il n'avait pas donné la systématisation générale de la science comprenant les diverses branches particulières et les définitions capitales. Galien avait compris l'importance de cette systématisation, et il semble qu'il ait voulu l'embrasser dans plusieurs de ses livres, en particulier dans les suivants : *Ars medica; de Partibus artis medicæ; de Optima secta; Introductio, seu Medicus.* Oribase fut le premier à réunir sous le nom de *Synopsis* toute la science antérieure ordonnée selon ses diverses parties; et cela dans le même temps que l'empereur Justinien faisait recueillir le *Corpus juris*, auquel on a donné le nom d'*Institutes;* de sorte que si ce nom apparut pour la première fois dans la science du droit, l'idée qu'il représente reçut peut-être sa première application en médecine. A partir de ce moment, on eut des *Synopsis*, des *Pandectes*, des *Canons*, des *Compendium;* et ainsi Aaron, médecin d'Alexandrie en 622, Sylvius Pandectarius, plus tard, écrivirent des Pandectes. Les Arabes, Avicennes, Mésué, écrivirent des *Canons,* qu'on peut nommer en français la doctrine des règles générales; en 1248, Gilbert l'Anglais fit un *Compendium totius medicinæ.* Mais ce ne fut qu'au XVIe siècle que l'idée fut vraiment mûrie et put éclore.

*Léonard Fuschs* paraît avoir été le premier à donner les *Institutiones medicinæ ;* son livre, petit, fort incomplet, très-rare aujourd'hui, parut en 1530. En 1544 et 1569 *Fernel* donna le sien, beaucoup plus complet et qui fait époque dans la science. *Mercado* en donna un autre beaucoup plus vaste encore, plein de subtilités et de divagations, plus comparable à une Encyclopédie qu'à de véritables Institutes. Dans le même siècle on eut encore ceux de *Heurn* et de *Castelli*, et nous verrons que la tradition s'en est perpétuée dans les siècles suivants. Nous ne nous arrêterons ici que sur Fuschs et Fernel.

Léonard Fuschs suit à peu près Galien, ou du moins s'en inspire. Son ouvrage se divise en cinq livres dont voici les titres : liv. 1, *Medicina generativa, et res naturales;* liv. 2, *Res non naturales;* liv. 3, *De rebus, præternaturam;* liv. 4, *De signis medicis, de judiciis, de urinis, de pulsibus;* liv. 5, *De curandi ratione.* Au chap. VII du liv. 1, il s'explique nettement que la médecine est divisée en cinq parties, et voici comme il l'entend de la manière suivante : « Prima φυσιολογικὴ dicitur, ut est, quæ universam hominis qui medicæ artis subjectum et materia est naturam et constitutionem indagat, ac perquirit, « hoc est quæ de hominis elementis, humoribus, spiriti-

«bus, temperamentis, partibus, earumque facultatibus, «et actionibus tractat: ad cam igitur medicinæ partim «spectant Galeni libri de Elementis, de temperamentis, «de facultatibus naturalibus, de fœtus formatione, de «semine, de placitis Hippocratis et Platonis, de admi-«nistratione anatomica, de usu partium humani corpo-«ris, et id genus alii. Hos ideirco naturales vocat, quod «scilicet de humani corporis natura tractent, et in iis «causæ constitutionis partium totius animalis, et hu-«mani corporis assiquentur. Atque jam dici libri Galeni «a medicinæ initialis diligenter cognoscendi sunt, quod «fieri nequeat, ut ea quæ a naturali constitutione re-«cesserunt probi teneamus, nisi prius eaquæ secundum «naturam se habent, et naturalia nominant, cognosca-«mus. — Altera est υγιεινη, quæ sanitatem tuetur et «quo minus in morbus incidat, corpus præcavit. Cæte-«rum sanitatis custodia e quatuor rebus pendet, admo-«vendis, educendis, faciendis, et extrinsecus incidenti-«bus. Admovendum autem nomine cibus, potus, et si «quid medicamentorum intro sumitur, etiam sit attrac-«tus, intelligitur. Faciendorum vero, frictio, ambulatio, «vectio, equitatio, et omnis alià corporis exercitatio. In «hoc genere continentur somnus, vigilia, vinus, animi «affectus. Foris incidunt, aer nobis circumdatus, un-«guenta, lavacra. Educenda quæ in alvo, jecore, liene, «venis et arteries, reliquisque corporis, partibus excre-«menta colliguntur. Hanc partim in libris vere aureis, «quibus de tuenda sanitate titulum indidit, et in iis «quos de alimentorum facultatibus ac in eo quem de «boni et mali succi cibis inscripsit Galenus, absolutis-«sime tradidit. — Tertia Αιτιωλογικη, et alio nomine Παθο-«λογικη dicta est quæ causas, affectus præternaturam, «et symptomata inquirit ad hanc medicinæ partem per-«tinent Galeni libri de morborum et symptomatum dif-

« ferentiis inscripti. — Quarta Σημειωτικὴ, indicia tradit, « quæ et integram et adversam valetudinem luculenter « demonstrant. Adque adeo præteritorum cognitionem, « præsentium inspectionem, et futurorum prædictio- « nem continent, rem certe omnium maximi, et ad affec- « tuum dignotionem necessariam, et ad curandi ratio- « nem valde utilem. Ad eam medicinæ partim spectant « Hippocratis libri omnes, quibus titulum fecit de præsa- « giis. Item Galeni libri de laborantibus locis, de judiciis, « de diebus decretoriis, de differentiis febrium, de præ- « notione, de differentiis pulsuum, et de prædictione ex « pulsibus. — Quinta Θεραπευτικὴ, est quæ legitimorum « præsidium admonitione morborum propulsat, sanita- « temque restituit, et in summa medendi rationem docet. « Hanc partim omnium calculo, doctissime et plenissime « Galenus 14 libris de Medendi methodo, et duob. Ad « *Glaucon*. Item in quinto maxime de simpl. facult. trac- « tavit. — Ad has itaque quinque partes, ea quibus me- « dicina constituitur, et nequaquam ad medicinæ finem « respicientes nonnulli, medicinam partim theoreticem, « partim practicem faciunt. Num eam partem quæ uni- « versam corporis humani naturam et constitutionem « inquirit : itemque eam quæ affectus præternaturam « indagat, et eam etiamque sanitatem tuetur, et eam « quæ morbos propulsat, quod in actione consistent, prac- « ticas. Verum quum certis ipsæ ex fine, ut dictum est « judicandæ et distinguendæ sint, hæc ratio ab eruditis « omnino, tanquam inutilis, et a veterum sententia eva- « rians, contemnenda et repudienda erit. » (Édition de 1554, p. 33 et suivantes.)

J. Fernel, qui se disait d'Amiens, était né à Clermont, en Beauvoisis, en 1497, selon Plantius, qui avait toute sa confiance; d'autres disent à Montdidier, en 1486 ou 1506. Il vint finir ses études scolaires à Paris, y suivit les cours de la Faculté de médecine, y devint l'un des plus célèbres médecins de ce siècle, et y mourut en 1558. Son corps fut déposé dans l'église Saint-Jacques-la-Boucherie, dont il ne reste aujourd'hui qu'une tour. Il a laissé bien des écrits sur les fièvres, sur les médicaments, sur les *consiliorum medicinalium*, sur la pathologie. Son ouvrage capital parut en 1544 sous le titre de *Medicina*, et plus tard sous celui de *Universa medicina*, comprenant alors, outre le principal ouvrage, des adjonctions sur des maladies particulières. Dans la *Préface*, L'auteur écrit que la médecine est divisée en cinq parties, comme l'avait indiqué Galien : « Prima omnium prima « existet Φυσιολογικη, quæ hominis integre sani naturam, « omnes illius vires functiones que perquiret. — Altera « Παθολογικη, morbos et affectus indagans qui præternaturam homini possunt impendere, et quæ illos causæ « efficiunt, quæ signa demonstrant. — Tertia Προγνωσικη « explicans, quibus medici futura præsentiunt, et quis « morborum decursus, qui existus fit futurus. — Quarta « Υγιεικη, quæ formans corporis constitutionem bona vi-« vendi legende conservat, et imminentia male arcet; « simul ægrotis propriam et accommodatam virtus ra-« tionem deceruit. Omnia postremo pars Θεραπευτικη « ægram corporis affectionem salutarium usu et admo-« nitione propulsat, sanitatemque restituit; quæ ut « summa totius medicinæ artem via et ratione condit, « variaque præsidia suggerit, quibus tum toti corporis, « tum cuique laboranti particulæ, opportune succurrit. »

Cependant, l'ouvrage ne contient, en réalité, que trois parties : la Physiologie, qui comprend sept livres, sur la description et l'usage des parties, les éléments, les tempéraments, les esprits et la chaleur innée, les facultés, les fonctions et les humeurs, la génération ; la Pathologie, qui comprend trois livres, sur les maladies et leurs causes, les symptômes et les signes, le pouls et les urines; la Thérapeutique comprend sept livres, sur la guérison, la saignée, la purgation, les actions et les genres de médicaments, de l'usage des médicaments, des médicaments externes, et des médicaments composés.

Il est bien clair que Fernel, tout en acceptant la tradition de Galien, la voulait réformer et visait à faire rentrer dans la pathologie l'étude des causes et celle des signes. Mais ce ne fut que plus tard, avec Gaubius et Astruc, que la séméiotique prit décidément sa place dans la pathologie, bien qu'elle ait été l'objet de quelques travaux dans le XVI^e siècle. Nous reviendrons plus loin sur la pathologie de Fernel.

III. Réformateurs. — Les médecins étaient au courant des deux principales tendances qui se partageaient les écoles philosophiques du temps : les nouveaux platoniciens et les nouveaux péripatéticiens. Ils virent, ce qui était vrai, les deux courants de l'esprit humain représentés par les deux grands philosophes de l'antiquité, l'un idéaliste, mais réaliste, l'autre expérimental et observateur, mais nominaliste; et aussi se partageaient-ils ainsi eux-mêmes en deux groupes : l'un de rêveurs et spéculateurs idéalistes, l'autre d'observateurs et expérimentateurs qui firent les découvertes dont nous parlerons plus loin. Mais les observateurs laissaient bien loin les doctrines philosophiques d'où ils sortaient, abandonnant la discussion aux philosophes, et se renfermant dans l'étude des faits. Il est donc assez remarquable que la théorie réaliste qui fit le mouvement prétendu réformateur, n'eut qu'une apparence de triomphe, et que ce fut la doctrine, en apparence battue, qui triompha définitivement. L'étude du XVIIIe siècle nous montrera cette étonnante solution.

Nous ne voulons d'abord nous occuper que de ceux qui accueillirent les nouveaux rêves platoniciens.

Cette école néoplatonicienne, dont nous avons parlé au commencement de ce chapitre, apportée de Constantinople par Gémiste, Pomponace, Pomponius Lætus, Marcile Ficin, trouvait un terrain tout préparé en Occident pour la recevoir : ce terrain qu'avait cultivé l'arabisme pendant les XIIIe, XIVe et XVe siècles, et dont nous avons parlé dans le chapitre précédent. Il y avait dans le néoplatonisme et l'arabisme les mêmes rêves idéalistes, la même doctrine sur le réalisme morbide, les mêmes conceptions astrologiques, la même opposition au catholicisme et au péripatétisme. Et de fait, ce n'étaient en réalité que deux courants émanés du même foyer, l'ancienne école d'Alexandrie ; et qui, après leur passage l'un chez les Grecs, l'autre chez les Arabes, venaient se retrouver en Occident et unir leurs puissances. C'est à ce double courant que doivent être rattachés tous nos réformateurs du XVIe siècle.

Quelques noms résument les voies différentes dans lesquelles ces réformateurs s'engagèrent.

*Jean Argentier*, de Castel-Nuovo, en Piémont, paraît le premier à soulever une révolte ouverte contre Galien. Il faut cependant remarquer qu'il est tout différent des autres réformateurs dont nous allons parler, car il est plutôt dans la doctrine des scolastiques. En le mettant, comme tous les historiens l'ont fait, à la tête des réformateurs, on n'a pas été parfaitement exact sur son compte ; on a vu surtout la violente opposition qu'il faisait avec juste raison au galénisme, comme ayant altéré la tradition hippocratique ; on n'a pas assez accentué l'esprit scolastique dont il était animé. En réalité, il est nominaliste, et non réaliste comme les autres réformateurs. Aucune des idées du médecin de Pergame ne reste à l'abri de ses critiques : il lui reproche le grand nombre d'*esprits* qu'il avait admis pour expliquer l'action des diverses facultés ; il dit que ces *esprits* sont des êtres purement imaginaires, et qu'il suffit d'une seule force pour expliquer la vie ; il s'élève contre la confusion de la maladie et de la cause prochaine ; il soutient que les maladies ne viennent pas des qualités élémentaires, que ce sont des manières d'être désharmoniques de l'économie, des *ametria* fondées sur la complication des parties du corps. Les galénistes et humoristes l'attaquaient. Il fut soutenu par *Laurent Joubert* et *Rondelet*, de Montpellier, *Jérôme Capivacci*, professeur à Padoue, *Dudith de Honkowicz*, Hongrois, et beaucoup d'autres.

*Cornelius Agrippa*, de Nettesheim, suivit une autre voie : il tenta définitivement l'alliance de la kabale et de la médecine. Il précédait Paracelse et voulait pour son art ce que Reuchelin et Pic de la Mirandole faisaient pour leur philosophie. Suivant lui, il y a trois mondes : le monde intellectuel, ou monde des idées, des esprits, des démons ; le monde céleste, ou le monde des astres ; le monde élémentaire, ou le monde des corps terrestres. Ces trois mondes se correspondent réciproquement, de sorte que ce qui se passe dans l'un influence ce qui se fait dans les deux autres. Ce sont des particules émanées des corps terrestres qui font en outre communiquer les corps terrestres ensemble. Du reste, les formes substantielles sont les fondements des qualités occultes ; les formes terrestres correspondent aux formes spirituelles et aux formes célestes ; et leurs formes exemplaires, ou idées premières, sont dans l'*Archétype*. Les humeurs, les particules matérielles, certains mots et certaines paroles, certains nombres établissent la correspondance entre les trois mondes; et c'est le mage qui a la clef de ces correspondances. Nous sommes, comme on le voit, en pleine kabale, en pleine magie; aussi Agrippa se vantait de faire de l'or. — Cette doctrine fut tour à tour combattue et soutenue avec acharnement. *Wyer* combattit vigoureusement la kabale et la croyance aux démons, à la sorcellerie. *Guillaume-Adolphe Scribonius* écrivit contre Wyer, et soutint l'existence des démons et de leur influence. *Jean-Baptiste Porta* tenta d'expliquer tout le surnaturel par les *sympathies* et les *antipathies* du corps dépendant de la grande *âme* du monde; c'est l'âme du monde de Platon, dont il fait une *force* spirituelle qui anime toute la création. Porta est le précurseur du mesmérisme.

C'est alors que de tous côtés pullulèrent à l'infini des livres sur la démonologie, la nécromancie, l'astrologie, la chiromancie. Parmi tous les auteurs nous citerons Bartolomé *Rocca*, ou *Coclès*, auteur célèbre sur la chiromancie; Jean *d'Endagine* et André *Corvi*, qui écrivirent aussi sur la chiromancie. Jacques *Horst* écrivit sur une prétendue dent miraculeuse, d'or, qu'il disait être poussée sur un enfant de dix ans, en Silésie; il fit des prophéties d'après cette dent. Valentin *Trutiger*, astrologue, mit en vogue l'usage des calendriers. Michel *Nostradamus*, né en Provence, docteur de Montpellier, allia l'astrologie à la médecine. Il en fut de même de *A. Mizaud*, de Montluçon, de *J. Carvin*, de Montauban, de *Bartisch*, qui écrivit sur les maladies des yeux, de *Settala*, qui écrivit sur les taches de naissance.

*Fracastor*, qui commença de paraître au XV^e^ siècle, comme je l'ai signalé, appartient cependant bien plus au XVI^e^. Il était né en 1483, à Vérone, et revint mourir aux environs de sa ville natale en 1553. Son livre *de Contagionibus*, qui a eu une si grande influence, ne parut qu'en 1526; son poëme sur la *Syphilis* est de 1530.

L'ALCHIMIE se développait concurremment avec la kabale; elle cherchait à faire de l'or en transmutant les métaux; elle décomposait les corps et en reformait de nouveaux; et s'il y avait en elle de folles idées, au moins il en existait de sérieuses, et la chimie moderne était en germe dans ses opérations extraordinaires. *Basile Valentin*, que quelques-uns ont cru un bénédictin allemand, paraît avoir été le premier auteur alchimiste de ces temps; mais les uns le font vivre au XIV$^e$ siècle, d'autres le placent au XVI$^e$. Après lui on cite *Quirinus Apollinaris*, médecin à la cour de Bayreuth; *Isaac Hollandus*, qui perfectionna l'art de l'émailleur, *Nicolas Baruaud*, dans le Dauphiné, transmutateur célèbre; *Ewald* ou *Theobald*, de Hogheland; *Jean-Aurelius Augurelli*, de Rimini; *Michel Sendivogius*, de Pologne.

L'alliance de la kabale et de l'alchimie en médecine fut surtout établie par Paracelse. Il ne s'agissait plus d'être médecin et alchimiste, ou médecin et théosophe, médecin et magicien, etc.: il fallait être tout cela à la fois; il fallait, dans une seule synthèse, réunir toutes ces sciences. Ce fut l'œuvre que tentèrent Paracelse et ses sectateurs.

*Paracelse*, dont le nom était *Philippe-Auréole-Théophraste Bombast de Hohenheim*, naquit en 1493, à Einsielden, près de Zurich, en Suisse, selon les uns, ou à Gaiss, dans le canton d'Appenzell, selon Haller. Son père était médecin et fort attaché à l'alchimie. Le fils s'attacha d'abord à cette science, eut successivement plusieurs maîtres, et commença une suite de voyages qu'il ne termina qu'avec sa vie. Pendant quelque temps il fut professeur à Bâle, en 1526, mais il s'en fit chasser pour ses débauches. On rapporte qu'il ne montait jamais en chaire sans être ivre. Il paraît qu'après avoir étudié l'alchimie, il voulut étudier la médecine dans Galien, mais il trouva cette manière d'apprendre trop lente, et, son imagination aidant, il se forgea un système. Il commença par faire brûler publiquement Galien et Avicennes, attaquant les anciens avec vigueur, ne respectant guère qu'Hippocrate, et se faisant honneur de mépriser la science, que d'ailleurs il ignorait. Une seule méthode lui suffisait : c'était une sorte d'intuition théosophique, au moyen de laquelle, disait-il, l'homme doit se mettre en rapport intime avec Dieu et les choses créées. Dans l'intuition se trouve une lumière mystique qui enseigne toutes choses à l'esprit, et lui donne la force de chasser les démons; par elle il communique avec Dieu, de qui l'on tire toutes choses, car l'homme n'invente rien. Adam contenait toutes les sciences en contenant les germes de toutes les créatures; et c'est en retrouvant en soi l'homme adamique que l'on retrouve la science.

Ce procédé intuitif de Paracelse fut un principe fondamental à la philosophie gnostique de l'école d'Alexandrie, dont les théosophes du XVI<sup>e</sup> siècle n'étaient au fond que les disciples. « Selon Paracelse, un homme qui, en renonçant à toute sensualité et en obéissant aveuglément à la volonté de Dieu, est parvenu à prendre part à l'action qu'envient les intelligences célestes, possède par cela seul la pierre philosophale. » (Sprengel, *Hist. de la méd.*, t. III, p. 303.) Cette belle indication ne fut jamais qu'un mot pour les gnostiques et les théosophes. Aussi, il ne faut pas prendre les expressions de Paracelse à la lettre. Pour lui, comme pour son école, comme pour l'école gnostique, renoncer à toute sensualité et obéir aveuglément à la volonté de Dieu, ce n'est pas autre chose que de tomber dans l'extase, et c'est ce que Cardan, l'un de ces célèbres, nous apprend, lorsqu'il « prétend qu'il pouvait à volonté tomber dans *une extase* pendant laquelle il voyait et entendait tout ce qu'il lui plaisait, et découvrait même l'avenir, car les signes des événements futurs se peignaient sur les ongles de ses doigts. » (Sprengel, *ibid.*, p. 276.) « Aussi, le mépris pour toutes les connaissances acquises à force de travail et d'application, et l'orgueil de croire tenir la sagesse immédiatement de Dieu, sont deux qualités communes à Paracelse et aux autres fanatiques, tant anciens que nouveaux. Dans tous les temps, la véritable théosophie (*de ces gens*) consistait à se réunir intimement à Dieu, le père éternel de tous les bons esprits; réunion qui opère par la contemplation intérieure des perfections de l'être suprême, et l'abnégation non-seulement de toutes les sensations, mais encore de toutes les facultés de l'âme. Quel besoin a donc le théosophe de s'adonner à des études pénibles, puisque sans elles, et en tenant son âme dans un état entièrement passif, la Divinité elle-même, dont il est une émanation, lui fait part de ses lumières et de sa sagesse? D'ailleurs, comme il acquiert de cette manière un empire unique sur les démons, ceux-ci lui procurent tout ce qu'il peut désirer. Le théosophe qui s'est rendu digne de participer ainsi à la lumière divine, n'a pas plus besoin d'adopter une religion positive, ni de s'assujettir à des cérémonies religieuses. La lumière intérieure et les théophanies auxquelles la Divinité l'assimile remplacent tous ces usages vulgaires et les surpassent même de beaucoup. » (*Ibid.*, p. 298.) Ce procédé *gnostique*, transmis de l'école d'Alexandrie à la kabale, de la kabale à la théosophie, fut par elle transmis aux anabaptistes, et de ceux-ci aux illuminés.

L'homme, disait Paracelse, est un *microcosme*, ou petit monde, qui correspond à l'ensemble de l'univers, ou *ma-*

*crocosme*, grand monde; et toutes les parties de l'organisme sont contenues *spirituellement* dans le macrocosme. Il y a dans chaque corps deux essences, l'une spirituelle, l'autre matérielle : la spirituelle peut aussi être appelée *sydérique*, parce qu'elle a son idée, ou *paradigme*, dans les intelligences célestes qui habitent les astres ; la matérielle contient les signes ou figures du corps spirituel, et tout l'art du théosophe consiste à retrouver la signification de ces signes. Pour retrouver les essences spirituelles des corps matériels, il faut que l'homme renonce à toute sensualité, obéisse aveuglément à la volonté de Dieu, et plonge son intelligence dans la communication avec les intelligences célestes : par là il possède la véritable pierre philosophale. Galien, en se basant sur les quatre qualités, s'est trompé du tout au tout, car les qualités ne sont rien, il n'y a que les essences qui soient quelque chose, des choses réelles. Dans les corps, il y a trois principes essentiels élémentaires, le *sel*, le *soufre* et le *mercure*; ils peuvent acquérir des qualités différentes sous l'influence de la chaleur, du froid, du sec ou de l'humidité; ils sont sous la dépendance du corps sydérique, qui est une force particulière, sorte de force vitale, l'*archée*, dont le siége est principalement dans l'estomac, mais qui est aussi par tout le corps. Les maladies ne sont ni des altérations des qualités premières, ni des lésions organiques, comme le disait Galien ; ce sont des essences ou entités réelles qui nous pénètrent, et qui viennent de cinq causes principales : 1° *ens astrorum*, ou entités astrales qui impriment sur le corps les modifications que déterminent les astres; 2° *ens veneni*, qui sont les poisons et substances alimentaires; 3° *ens naturale*, entités naturelles soumises aux entités astrales; 4° *ens spirituale*, les esprits, les démons; 5° *ens deale*, effets immédiats de Dieu sur nous. La thérapeutique doit trouver des remèdes propres à chaque entité morbide, et pour cela il faut encore suivre la méthode théosophique ; les plantes ayant, comme toutes choses, leur *paradigme* astral, les formes qu'elles présentent sont des figures ou signes de ce paradigme ; et ainsi leur anatomie, ou étude analytique et synthétique des signes, fait connaître leurs correspondantes ; c'est-à-dire que la figure de la plante indique l'idée astrale qui correspond à sa forme ou essence ; c'est la *théorie des signatures*. Enfin, comme c'est cette essence qui agit, et non la qualité du corps, il faut distiller, alambiquer, faire des extraits, des teintures, pour arriver à saisir cette essence active.

Ce système demanderait à être examiné fort au long, car, à vrai dire, d'une part il contient toute la médecine moderne, et d'un autre côté ce n'est qu'un extrait d'idées qui avaient précédé. Nous sommes obligés d'être brefs. La distinction de la matière et de sa forme n'est que la théorie d'Aristote rajeunie par Albert le Grand et saint Thomas. L'idée que les qualités des corps ne sont rien, et que leur substance est tout, est encore une idée toute scolastique. L'autre idée de faire des maladies des essences et non des altérations de qualités se retrouve dans beaucoup d'auteurs de ce siècle ; mais Paracelse donne une sorte de réalité solide à l'essence morbide, et par là il s'éloigne de la doctrine scolastique, pour laquelle le mal n'a pas de réalité subsistante. Il se rapprochait donc de la doctrine de Fracastor, qui avait pour ainsi dire fait de la maladie un être mal représenté par le contage ; et il acceptait la doctrine des espèces morbides telle qu'elle s'était posée au XV^e^ siècle. Enfin, d'accord avec cette pathologie, il installa la thérapeutique de la spécificité, déjà si bien lancée par *Torrigiani* au XIV^e^ siècle.

Paracelse, résumant de grandes idées, a fait faire un pas à la médecine, en vulgarisant la doctrine des espèces morbides; mais comme homme, il est flétrissable à plus d'un titre. L'histoire lui reproche d'avoir été un cynique charlatan, coureur de carrefours, et vendeur de remèdes; de s'être fait passer pour avoir trouvé la pierre philosophale; enfin, de s'être livré à une débauche crapuleuse. Il mourut âgé de 48 ans.

*Cardan* naquit en 1501, à Milan. Il raconte cyniquement la débauche à laquelle il dut sa naissance. D'abord professeur de mathématiques, ensuite médecin, il pratiqua à Paris, à Bologne, puis à Berne, où il mourut à l'âge de 75 ans. Esprit brillant et pénétrant, très-érudit, mais d'une exaltation extrême, comme l'a dit Boerhaave, très-sage quand il est sage et très-fou quand il s'égare; *sapientior nemo, ubi sapit, dementior nullus, ubi errat*. Sa méthode philosophique était l'extase dans laquelle il tombait à volonté, et par laquelle il se mettait, disait-il, en relation avec tous les êtres et avec toutes choses. Il veut que tout vienne de la terre et de l'eau sous l'influence de la chaleur céleste. Il n'y a que deux qualités, la chaleur, qui est la cause formelle, et l'humidité, qui est la cause matérielle. Tous les corps organisés sont animés. Tout naît de la putréfaction. Tout est régi par les nombres qui mettent en rapport les choses terrestres et les constellations. Il n'y a pas proprement de principe général qu'on puisse appeler nature. Galien s'est trompé du tout au tout, surtout en thérapeutique, où le principe *contraria contrariis curantur* est absolument faux, et où le *principe de similitude* est plus vrai. Du reste, Cardan est perpétuellement en contradiction avec lui-même, affirmant et niant tour à tour les mêmes choses. Il s'était mêlé à l'astrologie, à la magie et à toutes les extravagances de son temps. Il avait de lui-même la plus haute opinion : prétendant qu'il ne naît un grand médecin que tous les mille ans, et qu'il était le septième à citer. Travailleur sans repos, érudit comme pas un de son temps, très-versé dans les mathématiques et dans la physique, où il a excellé, Cardan n'est, en somme, pour la médecine, qu'une sorte de doublure de Paracelse. S'il a poussé l'usage de la méditation jusqu'à la folie, il faut cependant reconnaître qu'il a montré combien grande pouvait être l'utilité de ce procédé intellectuel, trop négligé de nos jours.

Parmi les autres médecins qui appartiennent à cette école de Paracelse et Cardan, on cite les suivants : *Thurneyner*, de Bâle, alchimiste de grande réputation, qui passa pour avoir fait de l'or, pour le compte du roi d'Angleterre et le margrave de Brandebourg; il se rendit célèbre par des guérisons heureuses en Hongrie, fit une fortune immense et périt misérablement. *Adam Rodenstein* expliqua les termes obscurs de Paracelse. *Pierre Séverin* est le plus célèbre des paracelsistes; il a publié un exposé de la doctrine de son maître. Ce fut lui qui précisa l'idée réaliste des essences morbides qu'il appelait des *semences*, *semina morborum*, unissant ainsi la doctrine de Paracelse à celle de Fracastor, et posant les maladies comme des analogues des espèces végétales et animales.

D'autres médecins s'efforcèrent d'unir la doctrine de Paracelse à celle de Galien ; mais cette tendance n'eut de grands représentants que dans le siècle suivant.

Si nous nous rendons bien compte des pensées qui emportaient les réformateurs dont nous venons de parler, nous remarquerons que leurs tendances vraies étaient réalistes, comme nous l'avons signalé, c'est-à-dire qu'ils voulaient donner aux abstractions médicales une réalisation concrète, une existence substantielle.

Ainsi, la maladie n'était plus pour eux comme pour les scolastiques de la grande époque, et d'ailleurs, selon la tradition médicale antérieure, un simple état de la personne malade : ils devenaient spécificiens réalistes dans le sens où Fracastor avait posé la question : la maladie avait pour eux une existence propre et réelle, matérielle, pour ainsi dire, représentée par un contage, une vapeur éthérée morbide, une cinquième essence de la nature, une semence vraie, ou une sorte d'esprit astral.

Léonard Furchs, dont nous avons parlé parmi les *Institutaires*, disait que la maladie est une substance ; et, dans le siècle suivant, Plempius le lui reprochera amèrement.

Toutes leurs idées étaient tournées vers cette cinquième essence qu'ils imaginaient devoir entrer dans tous les corps. Les anciens, disaient-ils, avaient admis quatre essences : l'eau, la terre, le feu et l'esprit ; il doit en exister une cinquième qui est entre l'esprit et les trois autres matérielles. Ils supposaient cette cinquième essence dans tous les corps et tous les êtres ; ils lui attribuaient d'être un principe de vie entre l'âme et le corps ; ils lui attribuaient d'être un moyen de relation des corps entre eux et des êtres terrestres avec les êtres planétaires ; ils lui attribuaient de constituer des principes morbides ; ils lui attribuaient enfin d'être le principe d'action des médicaments et de pouvoir être abstrait des corps : d'où ce nom d'*abstracteurs de quintessence* donné aux alchimistes, aux théosophes, aux paracelsistes, et que le rire mordant de Rabelais finit par tourner en dérision.

Il est impossible de rien comprendre à tout ce mouvement médical et scientifique du XVIe siècle, si on ne se pénètre pas de ces idées issues du mouvement philosophique néoplatonicien et kabaliste auquel le réalisme scolastique prépara la voie.

## § II. — *Physiologie, anatomie.*

Jusque dans le milieu du XVI^e siècle, la physiologie et l'anatomie étaient ce que Galien les avait faites, c'est-à-dire à l'état d'indication, non de constitution. On étudiait dans le médecin de Pergame les traités sur les facultés, sur l'âme, sur les facultés naturelles, le *de usu partium* et le *de administrationibus anatomicis.* On y joignait l'étude du *de anima* tel qu'on le trouvait dans Aristote, dans les thomistes et dans les scottistes. On se tirait du tout comme on pouvait.

Les institutaires, et en particulier Fernel, dont l'influence fut si considérable, rendirent cet immense service de constituer la science, de lui donner un corps, d'en marquer les divisions et de lui instiller les doctrines du temps. C'est donc dans Fernel qu'il faut aller chercher ce qu'on entendait alors dans l'opinion courante sur la physiologie.

Il donne le nom de physiologie à la science des choses naturelles, et la définit ainsi dans sa *Préface :* « Omnium prima est φυσιολογικὴ, quæ homines integre sani naturem omnes illius vires functiones que persequitur. »

Il la divise en cinq livres, c'est-à-dire cinq parties : 1° *in quo partes corporis necessaris describuntur ;* 2° *de elementis ;* 3° *de temperamentis ;* 4° *de spiritibus et calido innato ;* 5° *de facultatibus ;* 6° *de functionibus et humoribus ;* 7° *de hominis procreatione atque de semine.*

La science est ainsi suffisamment ordonnée et se présente sous une certaine grandeur. Ce n'est que du Galien, il faut en convenir, mais du Galien mis en ordre, éclairé et supérieurement vulgarisé. Le maître, en s'y retrouvant, eût été satisfait de son disciple. L'anatomie est là, non distincte sans doute, mais elle a sa place dans le premier livre qui traite *des parties;* car elle n'est vraiment elle-même qu'une division de la physiologie; et après elle, plus loin, vient régulièrement l'étude des puissances et des fonctions.

Mais, pendant que Fernel et les institutaires constituaient ainsi l'œuvre galénique, les idées qu'ils mettaient en ordre étaient singulièrement ébranlées. La doctrine des éléments était vigoureusement attaquée et manifestement en décadence; à sa place, la doctrine aristotélique et scolastique de la substance était carrément posée, et partout on admettait qu'un corps ou un être quelconque est formé d'un principe matériel et d'un principe actif, ou εντελεχια, ou *forme*, substantiellement unis; ainsi, l'homme est composé d'une âme spirituelle substantiellement unie à un corps matériel. Fernel ne se dissimule pas cette conversion des idées, et il tente de l'arranger tant bien que mal avec la théorie des quatre éléments. Il l'accepte d'ailleurs carrément, et, dans le curieux traité *De rerum abditis causis*, il se montre un scholastique achevé.

D'un autre côté, les alchimistes commencent à démontrer que la terre n'est pas un élément; qu'elle est un composé de plusieurs substances particulières. Bientôt, on analysera l'eau, puis l'air, et la théorie des quatre éléments succombera. Il faudra deux siècles encore, il est vrai; mais déjà l'édifice est ébranlé par l'analyse de la terre, et les *principes chimiques*, considérés comme des substances, mettent déjà la théorie en déroute.

D'un autre côté encore, on admet une prétendue cinquième essence, que même on prétend abstraite, et dont Galien n'avait jamais parlé. On en fait dans l'homme un principe d'existence, *principe vital.* Qu'est-ce? Fernel est embarrassé. Il se décide à voir dans ce principe vital une sorte de tiers parti entre l'âme et le corps, dont il attribue l'idée à Alexandre d'Aphrodise. Il dit : « Hanc « corporis atque animi communionem confirmans Alexan- « der Aphrodiseus, spiritum quem proponimus, ait, per « quem idoneam vinculum illis interpositis, qui adversas « naturas interjectu suo conciliet atque contineat. Is « enim extremo utique similaris et accommodatus, cum « non sit prorsus sine corpore, crasso quidem corpori « inseri potest : cum vero tenuior splendidiorque sit, po- « test cum anima connecti. Sicque utriusque quodam- « modo particeps, naturam corporis injustum cum na- « tura corporea copulat, immortalem cum mortali, puram « cum impura, divinam cum terrena. » (*Physiolog.*, lib. IX, cap. 2.)

D'un autre côté, beaucoup de réformateurs admettaient deux principes dans l'homme : une âme plus ou moins matérialisée subvenant aux fonctions du corps, et un principe d'intelligence dont les uns faisaient une âme véritable, pendant qu'à l'exemple de Paracelse, ils nommaient la première l'*archée*, ou commandante, de ἀρχή. C'était un ressouvenir de la doctrine des Albigeois. D'autres, divisés en averrhoïtes et alexandristes, s'entendaient bien pour reconnaître que le principe spirituel ne devait être qu'une émanation de la Divinité, un rayon de l'intelligence divine; mais les premiers faisaient de l'âme un vrai principe matériel, tandis que les seconds n'en faisaient qu'une pure forme. Enfin, beaucoup de médecins attachés à la scolastique, dont la Sorbonne de Paris représenta les principes jusque dans le XVIIIe siècle, adoptaient la doctrine des philosophes du XIIIe siècle, les uns l'entendant à la façon de saint Thomas, en soutenant que l'individuation est purement matérielle, les autres disant, avec Scott et saint Bonaventure, que chaque individualité a un principe d'*hæccéité*, principe simple et tout spirituel, selon les bonaventuristes, ou double, spirituel et matériel, selon les purs scottistes (1).

Enfin Galien avait admis trois sortes de facultés principales : naturelles, animales. et vitales; ces dernières lui avaient été suggérées par les stoïciens. Mais, au XVIe siècle, il faut tenir compte des cinq facultés de l'âme admises par Aristote, réduites à trois par les scolastiques. Fernel pense aussi tenir compte des facultés morales admises par quelques philosophes du temps, et tente vainement de concilier ces divergences en se rangeant cependant à l'avis de Galien. Il est vrai que cela sera peut-être mal d'accord avec l'étude des fonctions organiques. Mais qu'y faire? Nous verrons, dans le siècle suivant, comment la division galénique triompha jusqu'à nos jours.

Par d'autres points, cette constitution était bien fragile. Plusieurs médecins scolastiques, comme Joubert, attaquèrent la réalité de ces prétendues puissances ou facultés admises autrefois: nominalistes déterminés, ils traitaient toutes ces conceptions de principes purement nominaux, sans existence réelle; ou bien ils disaient, avec les scottistes, que l'âme n'a pas besoin de puissances adjointes, qu'elle agit par elle-même. Et pendant ce temps, d'autres savants, laissant toutes ces questions doctrinales, s'attachaient, par l'observation et l'expérience, d'abord à contrôler Galien, puis à le bouleverser.

(1) Pour que les âmes ne soient pas confondues dans l'autre monde, il faut, disait-on, qu'elles aient un principe propre d'individuation. Pendant que la divinité et l'âme du Sauveur allaient dans les limbes, qu'est-ce qui soutenait l'intégrité du corps sur la croix et au tombeau, si ce n'est un principe d'individuation purement corporel, disaient les scottistes.

Nous avons vu que l'anatomie avait commencé de renaître dès le XV^e siècle; dans le XVI^e, deux amphithéâtres de recherches cadavériques sont établis, l'un en 1552, à Venise, l'autre en 1556, à Montpellier; et les découvertes se multipliaient sous les mains de *Gonthier d'Andernach*, *Fallope*, *Michel Servet*, *J. Bauhin*, *Vésale*, *Carpi*, *Césalpin*, *Arantius*, *Coïter*, *Ingrassias*, *Fabrice d'Aquapendente*, *Colombo*, *Eustachi*.

L'anatomie galénique était véritablement renversée, ou mieux, remplacée par une science distincte qui tendait à se séparer de la physiologie.

Pour donner une idée des découvertes anatomiques, citons seulement les principales par ordre de date :

1532, *Charles Etienne* découvre les veines du foie, et, la même année, *Nicolas Massa* decouvre les vaisseaux lymphatiques des reins.

1534, *Jacques Dubois* et *André Vêsale* trouvent les valvules des veines.

1546, *Ingrassias* étudie l'oreille et décrit l'étrier.

1547, *Cornarius* trouve les valvules de la veine azygos.

1548, *Arantius* décrit le muscle releveur de la paupière supérieure.

1552, *Eustachi* s'illustre en faisant paraître ses célèbres tables anatomiques.

1553, *Michel Servet* indique la petite circulation; c'est le même qui devait mourir sous la haine de Calvin.

*Eustachi* signale le canal thoracique du cheval.

1571, *Césalpin* étudie le cœur et les poumons, les artères et les veines, et entrevoit la grande circulation.

1572, *Fabrice d'Aquapendente* signale les valvules des veines et pense aussi à la circulation; il n'y avait plus qu'un pas à faire pour que la grande découverte soit mise à jour.

1579, *Bauhin* décrit la valvule du cæcum.

1593, *J. Cassérius* s'illustre par ses travaux sur l'oreille, où il confirme ce qu'avait déjà vu Ingrassias.

Le mouvement donné par ces découvertes fut considérable; avec les découvertes physiques et mathématiques dont nous avons parlé au commencement de ce chapitre, il détourna les esprits des questions soulevées par la métaphysique pour emporter la majorité des savants vers l'observation et l'expérience. Aussi, à partir de ce moment, la physiologie et l'anatomie eurent comme tendances principales de se concentrer dans l'observation des parties, le scalpel à la main, et dans l'étude des fonctions organiques presque exclusivement. La science de la nature de l'homme y perdit la considération générale de la vie, et les grandes études philosophiques qui avaient été considérées jusqu'alors comme le fondement de la médecine. Il y eut des retours, sans doute, des tentatives de réaction parfois heureuses, mais sans fixité. L'observation et l'expérience devaient faire faire de grands progrès dans le détail de la science; nous aurons à le constater; mais leur exaltation aux dépens de la raison et de la métaphysique a jeté la science dans une voie qui, pour avoir été fructueuse, n'en est pas moins déplorable. Il eût été sage de s'enrichir sans rien perdre, de profiter de l'observation et de l'expérience pour consolider la raison et la métaphysique de la science; mais le savant n'est pas toujours sage, tant s'en faut.

## § III. — *Pathologie.*

La pathologie fut travaillée vigoureusement dans ce XVI^e^ siècle, tant au point de vue de sa doctrine que de ses autres branches.

I. Doctrine étiologique.— Bien que nous ayons déjà parlé des théories à propos des réformateurs, nous devons revenir sur la doctrine de la maladie qui n'est pas autre que la doctrine étiologique.

Fracastor, à la fin du xv^e siècle, affirmait, consolidait le spécificisme au nom de la contagion par des particules matérielles. La théorie fut vivement combattue par *J.-B. Montanus*, *Valeriola* et surtout par *Facio* (Paradozzi della pestilenza. Genoa, 1584), qui niait radicalement la contagion.

La propagation des maladies par contact ou par des matières contagieuses devenait évidente pour la variole, la peste, la rougeole et surtout la syphilis. Cela ne prouvait pas sans doute que le specificisme réaliste fût vrai comme doctrine, mais il s'en autorisait, soutenant que *la cause* qui faisait naître la maladie était la vraie cause morbide.

*Ambroise Paré* s'efforça d'indiquer les différences de propagation de la variole, de la rougeole et de la peste, et fut ainsi l'auteur de la théorie de l'*infection* à côté de la *contagion*. (*Traité de la peste, de la petite vérole et de la rougeole, avec une briève description de la peste;* Paris, 1568.)

Cependant la théorie du *spécificisme* s'était pour ainsi dire incarnée dans Paracelse. Avant lui, Basile Valentin avait dit cette phrase significative, en parlant de l'antimoine : « Il faut, en attirant au dehors l'esprit élémentaire de ce métal, s'attacher à en préparer des médicaments, quoique par lui-même il soit un poison violent; le *poison* de la maladie est en effet chassé par cette substance vénéneuse qui devient ainsi un remède des plus salutaires. » (Cité par Sprengel, *Hist. de la méd.*, t. III, p. 268.) Nous avons vu comment Paracelse reproduisit cette pensée de tous les alchimistes et astrologues, et comment il fit des maladies des résultats de cinq sortes d'être : l'*Ens astrale*, qui vient des constellations, ne provoque les maladies que d'une manière indirecte en activant et infectant l'air; l'*Ens veneni* est une matière née de la corruption des substances alimentaires que nous avons ingérées, et cette matière se putréfie soit localement (*localiter*) dans une partie, soit dans les voies d'excrétion (*emunctorialiter*), lorsque cette matière putréfiée qui devrait être expulsée est retenue dans l'économie; l'*Ens naturale* comprend le principe de ce que les anciens nommaient les causes naturelles et sur lesquelles les autres ont une influence; l'*Ens spirituale* est l'influence morale; l'*Ens deale* est l'influence de Dieu par la religion qui embrasse tous les effets immédiats de la prédestination divine. Cette doctrine donnait ainsi aux maladies diverses des causes réellement subsistantes dans l'individu malade, et substantialisait, pour ainsi dire, les maladies. C'était le spécificisme dans sa plus franche affirmation. Et les disciples de Paracelse, comme Pierre Séverin, admettaient pour les maladies une sorte de pousse, de germination, de développement analogue à ce que montrent les plantes ou les animaux; d'où cette expression de *semina morborum* (les *semences* des maladies) dont ils se servaient. La maladie redevenait ainsi soit un empoisonnement, soit un parasitisme; doctrine déjà agitée dans l'antiquité.

Beaucoup de médecins ne voulaient point accepter ces théories. Les uns, en petit nombre, attachés aux thèses scolastiques, comme Mercado et même Fernel, soutenaient nettement que les maladies ne sont que des formes accidentelles sans réalité et sans substance propre. Les autres se rattachaient à Galien, en arboraient franchement le drapeau, soutenaient carrément que les maladies ne sont que des affections organiques, qu'il n'y faut point voir des êtres et pas même des espèces, que ce sont de simples souffrances des parties malades ou de leurs éléments, ou de leurs humeurs. Dans ce camp se distingua particulièrement *Thomas Eraste*, dont le vrai nom était *Lieber* (né en 1523, mort en 1583), qui poursuivit à outrance le paracelsisme dans ses *Disputationes contra Paracelsum* (4 parties, de 1572 et 1573), et ne ménagea guère plus le parti des concessionnistes, à la tête desquels il signalait Fernel.

J. Fernel, dont nous nous sommes déjà occupé en parlant des Institutaires, était, il est vrai, disposé aux concessions, comme le lui reprochait Th. Éraste, mais, tout en s'enveloppant dans de grandes réserves, et penchant tantôt du côté de Galien ou de la scolastique, tantôt du côté des réformateurs. On a écrit « qu'il fut le premier des classiques à oser secouer le joug de Galien. » Cela n'est point l'exacte vérité; car si sur certains points il ne s'accorde pas avec Galien, sur d'autres, au contraire, il fait profession de s'en rapprocher le plus possible. Pour être juste, il faut dire de lui qu'il sentit très-bien la portée de la doctrine du mal telle que l'avaient posée les scolastiques, et qu'il ne méconnut pas combien l'idée des maladies naturellement distinctes les unes des autres, idée qu'Hippocrate avait saisie, et qui recevait une si grande démonstration de la production des maladies nouvelles, avait été mal comprise de Galien. D'un autre côté, il trouvait dans Galien une systématisation scientifique dont il ne méconnaissait pas la grandeur, et des commentaires qu'il sentait être une légitime expansion de l'hippocratisme. Il garda donc de Galien tout ce qu'il en put conserver, il le commenta même et l'exposa de telle manière que Galien en eût été honoré; et, d'une autre part, il modifia profondément la doctrine pathologique de ce maître. Jugeons-en sur les textes.

Il définit d'abord la maladie, *une affection du corps vivant : morbus est affectus contra naturam corpori insidens*

(*Pathologia*, lib. I, cap. 1). Il semble ainsi qu'il est seulement galéniste, mais il ajoute que ce mot *affectus* doit rendre le mot grec διαθεσις : *quæ græcis est* διαθεσις, *affectus nobis appellatur* (*ibid.*). Et pour qu'on ne s'y trompe pas, il parle, selon Galien, des maladies des *intempéries*, des maladies des *parties similaires* et de celles des *parties organiques;* mais il a soin de montrer que la maladie dans le sens générique est une affection de toute la substance : *affectus totius substantiæ*. Comme les scolastiques, il dit : *forma est morbi species in materiam impressa inductaque* (*ibid.*, ch. 11), où l'on voit que pour lui les espèces morbides sont des formes sans réalité propre, de simples *impressions*.

Cela lui permet de distinguer nettement l'affection *maladie* de l'affection *symptôme*, ce que personne n'avait encore fait d'une manière aussi nette. La maladie est une affection de toute la substance du corps vivant; le symptôme ou affection locale est un désordre d'une partie ou de ses fonctions. «Objectum (c'est-à-dire le corps « vivant) vero patitur et afficitur, hicque ejus motus « *affectio* est atque perpessio, græcis πάθος, vel παθεμα. Ex « affectione tandem proficiscitur *affectus*, qui græcis διά- « θεσις, quasi impressum affectionis vestigium. » Cela n'est pas encore bien clair, mais il ajoute plus loin : « Di- « versa tamen iisdem sunt διάθεσις καὶ πάθος, id est affec- « tus et affectio seu perpessio, ut rursum sunt παθειν καὶ « νοσειν, ita sane *affici et ægrotare*. Solum ægrotat quod « morbo et affectu tenetur; afficitur vero tum affectione. » (*Patholog.*, lib. I, cap. 1.) Enfin toutes les obscurités se dissipent lorsqu'il dit : « Quod in partibus (substantiæ) « morbus; quod in functionibus, symptoma. » (*Ibid.*, cap. 3). Et ensuite : « Totius substantiæ morbi sunt, « qui partium substantiam primum et per se oppug- « nant. » (*Ibid.*, cap. 7.)

D'où il suit que la maladie est une *forme* morbide de l'être vivant, une manière d'être, comme le disaient les scolastiques, non point simplement *un état des parties*, comme l'entendait Galien, et non point un *être réel*, *ens morbosus*, comme l'entendent les spécificiens. C'est, pour parler rigoureusement, une espèce morbide, une forme *imprimée* et *insinuée* à la substance vivante : « Forma est « morbi species in materia impressa inductaque. » (*Ibid.*, cap. 11). D'où il suit que, dans la méthode curative, il faut tenir compte de l'*espèce morbide* et de son *siége :* « Quoniam autem ad curandi methodum, non « modo morbi *speciem*, verum etiam corporis *sedem* cui « is inhærescit compertam esset oportet, convenit ut sig- « num insalubrium, alia *sedem affectam*, alia *morbum* qui « in ea consistit. » (*Ibid.*, lib. II, cap. 7.)

Il faut lire surtout le curieux petit traité, *de Abditis rerum causis;* au livre II°, consacré à la pathologie, il passe en revue les maladies épidémiques, endémiques, virulentes, contagieuses, et donne de la syphilis, de l'éléphantiasis, de la rage, des descriptions trop négligées ; il en examine les causes et réfute la doctrine des spécificiens matérialistes ; il admet que tout ce qui vient de l'extérieur peut être cause de maladie ; mais que, selon la doctrine d'Hippocrate, c'est en nous-même et de notre propre corruption que naît la maladie. En un mot, il est galéniste pour être hippocratiste, et spécificien comme les scolastiques, mais non comme les paracelsistes.

On pourrait citer maint autre passage en confirmation des précédents sur ce point de doctrine ; il n'a point hésité. Mais il faut surtout lire le petit traité que nous venons d'indiquer, et nous y renvoyons tout lecteur désireux de s'instruire.

Il a déduit de là toute une doctrine étiologique éloignée de celle de Galien, et où l'influence scolastique n'est point récusable. Nous citons les principaux passages de son exposition. « Les philosophes établissent quatre genres de causes, qui sont : la *matérielle*, la *formelle*, l'*efficiente* et la *finale*. La *matérielle*, qui sert de sujet à la maladie commençante, c'est le corps humain, auquel, comme nous l'avons dit, réside la maladie, de même que l'effigie d'un homme ou d'un cheval en quelque masse de bronze. Car l'humeur peccante n'est pas (selon que plusieurs se sont faussement imaginé) le sujet matériel de la maladie, quoiqu'on puisse dire que c'en est en quelque façon la matière efficiente. La *formelle* est l'essence de la maladie introduite et empreinte dans la matière. La *finale* est la lésion et la ruine des actions. L'*efficiente*, laquelle, à vrai dire, est la plus excellente cause et la principale de toutes, est celle qui altère et change le corps, et qui le fait décheoir du bon état auquel il était auparavant. Le corps humain est quelquefois incommodé de lui-même et par des principes intérieurs ; quelquefois il est intéressé par l'empire de choses qui sont hors de lui ; de là procèdent les deux premiers et suprêmes genres des causes efficientes, dont les unes sont originelles et comme nées en nous (*insitæ*), lesquelles nous accompagnent dès le moment de la naissance ; les autres sont *occurrentes* (*adventitiæ*) et étrangères, qui nous attaquent de l'intérieur après que nous sommes nés. Les *insitæ* sont *naturelles* ou *contre-nature*, et les unes comme les autres prennent leur origine ou de la semence du père ou du sang de la mère. Les *naturelles* sont celles qui nous changent avec le temps et nous conduisent insensiblement à la mort, comme la chaleur vitale... Les *contre-nature* sont nées d'un vice de la semence du père ou du sang maternel. Les *occurrentes* (*adventitiæ*), lorsqu'elles nous assaillent, en font souvent naître d'autres en nous. Par conséquent, de toutes ces causes-là, les unes sont *externes*, les autres *internes :* celles-ci se divisent de nouveau en deux, *antécédente* et *continente*, laquelle est aussi appelée *prochaine ;* de sorte qu'il y a trois causes efficientes de maladies : les *externes* ou *évidentes*, l'*antécédente* et la *continente*. L'*évidente* est celle qui fait antérieurement violence au corps ou aux choses qu'il contient. La *continente* est celle qui réside dans le corps, adhère et est immédiatement conjointe au mal. L'*antécédente* est celle qui, étant dans le corps avant la continente, produit et meut celle-ci. De toutes ces causes, les évidentes sont premières et nécessaires, et d'elles proviennent toutes les autres... Au reste, la dépendance et l'alliage des susdites causes est telle que la continente vient de l'antécédente, et l'antécédente de l'évidente ; et parce qu'elles sont toutes liées par une certaine suite et continuation, la première en ordre est l'évidente, de laquelle les autres procèdent, la dernière est la continente : toutes celles qui sont entre les deux s'appellent antécédentes. Or, il n'est pas nécessaire que toutes ces trois causes se rencontrent dans la production de chaque maladie ; quelquefois il n'en intervient que deux, et quelquefois une seule. » (*Pathol.*, lib. I, cap. 11.)

C'était ainsi sur la doctrine étiologique que se posait la doctrine pathologique au XVI^e siècle, et elle était bien là sur son véritable terrain. Deux camps surtout s'y disputaient, celui des réformateurs spécificiens réalistes et celui des hippocrato-galénistes alliés aux scolastiques, où l'on soutenait ce que j'appellerai le nominalisme morbide, ce qui depuis a porté le nom d'essentialité.

Dans le traité déjà cité, où Fernel débat longuement la question, on voit les arguments résolument posés, et tels que nous pourrions les reprendre aujourd'hui.

Ces maladies contagieuses, épidémiques, venimeuses, ne se propagent, en réalité, que selon les dispositions des personnes ; car toute personne attaquée n'est pas infectée, et chacun est infecté selon sa nature. D'une autre part, les effets de ces maladies, symptômes et lésions, sont des altérations, des corruptions de notre nature ; c'est cette nature qui est malade, ce ne sont pas des êtres qui sont en nous. Enfin tous les moyens dits *spécifiques* ne sont que des *alexipharmaques* qui modifient notre nature ; ni les purgatifs n'expulsent le prétendu être qui nous a pénétré, ni ces spécifiques n'agissent sur autre chose que sur nous, et la vertu qu'on leur attribue n'est qu'une qualité formelle comme la maladie est une qualité, un mode d'être de la puissance et de la substance de tout l'être.

Cette question ainsi posée devait durer longtemps ; elle dure toujours ; et nous la verrons changer successivement de face avec les temps. Nous la trouverons au XVIIe siècle mieux élucidée encore qu'elle n'est dans Fernel, malgré l'incroyable clarté que lui a donnée ce grand médecin ; nous la verrons au XVIIIe siècle être pour la Faculté de Paris une pierre d'achoppement inattendue sur laquelle vinrent se briser des priviléges plusieurs fois séculaires ; et peut-être que de notre temps elle est destinée encore à être une des causes subversives de la nouvelle Faculté.

II. Nosographie, nosologie. — A côté de ces discussions de doctrines, des médecins suivaient la trace des observateurs du siècle précédent ; et des maladies épidémiques se présentaient qui leur donnaient lieu d'exercer leurs talents. Nous allons voir quelles furent ces maladies et quelles furent leurs histoires ; mais, avant tout, il faut signaler l'ouvrage de *Félix Plater*, intitulé

*Praxeos medicæ*, qui est considéré comme la première nosographie générale en Occident.

Pendant que la lèpre et l'éléphantiasis disparaissaient presque complétement, la syphilis, au contraire, se répandait comme une épidémie, ayant souvent une terminaison funeste. Les principaux historiens furent *J. Lange*, *J. de Vigo*, *Coyttarus*, *Cornarus* et *Thomas Jordan*, qui en décrivit une espèce particulière répandue en Moravie pendant l'hiver rigoureux de 1597.

N'omettons pas le livre de Fracastor en 1526.

Quand la syphilis parut, on discuta de tous côtés si c'était une maladie nouvelle, une *espèce* nouvelle, ou si elle avait été connue des anciens. « Cependant, comme le dit justement Freind, comme aucune maladie qu'on puisse lire dans les ouvrages anciens, il n'y a pas eu la même complication de symptômes, la maladie dont je vais parler (la syphilis) a été observée si particulièrement dans plusieurs circonstances, que le plus grand nombre des praticiens les plus savants et les plus expérimentés ont d'abord été convaincus qu'elle était d'une *espèce nouvelle* et d'une origine moderne, et qu'elle n'a été connue ni des médecins grecs, ni des Arabes. C'est ainsi, dis-je, qu'en ont pensé tous ceux qui ont vécu dans ce temps-là. » (Freind, *Hist. de la méd.*, p. 268.)

Le scorbut se répandit activement et régna épidémiquement vers le milieu de ce siècle, à Cologne; en 1556 et 1562, dans le Hanovre; en 1556, dans le Brabant, le Brandebourg, la Bohême, la Silésie, la Haute-Saxe, la Frise, la Westphalie. Les principaux nosographes furent : *Jean Echt*, Hollandais; *Baudoin de Roun*, de Gand; *Jean Wyer*, du Brabant; *Rembert Dodoens*, de Malines, professeur à Leyde; *Balthasar Brumer*, de Halle; *Salomon Alberti*, professeur à Wittemberg; *Henri de Bra*, dans la

Frise; *Henri Petræus*, en Westphalie; *Forestus*, *Severin Eugalen*.

La coqueluche, qui avait déjà paru en France au xv^e siècle, y régna encore épidémiquement en 1510 et 1557. En 1558, elle se répandit dans l'Allemagne. En 1580, elle régna dans toute l'Europe. Ses écrivains sont : *Coyttarus, Pasquier*, *Marcellus Donatus*, *Diomède Cornarus*, *Crato*.

Une épidémie de pneumonie parut en 1535 à Venise et dans ses environs, et se répandit à Brescia et dans toute la Lombardie en 1537.

Une pleurésie épidémique régna en 1555 dans toute la Suisse et la haute Italie. Elle reparut en Angleterre en 1567, pour de là se répandre dans les Pays-Bas et revenir en Suisse. Elle fut extrêmement meurtrière.

Une sorte de fièvre putride, nommée *maladie hongroise*, parut en 1566 dans l'armée de l'empereur Maximilien II et se répandit sur les bords du Rhin. Elle a été bien décrite par *Thomas Jordan*.

La raphanie se montra épidémiquement pour la première fois dans le cours du xvi^e siècle ; en 1588 et 1593, dans la Silésie ; en 1596, dans la Bohême. Elle a été décrite par *Schwencfeld*.

Une fièvre pétéchiale régna en 1505 dans la haute Italie, et reparut en 1527 et 1528 ; elle fut décrite par *Fracastor*. Une semblable, qui fut décrite par *Coyttarus*, parut en 1557 à Poitiers et dans ses environs, à La Rochelle, Angoulême et Bordeaux. Une autre se montra en Lombardie en 1587 ; elle eut pour historien *André Tréviso de Fontano*. Enfin *Roberti* en décrivit une qui régna à Trente en 1591.

La peste parut en 1528 dans la haute Italie, se répandit très-violente dans le midi de la France en 1534 ;

ravagea Fribourg (en Brisgaw) en 1564, et revint cette même année décimer le midi de la France. *Joubert* fut son historien. En 1568, elle sévit à Paris, compliquée d'une fièvre putride. Elle régna avec une fièvre tierce, en 1574, dans le Brabant; en 1575, à Trente; en 1576, à Venise; en 1577, à Vienne, puis à Palerme. Ses nosographes sont : *Ambroise Paré*, *Nicolas Massa*, *Salius Diversus*, *Gonthier d'Andernach*.

Baillou, qui fut un des doyens de la Faculté de Paris (né en 1538, mort en 1616), est l'auteur le plus remarquable de ce siècle pour les descriptions des maladies ; il a été au XVIe siècle ce que Sydenham a été au XVIIe. Le premier, il fit attention aux formes épidémiques des maladies, et indiqua comment on y peut trouver, selon la constitution épidémique, la prédominance des éléments inflammatoires, bilieux ou muqueux.

Parmi les autres observateurs pathologistes, il faut encore citer : *Amatus de Portugal*, *Aloysius Mundella*, *Thaddeus Dunus*, *Victor Trincavella*, *François Vallériola*, *Regnier Solenander*, *Fernel*.

III. SÉMÉIOTIQUE, ANATOMIE PATHOLOGIQUE. — Pendant le XVIe siècle, la séméiotique est indiquée, elle reçoit un nom, mais elle n'a pas encore sa place. On voit qu'elle doit renfermer tout ce qui se rapportait dans Hippocrate et Galien à la *Prognose* antique; on ne lui a pas encore donné toute l'étendue qu'elle doit prendre ni celle qu'elle doit avoir. Dans ce moment, elle est encore ensevelie dans les commentateurs, et c'est chez L. Duret, J. Houllier, Christofe de Vega qu'il faut la chercher. Cependant, elle tend à se dégager avec Fernel, Lommius, de Lemos, de Fontanus et surtout Prosper Alpin.

Fernel, qui, comme nous l'avons vu, est comme le guide classique de son siècle, intitule le second livre de sa Pathologie : *De symptomatis atque signis*. Il y explique que le symptôme est différent de la maladie et de la cause : c'est la doctrine traditionnelle. Ensuite, il admet trois genres de symptômes d'après Galien : « Tria sunt « omnino summa symptomatum genera, actio læsa, « excrementorum vitia, et simplex corporis affectus. » (Cap. 2.) Quant aux signes, ce sont de simples appréciations de l'esprit : « Morbi in intimo recessu conditi, « qui neque cerni, neque sensu ullo percipi possunt, « *solis signis* intelliguntur, quibus tanquam rerum indi« ctis mens recta ratione ducitur, et in recondita pene« trans, quæcumque magna obscuritate involvuntur sic « aperit, ut oculis ea cernere videatur. Tanta est signo« rum necessitas, ut his sublatis medicinæ fundamenta « corruant... *quidquid* igitur *sensibus nostris obvium aliud* « *quippiam latens et occultum comitatur :* id illius est *sig*« *num.* » (Cap. 7.) Il divise ensuite les signes en pronostiques et démonstratifs : les pronostiques sont de trois genres, *alia coctionis vel cruditatis*, *alia salutis vel mortis*, *alia decretoria;* les démonstratifs sont : *salubres*, *insalubres* ou *neutres* (*ibid.*). Dans le livre III^e^, il traite spécialement des signes tirés du pouls et des urines.

Fernel fait là, d'après Avicennes du reste, une distinction entre les symptômes et les signes.

Lommius a écrit dans ce siècle un ouvrage que l'on considère comme le premier traité d'ensemble sur la séméiotique ; il est intitulé : *Observationum medicinalium*, libri tres ; Antverpiæ, 1560. Sa traduction française est sous ce titre : *Tableau des maladies où l'on découvre leurs signes et leurs événements;* Paris, 1712. Cet ouvrage est divisé en trois livres : 1° *Où l'on traite des maladies qui attaquent généralement le corps humain ;* 2° *où l'on découvre les signes et les événements des maladies qui sont propres à chaque partie ;* 3° *où l'on traite des pronostics que l'on peut tirer au sujet tant des maladies en général que de chacune en particulier*. Il y a dans ce petit livre de précieuses remarques, un excellent esprit d'observation ; mais il n'y a pas un vrai traité de séméiotique; aussi les divisions générales de l'auteur ne nous sont-elles pas utiles.

Les deux traités de Lemos (*De optima prædicendi ratione*, lib. VI; Venise, 1592) et de Fontanus (*Pronosticarum ad artem medicam spectantium perioche ex Hippocrato et Galeno collecta*. Turnoni, 1597) sont bien moins estimés.

Sur les jours critiques, *Amatus de Portugal* fut le principal écrivain; et ensuite *Augustin Nifo*, *Lucas Gorico*, astrologue; *J. Cardan*, *Fracastor*.

L'uroscopie, qui s'était enrichie chez les Arabes, fut soutenue par *Clément Clementinus*, *G.-A. Scribonius*, *Hercule Sassonia*, *Thomas Fyens*. Elle fut, au contraire, attaquée dans ses abus par *J. Lange*, *Forestus*, *Sigismond Kaehenter*.

*Joseph Struthius*, *Leo Rognani* écrivirent sur le pouls.

Le Traité de *Præsagienda vita et morte* de *Prosper Alpin*, et le *Tableau des maladies* de *Lommius* sont les deux plus remarquables ouvrages de ce temps sur la séméiotique; ils méritent aujourd'hui encore d'être lus avec attention par le médecin soucieux de son art.

Le traité de Prosper Alpin ouvre ce siècle d'une manière vraiment remarquable ; il est resté dans la science comme une œuvre classique, et aujourd'hui encore il mérite d'être lu et médité. Il est divisé en sept livres : dans le premier, il est question des signes pronostiques qu'indiquent l'état des fièvres; dans le deuxième, il est traité du délire, des sens externes, de la surdité, du tintement d'oreille, de la chaleur et du froid, des douleurs, des veilles et du sommeil, etc.; dans le troisième, le pronostic est tiré des facultés motrices, du décubitus, de l'inquiétude et l'anxiété, les palpitations, les convulsions; dans le quatrième, le pronostic est tiré des facultés vitales, du pouls, de la respiration et des facultés naturelles; le cinquième est consacré à l'état des parties; le sixième contient les crises; le septième parle des excrétions. — Ce plan sort, comme on peut le voir, d'une pensée très-nette qui pose en principe qu'il faut étudier les phénomènes morbides les uns après les autres en les classant par genres. Il ne s'agit plus ici de distinctions subtiles entre les signes et les symptômes : l'auteur prend les phénomènes les uns après les autres, et il montre quels signes on peut en tirer dans telles ou telles circonstances. C'est bien là l'idée d'Hippocrate dans toute sa pureté, dans toute sa netteté; aussi le traité *Præsagienda vita et morte* est-il dans la tradition directe des *prénotions et du pronostic*, et le premier qui leur ait véritablement succédé. Mais, il faut le reconnaître, l'auteur a trop négligé la diagnose : en parlant de chaque phénomène, il indique bien la valeur pronostique qu'on en peut tirer ; il n'indique pas sa valeur diagnostique. C'est là un manquement regrettable. Il y aurait bien aussi à dire que l'auteur n'a pas enregistré tous les phénomènes, et que sa classification n'est pas sans reproches; mais si l'œuvre n'est pas parfaite, elle n'en est pas moins fort remarquable et la plus avancée de ce temps.

Au commencement de ce XVI$^e$ siècle, Antoine Benivieni donnait l'ouvrage : *De abditis nonnullis, ac mirandis morborum et sanationum causis*, in-4°, Florent., 1507, qui inaugurait une nouvelle branche de la séméiotique qui en est restée distincte jusqu'ici, et qui cependant lui appartient bien légitimement. Cet ouvrage rapportait des histoires d'autopsies, dans lesquelles on avait observé des *lésions* organiques, que l'on considérait à tort, d'après Galien, comme des causes de maladies. En réalité, les altérations organiques ne sont pas des causes, mais des effets de maladie; ce sont des manifestations de la maladie; et, comme tous les phénomènes morbides, elles servent au médecin de signes pour juger la maladie. Leur étude ne doit donc pas se rattacher à l'étiologie, mais à la séméiotique. Nous reviendrons du reste sur ce point, quand nous aurons vu cette branche scientifique prendre ses développements et manifester ses prétentions.

Aux recherches de Benivienus, il faut rapporter les observations que firent *Marcellus Donatus*, *Schenck*, *Forestus*, *Dodoens*, qui suivirent les traces du médecin florentin, et enrichirent ces commencements de l'anatomie pathologique.

## § IV. — *Thérapeutique, chirurgie.*

On comprend que la thérapeutique dut se ressentir des divergences qui se manifestaient sur le terrain pathologique. Quelques médecins soutenaient purement et simplement la thérapeutique galénique. D'autres reprenaient Dioscoride ou cherchaient dans la pharmacopée des Arabes, qui introduisait les sirops et les alcoolats. Les alchimistes commencèrent à introduire les médicaments chimiques et les essences des corps, selon la théorie que nous avons exposée. Les voyages, les travaux sur l'histoire naturelle, la nécessité de répondre à des maladies nouvelles, donnèrent un grand élan à la thérapeutique. Paracelse et Cardan attaquèrent vivement le dogme galénique du *contraria contrariis curantur* pour lui substituer la doctrine du *semblable;* c'est un point sur lequel nous reviendrons.

Avec la spécificité des maladies, l'ancienne idée des antidotes fut étendue; et, sous l'influence immense du paracelsisme, les *spécifiques*, déjà prônés par Torrigiani, deviennent les principaux médicaments; on voulait trouver des spécifiques contre les maladies nouvelles et surtout contre la syphilis. D'autres cherchaient des panacées. L'alchimie se prêta aux compositions de médicaments et à l'introduction des médicaments chimiques, du mercure, du soufre, de l'antimoine, de l'or, etc., à la formation des teintures et élixirs. A l'instigation de Paracelse, on essayait de trouver l'essence des médicaments pour combattre l'essence des maladies. Le système de Paracelse et de Cardan insinua la *doctrine des signatures*, d'après laquelle un médicament ou un agent quelconque de la nature marque dans ses apparences extérieures les qualités propres dont il est doué. J.-B. Porta fut, sur la fin du XVI^e^ siècle, un des principaux promoteurs de cette théorie qui a laissé de nombreuses traces dans la science. C'est par elle qu'on fut conduit à essayer la digitale dans les maladies du cœur, la scrofulaire contre les scrofules, l'hépatique contre les maladies du foie. Ce fut là un des grands arguments dont on se servit pour attaquer la théorie galénique du *contraria contrariis curantur*.

La botanique médicale s'enrichit considérablement, surtout avec le célèbre ouvrage de *Conrad Gessner*, le premier grand naturaliste de l'Occident.

La matière médicale avec la chémiatrie et avec les voyages qui se multiplient commença à s'accroître de médicaments nouveaux. Le mercure avait déjà été employé, mais à l'extérieur : *Vigo* en composa encore un emplâtre, qui porte son nom ; mais *P.-A. Matthiole* est considéré comme le premier qui ait donné ce médicament à l'extérieur. *Paracelse* propagea l'antimoine, l'or, l'opium, le fer, le nitre, l'esprit volatil d'urine, de corne de cerf, de sang, et d'autres substances animales. *Bras-*

*savola* répandit en France l'usage de la squine et du gaïac, importé d'Amérique vers 1509. La salsepareille fut introduite en Europe en 1530, le smilax aspera en 1535, le sassafras en 1580.

Les traités qui se rapportent à la thérapeutique dans ce siècle sont ou des compilations des Grecs et des Arabes, ou des livres de préparations chimiques, ou des vulgarisations des médicaments nouveaux.

Parmi les médecins qui eurent une influence plus ou moins grande en thérapeutique, il faut citer, après ceux que nous avons nommés : *J. Cardan, Trincavelli, Monti, Driver, Gorris, Rondelet, Amatus Lusitanus, Porta, Massaria, Césalpin, Clusius, N. Massa, Bra* et *J. Camerarius.* Plusieurs étaient de vrais empiriques, comme *Fioraventi.*

Mais deux autres sont, plus que les autres, célèbres par les réformes qu'ils proposèrent sur l'usage de la saignée, et par leurs infortunes : *Brissot* et *Botal.*

*Pierre Brissot*, né à Fontenay-le-Comte en 1478, s'attacha d'abord à l'étude des Arabes, dont il partageait les idées; mais il les abandonna ensuite pour les médecins grecs, dont il devint zélé partisan. Alors, il combattit la méthode de saigner introduite par les Arabes; ce fut à propos d'une épidémie de pleurésies qui régna à Paris. Selon la méthode arabe, alors fort en usage, la saignée était considérée comme ayant une action plutôt dérivative que révulsive, et comme devant être faite, par conséquent, le plus loin possible du lieu malade. Brissot reprit l'opinion de Galien, considérant la saignée comme révulsive plutôt que dérivative, et comme devant être faite, par conséquent, près du lieu malade; il fit saigner tous ses pleurétiques au bras qui tenait au côté affecté. Son livre, qui parut en 1525, après sa mort, fit grand bruit; mais ce ne fut pas impunément qu'il soutint son opinion : ses confrères, parmi lesquels le plus irrité fut Denys de Paris, lui attirèrent des censures sévères et une sorte de persécution qui l'obligea de passer à l'étranger. Il alla en Espagne, puis en Portugal, où il cultiva la botanique et où il mourut. Cette querelle, car Brissot fut soutenu par d'autres médecins, parmi lesquels fut *Réné Moreau*, dura encore quelque temps, et se confondit ensuite avec celle que suscita *Botal*.

*Léonard Botal*, dont on ignore la date de sa naissance et celle de sa mort, était d'Asti, en Piémont, et florissait dans le milieu du XVIe siècle. Il vint en France, où il fut le médecin de Charles IX et de Henri III. Se trouvant à une époque où les uns ne parlaient que de médicaments nouveaux et spécifiques, où les autres ne faisaient guère que purger les malades, surtout avec l'antimoine, où d'autres enfin discutaient à propos de Brissot, la révulsion et la dérivation, il se fit un nom en proclamant la saignée comme un héroïque remède contre toutes les maladies. Il combattait tous ceux qui discutaient la révulsion, la dérivation, le choix des veines, disant que tout cela était secondaire, qu'il importait peu qu'on saignât dans telle ou telle partie : qu'avant tout, il fallait saigner et saigner beaucoup ; ce qu'il réitérait jusqu'à quatre et cinq fois, chose monstrueuse pour l'époque. Botal fut un vrai précurseur de Broussais. Ses opinions trouvèrent des adversaires et, comme toujours en médecine, des persécuteurs ; mais en vain elles furent condamnées par le Parlement de Paris, elles se développèrent en France et en Espagne. Quant à l'auteur, il paraît être mort malheureux et dans l'exil, comme tous ceux qui font quelque tentative nouvelle en médecine.

La chirurgie prit beaucoup d'extension malgré les dissentiments entre les chirurgiens et les médecins, et s'enrichit de travaux et d'études remarquables. On étudia surtout les plaies d'armes à feu. *J. de Romaris* indiqua l'opération de la taille par le grand appareil, en 1525. *Amatus Lusitanus* introduit l'usage des bougies contre les caroncules de l'urèthre, en 1541. *Franco* fit la taille par le haut appareil en 1560. L'opération césarienne fut pratiquée pour la première fois au commencement du siècle par *Nufer*, de Turgan, un coupeur de cochons; *A. Paré* étudia la ligature des artères et les plaies d'armes à feu.

Parmi les chirurgiens, on cite encore *Michel-Ange Blondo*, qui s'occupa du traitement des plaies; *Jean de Vigo*, qui faisait peu d'opérations, avait surtout recours aux médicaments; *Jacques Bérenger*, qui écrivit sur les plaies de tête et les fractures du crâne; *Mariano Santo de Barletta*, célèbre lithotomiste, commentateur d'Avicennes; *Gabriel Fallope; Félix Wurtz*, dont on vante le traité des fractures; *François de Arcé*, né à Séville, célèbre par son habileté à guérir les fistules; *Ambroise Paré*, le plus renommé de tous, célèbre surtout par ses études sur les plaies d'armes à feu; *Jacques Guillemeau*, chirurgien de Henri IV, très-célèbre accoucheur; *Jean-Philippe Igrassias*, qui écrivit sur les tumeurs; *Georges Bartisch*, de Kœnisbruck, oculiste; *Jérôme Mercurii*, de Rome, l'un des meilleurs écrivains sur les accouchements; *François Roussel*, médecin du duc de Savoie, qui donna la plus grande célébrité à l'opération césarienne.

## § V. *Institutions, Facultés.*

Venons maintenant aux événements qui se produisirent dans les institutions qui se rattachent à la médecine.

Deux ordres religieux sont fondés pour soigner les malades : les *Frères de la Charité* ou de *Saint-Jean de*

*Dieu*, établis en 1520, et qui, dès 1602, occupèrent l'hôpital de la Charité de Paris jusqu'à la Révolution. *Les Clercs mineurs réguliers* ou *Obigons*, frères infirmiers, destinés à soigner les malades dans les hôpitaux ; ils furent établis par *Camille Lellis*, sous Sixte-Quint, en 1585.

Dans la Faculté de Paris, la querelle qui s'était élevée entre les chirurgiens et les médecins se continua ; elle dura pour ainsi dire tout le siècle.

En prenant possession de ses nouvelles écoles, l'an 1505, sous le décanat de Jean Avis, la Faculté institua définitivement des cours d'anatomie et de chirurgie pour les barbiers, les proclamant en face de la Faculté, et récusant aux chirurgiens de robe longue de faire partie de leur compagnie, tout en exigeant d'eux qu'ils suivissent les cours et payassent les droits d'école. Mais les chirurgiens obtinrent un décret de l'Université, en 1515, qui les déclara partie de droit de la Faculté ; et un autre, en 1545, qui leur permit de conférer les grades de bachelier, licencié et docteur. En 1577, leurs priviléges furent confirmés ; et, deux années plus tard, ils reçurent du Pape un indult qui leur permettait de répandre le sang dans les opérations. L'Université continuait de les soutenir contre la Faculté, qui avait alors à sa tête le célèbre Baillou, meilleur observateur de la nature des maladies que de la tolérance professionnelle. En 1596, ils sont assez forts pour obliger les barbiers à appeler un chirurgien juré dans les cas graves. Les médecins étaient vaincus.

Les chirurgiens obtinrent même des priviléges semblables à ceux des médecins. C'était une tradition que ceux-ci, comme faisant partie de l'Université, étaient exempts de charges et impôts, priviléges que les rois de France reconnaissaient à leur avénement. Cependant, en 1512, lorsque Louis XII disputait le Milanais, la ville de Paris s'imposa extraordinairement pour une forte contribution dans laquelle on comprit la Faculté. Celle-ci réclama, et le roi fit droit à sa requête, disant « entendre et vouloir que les docteurs de la Faculté en médecine continuassent à jouir et user de leurs priviléges sans aucune nouuelleté. » Il ne paraît pas qu'alors les chirurgiens aient joui des mêmes priviléges, et ils durent comme précédemment subvenir aux impôts; mais ils obtinrent bientôt d'être sur le même rang que les médecins, puisque, comme eux, ils faisaient dorénavant partie de l'Université après 1515. En effet, en 1544, François Ier déclara, par lettres patentes du mois de janvier, que « les professeurs, licenciés et maîtres en chirurgie ne peuvent être de pire qualité ni condition en leur traitement que les suppots de l'Université dont ils auront les priviléges. »

Cette querelle entre les médecins et les chirurgiens fut malheureuse : elle détermina une séparation nuisible à la médecine et à la chirurgie, et consomma une division professionnelle qui avait déjà été funeste dans les temps antérieurs. Mais surtout elle suscita dans la Faculté un orgueil et un esprit d'intolérance sans exemples. On vit les médecins de Paris se refuser à toute innovation scientifique, récuser tout progrès dont ils n'avaient pas eu l'initiative. C'était du reste l'esprit général de l'Université qui, dans ce XVIe siècle, condamna Ramus pour avoir voulu contester l'autorité d'Aristote. Certes, nous sommes, en principe, pour le respect de l'autorité des maîtres et des traditions ; mais, dans les choses de libre examen, dans les questions d'opinion et de science, il nous paraît révoltant de ne pas accorder cette liberté qui est dans la nature des choses. Ramus n'avait du reste pas soulevé une simple question philosophique, et il y avait évidemment au fond de sa révolte logique le germe du calvinisme dont, quelques années plus tard, il se déclarait le disciple : mais qui peut assurer que la violence philosophique dont il fut victime ne le poussa pas définitivement dans l'hétérodoxie?

La Faculté suivit le pas de l'Université dans sa marche intolérante : elle condamna les médicaments chimiques et particulièrement l'antimoine; censura de Launay en 1560 pour les avoir employés; attaqua avec violence Brissot et Botal pour leurs réformes dans la manière de saigner, les obligeant à aller mourir en exil. A quoi aboutirent ces actes de violence? Cela n'empêcha pas l'antimoine et les remèdes chimiques de se propager, d'abord sourdement, puis à découvert, et d'être enfin acceptés et autorisés! Brissot et Botal, morts en exil, eurent des disciples ardents qui propagèrent leur méthode et la firent triompher.

Un acte considérable de la royauté vint tenter de porter remède à cet esprit d'aigreur universitaire en érigeant une concurrence à l'intraitable mère. François I<sup>er</sup>, en 1550, institua le *Collège de France* pour y appeler les savants étrangers que l'Université n'aurait pas accueillis. Car, chose remarquable, le grand mouvement d'enseignement s'était établi à Paris et avait pris tout son développement dans le XIII<sup>e</sup> siècle par l'affluence de maîtres venus de tous les points de l'Europe, alors qu'on demandait seulement aux nouveaux venus deux choses : de briller par des idées nouvelles et de ne point tomber dans l'hérésie. Mais les temps étaient changés. Sous le prétexte d'orthodoxie, on avait établi depuis des grades exigés, on avait fermé la porte à tout ce qui n'était pas de la docte corporation, on repoussait au lieu d'accueillir; et de là cette déplorable décadence de l'Université pendant le XV<sup>e</sup> et le XVI<sup>e</sup> siècles. Alors, comme de nos jours, l'étroitesse d'esprit des corps constitués aimait mieux tout perdre que d'accepter ce qui leur était étranger.

La fondation de François Ier fut donc une institution des plus utiles, où brillèrent J. Houllier, Duret, Charpentier, et qui réveilla les études. Depuis, de nos jours surtout, cette institution a été assimilée à la Sorbonne : on n'y voit plus guère que des hommes qui appartiennent par un côté quelconque aux divers corps universitaires, et on ne trouve plus un enseignement libre ouvert aux travaux qui sortent du cercle des sciences officielles. De là l'intolérance scientifique dans laquelle nous vivons, comme au commencement du XVIe siècle, et un sensible affaiblissement des études comme à cette époque. Aujourd'hui l'Université détient les Facultés, la Sorbonne, le Collége de France, les académies, les hôpitaux, les inspections et les places de toutes sortes ; l'on voit partout les mêmes hommes, maîtres intolérants de toute place et chassant brutalement quiconque aurait la prétention d'entrer dans le docte corps officiel avec des idées non contrôlées ; et, en dehors de ce qui est officiel, aucun enseignement n'est possible.

On est fort incertain des lois qui devaient régler la pratique de la médecine. Il est bien certain que beaucoup de chirurgiens exerçaient sans être attachés à l'Université et sans être gradés. Les barbiers qu'on prenait comme suppléants pouvaient passer pour des aides. Mais un grand nombre d'alchimistes, de préparateurs d'ingrédients de toutes sortes vendaient leurs préparations sans être inquiétés. L'Université avait bien établi les grades dans le milieu du XIIIe siècle, mais tout prouve qu'elle n'avait agi ainsi que pour maintenir ce qu'elle nommait l'orthodoxie de l'enseignement ; c'était pour elle un moyen d'empêcher la propagation des mauvaises doctrines, rien autre. Si elle voulut ensuite étendre sur la société et sur la pratique l'autorité de ses grades, ce ne fut que plus tard; et on ne voit pas que les lois visigothes ni celles de Roger de Naples aient été introduites officiellement en France. Dans plusieurs circonstances, on la vit même réclamer en vain, lorsque les rois protégeaient des médecins qu'ils faisaient venir de l'étranger pour les attacher à leur personne. Henri IV, par exemple, se souciait bien peu de ces réclamations; et, avant lui, François Ier et d'autres encore. Les Facultés et les corporations avaient des lois propres, mais ces lois ne pouvaient mener ni le pouvoir royal, ni le pouvoir communal, l'un et l'autre faisant en général assez bon marché de ce qui les gênait. Chacun d'ailleurs avait ses privilèges. L'autorité universitaire était sans doute considérable, mais dans les limites du cercle qu'elle occupait; et, en dehors de ses quartiers, de ses maisons, de ses colléges, de ses rues, quoique le prévôt des marchands et même le chevalier du guet prêtassent serment au recteur, l'autorité municipale était pleine et entière. Souvent même il y avait lutte entre la commune et les doctes Facultés, et les prétentions n'étaient pas moindres des deux côtés. On a pu expulser quelque charlatan au nom de la commune, du parlement ou du roi, mais ce n'était pas au nom de la Faculté. Il y avait des passions violentes qui pouvaient s'agiter dans les deux milieux également, et nous voyons Brissot, Botal et leurs adhérents succomber sous leur frénésie, le parlement y prêtant la main : mais ce sont là des faits accidentels, des excès où la loi générale de préservation sociale vient autoriser les écarts d'une imagination en délire. Cela n'explique pas et ne démontre pas l'existence d'une loi qui aurait universellement exigé les grades universitaires pour l'exercice de la médecine. Nous allons voir au XVIIe siècle et au XVIIIe la Faculté échouer dans ses réclamations contre l'envahissement de Paris par des médecins étrangers, quelques-uns, il est vrai, reçus à la Faculté de Montpellier, mais d'autres, probablement assez nombreux, non gradés.

Donc, à ces époques qu'on nous enseigne avoir été barbares, la pratique et l'enseignement des sciences se mouvaient dans une liberté aujourd'hui perdue.



FIN DU PREMIER VOLUME.

PARIS. — Typ. de A. PARENT, rue Monsieur-le-Prince, 31.

[illegible]

---

**[illegible] (P.).** **Eléments de médecine pratique,** contenant [illegible] homœopathique de chaque maladie. 2 forts vol. in-8°. [illegible]

**[illegible]SIER (J.-P.).** **Cours de médecine générale.** Grand in-8. [illegible]

**[illegible]VASSE.** **La syphilis, ses formes et son unité.** Paris, 18[illegible], in-[illegible] [illegible] pages. [illegible]

**TESSIER (Jean-Paul).** **Esquisse de sa vie, de son enseignement, de sa doctrine,** par le Dr A. Milcent, ancien interne et lauréat des hôpitaux de Paris; suivie d'une *Lettre sur Magendie, Récamier, J.-P. Tessier,* par le Dr [illegible] ancien interne des hôpitaux de Paris, chevalier de la Légion d'honneur. Grand in-8 de 132 pages. 2 fr. [illegible]

**IMBERT-GOURBEYRE.** — **Lectures publiques sur l'homœopathie** faites au palais des Facultés de Clermont-Ferrand. 1865. J.-B. Baillière. [illegible]

**GALLAVARDIN** (de Lyon). **Causeries cliniques homœopathiques.** In-8. [illegible]

**PROST-LACUZON.** **Formulaire pathogénétique usuel,** ou [illegible] homœopathique pour traiter soi-même les maladies. Troisième édition. In-18. [illegible]

**CHAPIEL,** docteur en médecine de la Faculté de Paris. **Des rapports de l'homœopathie** avec la doctrine des signatures. Lettre à M. le Dr [illegible] Paris, 1866, in-12 de 184 pages. [illegible]

**ANGLADA.** **Études sur les maladies nouvelles et les maladies éteintes** pour servir à l'histoire des évolutions séculaires de la pathologie [illegible] Ch. Anglada, professeur de la Faculté de médecine de Montpellier. 1869, in-8. [illegible]

**LORAIN.** **Études de médecine clinique** faites avec l'aide de la [illegible] graphique et des appareils enregistreurs. — **Le pouls,** par le Dr Lorain, médecin de l'hôpital Saint-Antoine, professeur agrégé à la Faculté de médecine. 1870, in-8 [illegible] 150 planches.

**WOILLEZ.** **Dictionnaire de diagnostic médical** comprenant le diagnostic raisonné de chaque maladie, leurs signes les méthodes d'exploration et l'étude du diagnostic par organe et par région, par E.-J. Woillez, médecin des hôpitaux de Paris. 2e édition, Paris 1870, in-8 avec figures.

**FRÉDAULT (F.).** **Des hémorrhoïdes.** 1 vol. in-8. 5 fr.

**JOUSSET (P.).** **Conférences publiques sur l'homoeopathie.** La réforme de Hahnemann prise pour base d'une thérapeutique positive.

**HERING (C.),** de Philadelphie. **Médecine homœopathique domestique.** Traduction nouvelle sur la 12e édition allemande, augmentée d'indications nombreuses, et précédée de Conseils d'hygiène et de thérapeutique générale, par M. Léon Simon fils, 1 vol. in-18 jésus de 750 pages, avec 168 figures, cartonné. 7 fr. [illegible]

---

**Nouveau Dictionnaire de médecine et de chirurgie pratiques,** illustré de figures intercalées dans le texte, rédigé par Benj. Anger, Em. Bailly, Baralier, Bernutz, Bert, Bœckel, Buignet, Cusco, Denucé, Desnos, Desormeaux, A. Després, Devilliers, Alf. Fournier, Gallard, H. Gintrac, Gombault, Gosselin, Alph. Guérin, A. Hardy, Heurtaux, Hirtz, Jaccoud, Jeannel, Kœberlé, Lannelongue, S. Laugier, Ledentu, Liebreich, P. Lorain, Lunier, Luton, Marcé, A. Nélaton, Ollivier, Oré, Panas, Maurice Raynaud, Richet, Ph. Ricord, Jules Rochard (de Lorient), Z. Roussin, L.-A. de Saint-Germain, Ch. Sarazin, Germain Sée, Jules Simon, Siredey, Stoltz, A. Tardieu, S. Tarnier, Valette (de Lyon), Verjon, Auguste Voisin.

Directeur de la rédaction : le Dr Jaccoud

[illegible] de 25 volumes grand in-8° cavalier de 800 pages. Prix de chaque volume avec figures intercalées dans le texte. 10 fr.

Les douze premiers volumes sont en vente.

A. [illegible], imprimeur de la Faculté de Médecine, rue M.-le-Prince, 31.

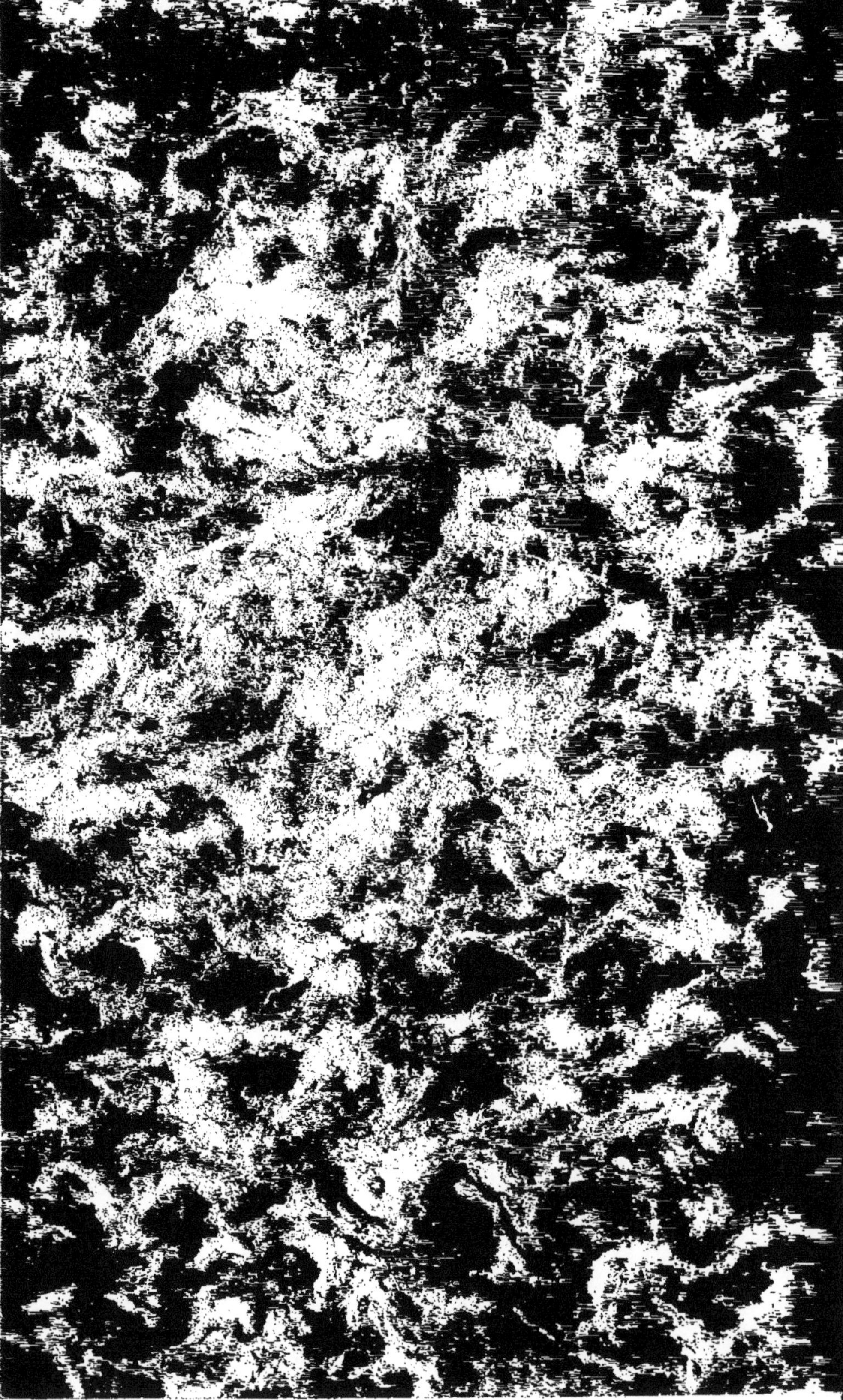

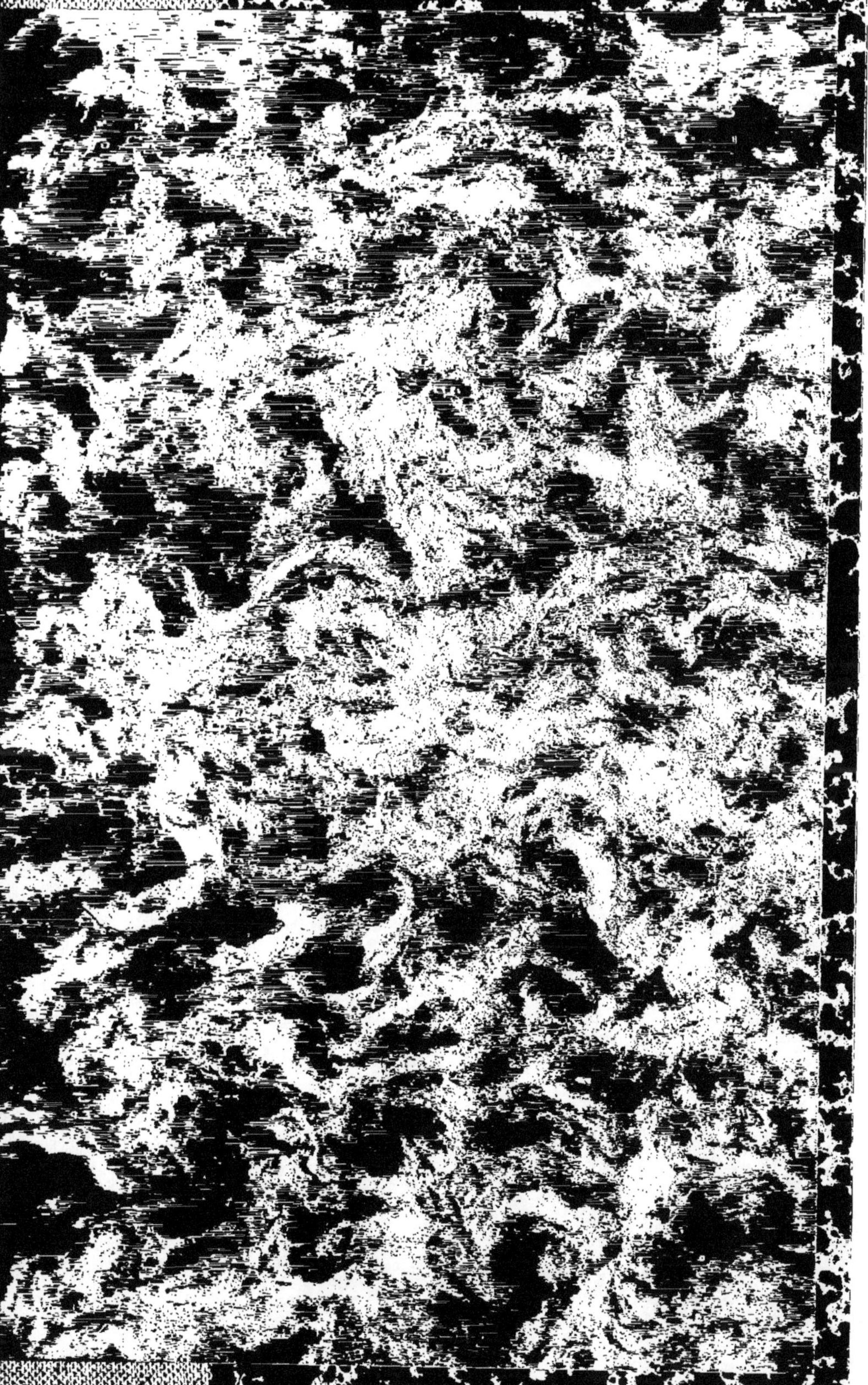

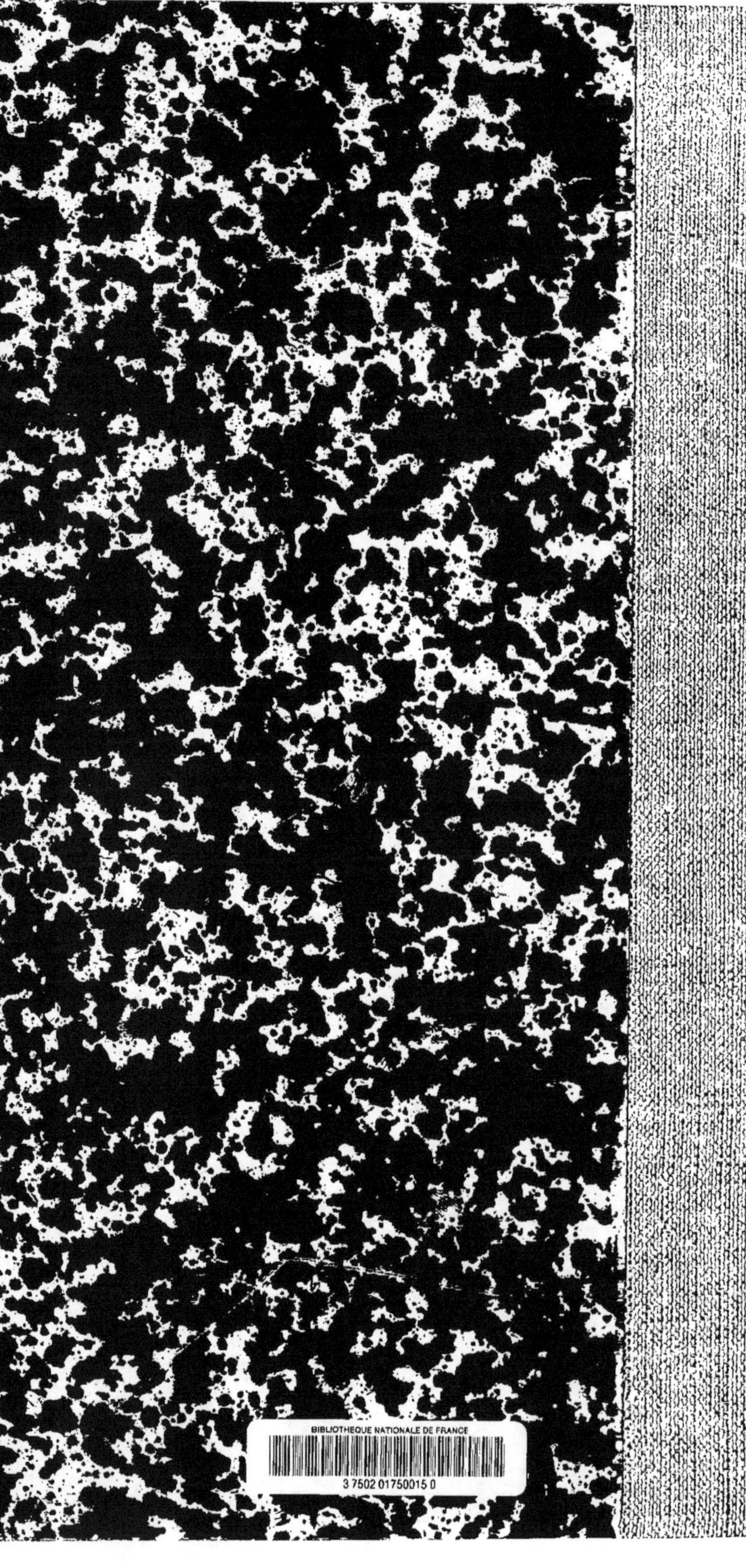

www.ingramcontent.com/pod-product-compliance
Ingram Content Group UK Ltd.
Pitfield, Milton Keynes, MK11 3LW, UK
UKHW012157240726
13966UKWH00002B/392